dtv
premium

Wann wird man älter? Mit 30 Jahren? Mit 50? Mit 70? Oder noch später? Kommt drauf an, sagen die Wissenschaftler. Nachgewiesen ist jedenfalls, dass die Art und Weise, wie wir leben, großen Einfluss auf Jugendlichkeit und Lebenslust in späteren Jahren hat. Auf der Basis der neuesten Studien zeigt Marianne Koch in diesem Gesundheitsbuch die vielen Möglichkeiten auf, die wir haben, um jugendlich und geistig fit zu bleiben und gibt dazu eine Fülle praktischer Tipps. Mit ihrer sehr persönlichen, lebendigen Erzählweise kann sie wie kaum jemand sonst vermitteln, was es bedeutet, »intelligent« zu altern, das heißt, mit Körper, Geist und Seele so klug umzugehen, dass wir Energie und Lebensqualität auch noch im hohen Alter besitzen.

Dr. med. Marianne Koch unterbrach ihr Medizinstudium für eine erfolgreiche Filmkarriere (Bundesfilmpreis), die sie auch nach Hollywood führte. 1975 bis 1997 praktizierte sie als Internistin und war nebenbei jahrelang als Fernsehmoderatorin tätig. Heute arbeitet sie als Buchautorin (zuletzt: ›Tief einatmen!‹, 2001) und Medizinjournalistin. Sie hat eine wöchentliche Rundfunk- und Fernsehsendung (›Das Gesundheitsgespräch‹, Bayern2 Radio) und ist Präsidentin der Deutschen Schmerzliga.

Dr. med. Marianne Koch

Körperintelligenz

Was Sie wissen sollten,
um jung zu bleiben

Deutscher Taschenbuch Verlag

Von Dr. med. Marianne Koch
ist im Deutschen Taschenbuch Verlag erschienen:
Mein Gesundheitsbuch (24151)

Wichtiger Hinweis:

Die diesem Buch zugrunde liegenden medizinischen Forschungsergebnisse und die Empfehlungen entsprechen dem Stand der Wissenschaft bei Fertigstellung. Da sich die Medizin jedoch ständig weiterentwickelt, können zukünftige neue Erkenntnisse nicht ausgeschlossen werden. Die hier genannten Ratschläge und Behandlungsmethoden sollen kein Ersatz für fachkundige Beratung sein. Die richtige Diagnose und Therapie von Erkrankungen müssen immer Sache des Arztes bleiben.

Originalausgabe
Oktober 2003
© Deutscher Taschenbuch Verlag GmbH & Co. KG, München
www.dtv.de
Das Werk ist urheberrechtlich geschützt. Sämtliche, auch auszugsweise
Verwertungen bleiben vorbehalten.
Redaktion: Henriette Zeltner
Umschlagkonzept: Balk & Brumshagen
Umschlagfoto: © Inter-News / Norman Schreiber
Grafiken: © Jörg Mair, Herrsching
Satz: Walter Lachenmann, Waakirchen
Gesetzt aus der Sabon Antiqua und der Frutiger (Quark XPress 3.32)
Druck und Bindung: Appl, Wemding
Gedruckt auf säurefreiem, chlorfrei gebleichtem Papier
Printed in Germany · ISBN 3-423-24366-X

Inhaltsverzeichnis

Vorwort 9

Kapitel 1: Älterwerden – na und? 10
Sind wir Sklaven unserer Gene? 14 – Was macht mich einzigartig? 18 – Bleiben kluge Menschen länger jung? 19
Mein Körper ist mein Kapital 20 – Schluss mit Rauchen 21 – mit zu viel Alkohol 22 – mit dem Leben auf Stühlen 24 – mit dem ungesunden Essen 25 – mit der Last auf Bauch und Hüften 27 – Kein Ruhestand für die grauen Zellen 29
Die besten Jahre unseres Lebens 30

Kapitel 2: Die fünf Säulen der Jugendlichkeit 32
Feste Knochen 36 – Tipps für stabile Knochen 37
Geschmeidige Gelenke 39 – Tipps für gesunde Gelenke 40
Starke Muskeln 41 – Tipps zur Kräftigung der Muskeln 42
Elastische Blutgefäße 44 – Warum ist ein normaler Blutdruck so wichtig? 44 – Tipps für elastische Blutgefäße 45
Das Gehirn-Muskel-Programm 47 – Tipps für ein Koordinationstraining 49

Kapitel 3: Geistig fit 50
Mein Gehirn von gestern ist nicht mein Gehirn von morgen 53 – Trampelpfade im Dickicht der Nervenzellen 54 – Nervenzellen sprechen miteinander 57
Wenn das Gehirn älter wird 60 – Das war ich mal – wer bin ich jetzt? 62 – Wie klug bin ich noch? 64 – Vorsicht! Hier leidet das Gehirn! 65
Programme für die grauen Zellen 67 – Hallo, Gehirnzellen, es geht los: Übungen und Tipps gegen Gedächtnisschwäche 69

INHALTSVERZEICHNIS

Kapitel 4: Männermedizin – Frauenmedizin: Wechseljahre und wie man sie meistert 76

Hormone bestimmen unser Leben 79
Das schwache starke Geschlecht 81 – Das ADAM-Syndrom 82 – Wichtige Regeln zur Hormonbehandlung bei Männern 85
Das starke schwache Geschlecht 86 – Östrogentherapie – Fluch oder Segen? 88 – Was gibt es an Alternativen? 90 – Trauma Wechseljahre? 91

Kapitel 5: Sex kennt keine Altersgrenzen 94

Sinnenfreuden und Tabus 96 – Nachlassende Lust, schwindende Kraft? 98
Männerleiden – Männerfreuden 100 – Mein Glied, das unbekannte Wesen 101 – Die wichtigsten Ursachen von Potenzstörungen 102 – Nur Mut – so klappt es wieder! 105 – Medikamente und andere Hilfsmittel 106
Sexualität der älteren Frau – auch eine Art Emanzipation? 108 – Das Östrogen-Mangel-Syndrom 109 – Das Mutti-Syndrom 111 – Das Spiegel-Syndrom 112
Liebesspiele im höheren Alter 114 – Kann Sex für mich gefährlich sein? 114

Kapitel 6: Muss ich schön bleiben – kann ich schön bleiben? 116

Der schöne Schein 120 – Schöne Haut – kein Problem? 120 – Die verführerische Welt der Kosmetika 122
Was darf es sein – Schälen, Schleifen, Ätzen, Glätten, Straffen oder Unterspritzen? 125 – Dermabrasio 126 – Peeling 127 – Laser-Resurfacing 127 – Spezielle Faltenbehandlung 128
Schönheit als Leiden-schaft: Mit Skalpell und Fettabsauger 130 – Facelifting 130 – Fett absaugen 132 – Brustkorrekturen 134 – Haartransplantationen 136 – Von Preisen und anderen Problemen 137
Toll siehst du aus! 139 – Meine persönlichen Beauty-Tipps 140

INHALTSVERZEICHNIS

Kapitel 7: Wellness zwischen Genuss und Geschäft 144
Innehalten in der Hektik des Alltags 147 – Guter Stress, böser Stress 148 – Zeit zum Entspannen 150 – Zwischen Himmel und Erde 151
Von Ayurveda bis Yoga: Seelentrost und Sinnesfreuden 152 – Welcher Wellness-Typ sind Sie? 153 – Was darf ich, wenn ich sechzig bin? 164 – Schöner? Jünger? Glücklicher? 164

Kapitel 8: Gesund essen – nichts leichter als das, nichts schwerer als das 166
Vorsicht, Falle: Der schöne Schein trügt! 168 – Lebensmittel-Designer kennen keine Skrupel 170 – Tatort Schule 171
Sage mir, was du isst, und ich sage dir, wie alt du wirst 174 – Freie Radikale – die Zellenmörder 174 – Das Immunsystem stärken 176 – Ernährung und Gefäßkrankheiten 178
Die Mittelmeerküche: Gesundheit für Feinschmecker 180 – Worauf es ankommt: Ernährungsempfehlungen 182 – Kleine illustrierte Warenkunde 186
Das Geschäft mit den Vitaminen 188 – »Funktionelle Nahrungsmittel« 188 – Nahrungsergänzungsmittel – Hilfe oder Humbug? 189 – Esskultur bedeutet Lebensqualität 191

Kapitel 9: Soziale Kompetenz 192
Schluss mit den Vorurteilen! 194 – Die Sprache bringt es an den Tag 195 – Arbeitslos mit 50 – und jetzt? 196 – Wege aus der Resignation 198
Hey, wacht auf! Die Alten sind nicht mehr die Alten! 200 – Schock! In vier Wochen werde ich pensioniert 202 – Planspiele 204
Das Zauberwort heißt »Kommunikation« 205 – Neue Freunde gesucht 207 – Reisen, wenn man älter ist 209

INHALTSVERZEICHNIS

Kapitel 10: Alter ist keine Krankheit – Gesundheit aber ist das beste Anti-Aging-Mittel 214

Kleine Anleitung für den richtigen Umgang mit Ärzten 217 – Patientenkompetenz 218 – Herr Doktor, passen wir zusammen? 220
Krankheiten im Alter richtig behandeln 223 – Osteoporose 225 – Probleme mit Herz und Kreislauf 227 – Diabetes 230 – Gedächtnis- und andere Hirnleistungsstörungen, Alzheimer, Parkinson 232 – Augenkrankheiten 238 – Probleme mit dem Hören 241

Kapitel 11: Gegen Depression und Einsamkeit 242

Das Leben bewusst gestalten 244 – Bedürfnisse erkennen, Ballast abwerfen 245
Meine zukünftige schöne, aufregende Welt 248 – Ich und meine Wohnung 249 – Ich und meine Tiere 253 – Ich und meine technischen Fortschritte 254 – Ich, meine Familie und meine Freunde 256
Mutig sein 260 – Meine Privatarmee 260 – Jung bleiben 265

Die wichtigsten Erkenntnisse der Altersforschung 266

Anhang 268

Kalziumgehalt einiger Lebensmittel 268
Schluss mit Rauchen 268
Ihre Rechte als Patient 270
Register 272
Bildnachweis 280

VORWORT

Liebe Leserin, lieber Leser,

willkommen zur Lektüre eines Buches, das ein Leitfaden durch eine Phase Ihres Lebens sein möchte, in der Sie sonst ziemlich allein gelassen werden. Von unserem Gesundheitssystem, von den Medien und von denen, die das Sagen haben in unserer Gesellschaft. Es geht um die Zeit, in der Sie nicht mehr jung, aber noch nicht alt sind. So wie ich. Es geht um die großartigen Möglichkeiten, die wir heute haben, um auch nach dem 50. Geburtstag ein reiches, interessantes, aufregendes Leben zu führen. Um anerkannt zu sein und – jung zu bleiben. Mit einem jugendlichen Körper und einem wachen Verstand.

Es geht um die neuesten Ergebnisse der Altersforschung, um die Bewertung all der Anti-Aging-Mittel, die man uns verkaufen möchte, und es geht um Ihre Rechte als wertvolles Mitglied der Gesellschaft. Je früher Sie übrigens damit anfangen, diese Erkenntnisse in Ihrem täglichen Leben zu berücksichtigen, desto besser.

Eigentlich merkwürdig, dass ich mich noch heute an meine erste Begegnung mit dem Phänomen Jungbleiben erinnere.

Ich lernte damals, vor vielen Jahren, auf der Premierenfeier eines meiner Filme eine zierliche Dame kennen, die ich auf Mitte 50 schätzte und die mich faszinierte. Sie erzählte über ihre Arbeit als Rechtsanwältin, hatte alle Bücher gelesen, über die man gerade sprach, und sprühte vor Lebendigkeit und Lebenslust. Zum Schluss konnte ich mich nicht beherrschen und fragte sie nach ihrem Alter. Sie war 73 Jahre alt! Unfassbar. Ich muss ein total verblüfftes Gesicht gemacht haben, denn ich weiß noch, wie sie sich darüber amüsierte. Wenn überhaupt alt werden, dachte ich damals mit meinen gerade mal 25 Jahren, dann so.

Ich habe sie an jenem Abend nicht gefragt, was sie tat, um so lebendig und jugendlich zu bleiben. Heute weiß ich es. Und darum geht es in diesem Buch. Älter werden wir alle. Es kommt nur darauf an, wie intelligent wir uns dabei anstellen.

In diesem Sinne viel Spaß bei der Lektüre!
Ihre Marianne Koch

Älterwerden – na und?

▶ **Geschenkte Jahre**
▶ **Die Geheimnisse der Zellen**
▶ **Sind wir Sklaven unserer Gene?**
▶ **Mein Körper ist mein Kapital**

1

KAPITEL 1
ÄLTERWERDEN – NA UND?

Hurra, wir leben länger! Sie und ich, wir werden es wohl auf mehr als 80 Jahre bringen. Das sagt jedenfalls die Statistik. Wir werden Zeugen einer größeren Zeitspanne der Entwicklung und Veränderung der Welt sein als unsere Vorfahren. Unsere persönliche Geschichte, mit Perioden des Lernens und Arbeitens, mit Zeiten des Genießens, mit allen Freuden, Schwierigkeiten, Enttäuschungen und Erfolgen wird länger dauern und vielfältiger sein, als wir das in unserer Jugend vermutet hätten. Wir haben mehr Lebenszeit. Wie schön.

Andererseits – können wir uns überhaupt darüber freuen?

Bedeutet mehr Lebenszeit nicht auch, dass wir länger »älter« bzw. »alt« sein werden? Und sind sich nicht fast alle darüber einig, dass Altwerden etwas Abschreckendes ist, etwas, das es in jedem Fall zu vermeiden gilt?

Machen wir dazu doch einen kleinen Test.

- Überlegen Sie, ob Sie der Gedanke ängstigt, irgendwann 65, 70 oder gar 80 Jahre alt zu sein.
  Ja? – Damit sind Sie in bester Gesellschaft, nämlich in der von ungefähr 75 Prozent unserer Bevölkerung. Die restlichen 25 Prozent befinden sich bereits in diesem Alter und merken, dass alles ganz anders ist, als sie dachten.

- Was schreckt Sie?
  Als »Grufti« zu gelten, und damit automatisch als uninteressant, unnütz, womöglich abstoßend? Gebrechlich zu sein? Hilfsbedürftig? Senil? – Hier befinden Sie sich, zumindest was die Hilfsbedürftigkeit angeht, in einem glücklichen Irrtum. Alle statistischen Untersuchungen zeigen, dass dieser Zustand sich in den meisten Fällen erst in den letzten Lebensmonaten einstellt. Und dass unsere üblichen Vorstellungen von den Fähigkeiten älterer Menschen völlig falsch sind. Warum sie sich trotzdem so hartnäckig halten, weiß man nicht genau. Aber natürlich hat es etwas

mit der Illusion zu tun, dass man jung sein oder zumindest so aussehen muss, um erfolgreich, begehrenswert, glücklich, anerkannt und »gut drauf« zu sein. Oder, wie es die Sozialwissenschaftlerin Betty Friedan ausdrückt: *Das Streben nach Jugend hat uns blind gemacht für die Möglichkeiten des Alters.*[1]

Sogar Experten tappen in die Falle dieser Vorurteile. So teilte ein berühmter Altersforscher die Leute, mit denen er sich in seiner wissenschaftlichen Arbeit über Gedächtnisstörungen beschäftigte, in die Kategorie »jünger« und »älter« ein. Als magische Grenze legte er ein Alter von 60 Jahren fest. Zu jenem Zeitpunkt war er selbst ungefähr Mitte 50. Zehn Jahre später hatte er die Trennungslinie zwischen jung und alt auf 70 Jahre hinaufgeschoben, und wiederum fünf Jahre danach sah er – inzwischen selbst über 70 – diese Grenze erst bei 75 Jahren. Nicht nur die Eitelkeit bewog den Wissenschaftler dazu, sich selbst jeweils der jüngeren Abteilung zuzuordnen. Es war, wie er zugab, vielmehr die Erkenntnis, dass er in späteren Jahren noch genauso scharf denken und kreativ arbeiten konnte wie früher.

Wie bei der Schönheit kann auch die Antwort auf die Frage, wer ein alter Mensch sei, oft nur im Auge des Betrachters liegen.

Nun möchte ich auf keinen Fall den Eindruck erwecken, dass ich Sie nur mit dem Altwerden an sich versöhnen möchte. Im Gegenteil. Ich möchte Sie davon überzeugen, dass die Periode Ihres Lebens, vor der Sie jetzt vielleicht noch Angst haben, eine wunderbare, aufregende und anregende Zeit sein kann, die Ihnen ungeahnte Chancen eröffnet. Unter der Bedingung, dass Sie gewillt sind, einige wichtige Erkenntnisse der Wissenschaft in Ihr tägliches Leben zu übernehmen. Dazu gehören die Art und Weise, wie Sie mit Ihrem Körper umgehen, und die Bereitschaft, gewisse Anstrengungen zu unternehmen, um auch Ihren Verstand auf Trab zu halten.

---

[1] Betty Friedan: Mythos Alter, Rowohlt Taschenbuch Verlag, Reinbek bei Hamburg 1997

KAPITEL 1
ÄLTERWERDEN – NA UND?

Sind wir Sklaven unserer Gene?

Warum bleiben manche Leute wach und voller Energie in einem Alter, in dem bei anderen die geistigen und körperlichen Fähigkeiten bereits nachlassen? Hat dieses Phänomen eine biologische Ursache? Und wenn ja, könnte man sie auf Leute übertragen, denen eine frühere Alterung droht?

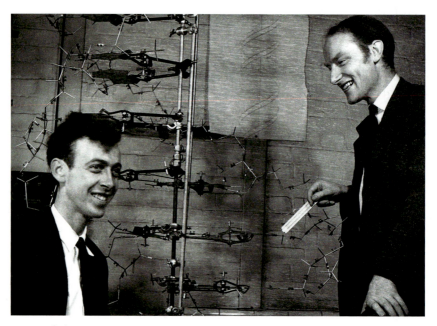

Die Nobelpreisträger James Watson und Francis Crick mit dem Modell der DNS-Struktur, die sie 1953 gemeinsam entschlüsselten.

Über kein Thema hat die Menschheit seit jeher so viel nachgedacht wie über Altern, Sterben, Weiterleben und ewige Jugend. Seit der Entdeckung der Struktur der DNS – der *Desoxyribonucleinsäure* –, dem Grundbaustein des Lebens, der als ewig lange Kette aus genetischen Informationen zusammengefaltet in unseren Chromosomen liegt, sind die Mikrobiologen einigen dieser Geheimnisse ein wenig näher

SIND WIR SKLAVEN UNSERER GENE?

gekommen. Die zweite Großtat des 20. Jahrhunderts auf dem Gebiet der Biologie, die Entschlüsselung des menschlichen Genoms, bescherte ihnen dann eine unfassbar große Datenmenge über unser Erbgut. Inzwischen haben die Wissenschaftler gelernt, viele Genabschnitte bestimmten Krankheiten zuzuordnen, und hoffen, fehlerhafte Stellen irgendwann reparieren zu können. Gleichzeitig ist man sich sicher, in nicht allzu ferner Zukunft auch Alterungsvorgänge auf diese Weise beeinflussen zu können, zumal dies bei anderen Lebewesen bereits gelungen ist. So konnte man bei einigen der untersuchten Tiere, zum Beispiel beim Fadenwurm oder der Fruchtfliege, im Erbgut Veränderungen auslösen, die die Lebenserwartung der Tiere bis aufs Doppelte erhöhen. Natürlich wagt man bisher nicht, solche Tricks bei Menschen anzuwenden. Noch nicht. Aber es gibt genügend andere Erkenntnisse, die uns das Phänomen des Alterns und des Absterbens von Zellen zumindest erklären. Und die uns teilweise schon jetzt helfen, unseren Körper länger gesund zu erhalten.

Können wir demnächst das Leben künstlich verlängern?

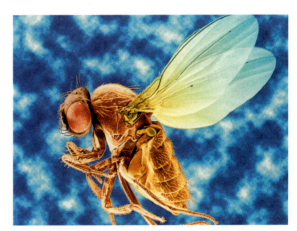

Durch Manipulation an den Genen kann man das Leben der Fruchtfliege verlängern.

Allein unser Gehirn besteht aus 100 Milliarden Zellen, von denen jede einzelne Verbindungen zu 10 000 anderen hat.

KAPITEL 1
ÄLTERWERDEN – NA UND?

Wie menschliche Zellen altern

- **Der Fluch der freien Radikale.** Da jede Zelle selbst für ihr Überleben sorgen muss, braucht sie in ihrem Inneren Kraftwerke. Diese winzigen Chemiefabriken – man nennt sie Mitochondrien – produzieren durch biochemische Reaktionen Energie. Dabei entstehen Abfallprodukte, so genannte freie Radikale. Die Menge dieses schädlichen Stoffwechselmülls nimmt im Alter zu, vor allem auch dann, wenn die Zelle gezwungen ist, andere Schadstoffe, zum Beispiel Umweltgifte, zu verarbeiten. Je mehr freie Radikale die Zellatmung, also die Aufnahme von Sauerstoff, behindern, desto geringer wird die Energieproduktion und desto mehr nehmen Schäden überhand. Irgendwann stirbt die Zelle und der Mensch wird schwächer. Einige der wichtigsten Möglichkeiten, dieser Zellalterung und damit dem Altern überhaupt vorzubeugen, sind deshalb so genannte Radikalenfänger: Vitamine und andere Pflanzenstoffe, die in einer gesunden Ernährung enthalten sind. Sie helfen den Zellen, möglichst lange leistungsfähig zu bleiben. (Siehe Kapitel 8: »Gesund essen«, Seite 166ff.)

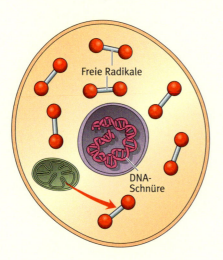

- **Die eingebaute Lebensuhr.** Die Chromosomen, auf denen die Gene angeordnet sind, besitzen an ihren Enden eine Art Schutzkappe. Bei jeder Zellteilung wird von diesen Kappen – man nennt sie Telomere – ein Stück abgeschnitten (fast wie bei einer

SIND WIR SKLAVEN UNSERER GENE?

Salami). So verkürzen sich die Kappen im Lauf der Zeit. Wenn die Telomere dann plötzlich zu kurz geworden sind, kann sich die Zelle nicht mehr erneuern und stirbt ab. Man hat festgestellt, dass diese Telomere von Anfang an unterschiedlich lang sind und damit ein unterschiedlich langes Leben verheißen, je nachdem, ob das Chromosom vom Vater oder von der Mutter stammt. Für die Forschung war das ein weiterer Beweis dafür, dass die Lebenserwartung eben auch genetisch beeinflusst ist. Übrigens besitzen ausgerechnet Krebszellen das »ewige Leben«. Sie produzieren eine besondere Substanz – die Telomerase –, die dafür sorgt, dass ihre Schutzkappen bei einer Teilung nicht kürzer werden. So können sich die Zellen unendlich oft vermehren.

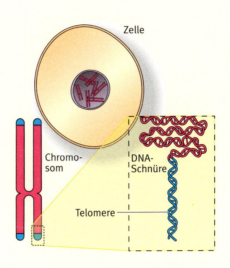

- **Defekte Gene – noch kann man sie nicht reparieren.**
Wahrscheinlich gibt es beim Menschen – im Gegensatz zum Fadenwurm – kein einzelnes Gen, das dem Körper eine bestimmte Lebenszeit vorschreibt. Vielmehr scheint bei älteren Zellen der Reparaturdienst durch Gene, die nach jeder Zellteilung fehlerhafte Abschnitte ausbessern, nicht mehr richtig zu funktionieren. Jedenfalls wird so die Tatsache erklärt, dass im Lauf der Zeit immer mehr Zellen Schäden aufweisen und absterben. Aber auch dieser Mechanismus lässt sich beeinflussen, sagt die Altersforschung. Je besser das Immunsystem funktioniert, desto leichter kann der Körper defekte Zellen selbst aussortieren.

KAPITEL 1
ÄLTERWERDEN – NA UND?

Was macht mich einzigartig?

Bin ich wie ich bin, weil ich ein ganz bestimmtes Erbgut in mir trage? Bin ich dick, weil meine Eltern mir kein Schlankheits-Gen mitgegeben haben? Werde ich an einem Herzleiden sterben, weil mein Cholesterin-Gen mir eine Überdosis davon in die Blutbahnen schickt? Muss ich damit rechnen, mit 40 Jahren Brustkrebs zu bekommen, weil eine meiner Tanten daran erkrankt war? Oder andersrum gefragt, kann ich hemmungslos drauflos leben, mit Zigaretten und Alkohol, viel Stress und wenig Schlaf, weil Papa und Mama gerade 80 Jahre alt geworden sind?

Blaue Augen, rote Haare, lange Nase, kluger Kopf – dass Aussehen und Talente aus dem Pool der Gene unserer Eltern stammen, ist schon lange bekannt. Inzwischen aber wird klar, dass auch unendlich viele andere Eigenschaften in unserem Erbgut angelegt sind. Die Art, wie wir auf bestimmte Medikamente reagieren. Die Anfälligkeit für Rheuma. Für Osteoporose. Für einige Arten von Darmkrebs. Für hohen Blutdruck oder Diabetes. Aber natürlich auch für harte Zähne, weiche Haut, Musikalität, Sprachbegabung oder die Fähigkeit, Bewegungen optimal zu koordinieren, wie es für Spitzensportler unerlässlich ist.

Alles vorherbestimmt. Oder doch nicht?

Dabei stimmen Sie und ich und alle anderen Menschen in 99,9 Prozent unserer Gene völlig überein. Sie haben richtig gelesen: Neunundneunzigkommaneun Prozent Ihres Erbgutes unterscheiden sich angeblich nicht von dem anderer Leute! Was Sie zur unverwechselbaren Persönlichkeit macht, sind gerade mal 0,1 Prozent der Erbmasse. Allerdings bedeutet das, dass immerhin noch drei Millionen kleinster Einheiten auf dem Lebensfaden in jeder Ihrer Zellen dafür sorgen, dass Sie als die unvergleichliche Frau X oder der unvergessliche Herr Y durchs Leben gehen.

Und dann gibt es natürlich noch eine ganz wichtige Instanz, die scheinbar vorbestimmte Veranlagungen beeinflussen und eigene Lebenspläne durchsetzen kann: Sie selbst.

SIND WIR SKLAVEN UNSERER GENE?

Bleiben kluge Menschen länger jung?

Nur ganz wenige Erbkrankheiten bedeuten so etwas wie ein unausweichliches Schicksal. Unausweichlich heißt, dass Betroffene bei Vorhandensein der fehlerhaften Gene mit Sicherheit im Laufe ihres Lebens erkranken werden. (Zu dieser sehr seltenen Form der genetisch vorprogrammierten Krankheiten gehört etwa das Nervenleiden *Chorea Huntington*, der Veitstanz.) Bei den meisten anderen erblichen Belastungen bleibt es fraglich, ob die betreffende Krankheit überhaupt ausbrechen wird und wenn ja, zu welchem Zeitpunkt. Entscheidend dafür sind nämlich auch Umwelteinflüsse, Lebensführung und manchmal sogar nur der Zufall. Durch intelligentes Verhalten lässt sich also oft verhindern, dass eine genetische Veranlagung tatsächlich zur Krankheit führt.

Zwei Beispiele: Wer auf Grund seiner Familiengeschichte in Gefahr ist, Diabetes zu bekommen, sollte unbedingt versuchen, schlank zu bleiben und sich viel zu bewegen. Neigt man zu Osteoporose, ist es wichtig, sich kalziumreich zu ernähren und seine Knochen durch Sport regelmäßig zu belasten. Richtet man sein Leben ein wenig nach diesen Erkenntnissen aus, kann man in vielen Fällen den Genen ein Schnippchen schlagen und gesund bleiben.

> Gene haben nur eine begrenzte Macht über uns.

Für den natürlichen Alterungsprozess gilt dasselbe: Wir selbst haben es in der Hand, ob unser Körper und unser Geist jung bleiben oder zumindest deutlich langsamer altern. Wir haben also die Möglichkeit, entscheidend daran mitzuwirken, dass das Älterwerden für uns seinen Schrecken verliert.

KAPITEL 1
ÄLTERWERDEN – NA UND?

Mein Körper ist mein Kapital

Erstaunliche Dinge geschehen, wenn unser Körper durch irgendetwas Schaden nimmt. Die Selbstheilungskräfte, die dann wirksam werden, grenzen an Zauberei. Unsere Zellen, unser ganzes System ist nämlich darauf programmiert, den Organismus so schnell wie möglich wieder in den alten, heilen Zustand zu versetzen. Aus diesem Grund sorgen Reparaturtrupps dafür, dass ein gebrochener Knochen wieder zusammenwächst oder dass ein Schnitt in den Finger rasch zu bluten aufhört und nach einigen Tagen verheilt ist. Auch das Immunsystem, das Krankheitserreger vernichtet, bevor sie uns gefährlich werden, gehört dazu.

Hören Sie auf die Stimme Ihres Körpers!

Gestatten, ich bin Ihr Bodyguard

Allerdings ist auch das beste Selbstheilungssystem überfordert, wenn wir uns nicht zusätzlich bemühen, unsere Gesundheit zu schützen.
Was Sie als Erstes bräuchten, wäre ein »Leibwächter«. Einer, der dafür sorgt, dass es möglichst gar nicht erst zu einem Schaden kommt, und der Ihnen hilft, achtsam mit dem Wunderwerk Ihres Körpers umzugehen. Ich wette, Sie kennen ihn bereits. Sagt er Ihnen nicht, dass Sie eine Jacke brauchen, weil es draußen kalt und windig ist, damit Sie sich nicht erkälten? Schlägt er nicht Alarm, wenn Sie ungewohnte Symptome in Ihrem Körper spüren? Er ist es auch, der Sie zu Vorsorgeuntersuchungen schickt. Und er sagt Ihnen zum x-ten Mal, dass es höchste Zeit wäre, mit dem Rauchen aufzuhören oder nach dem zweiten Glas Wein auf ein drittes zu verzichten. Er ist Ihr guter Geist, Ihr Instinkt, Ihr Gewissen und Ihre Vernunft. Merkwürdigerweise gibt es viele Menschen, die diese innere Stimme nicht wahrnehmen und kein Gespür für ihren Körper entwickelt haben. Kluge Leute aber hören auf ihren Bodyguard und haben damit gute Chancen, länger fit und jung zu bleiben.
Es kann durchaus sein, dass er Ihnen manchmal lästig wird mit all seinen Ermahnungen. Vor allem dann, wenn Sie dabei sind, das Gegenteil von dem zu tun, was er vorschlägt. Nicht so schlimm. Dann werden Sie seine Ratschläge eben das nächste Mal wieder befolgen.

Die Möglichkeiten, sich eine junge Haut, ein starkes Herz und die Lust am Leben zu bewahren, sind heute so zahlreich wie noch nie. Dabei ist es wichtig, einerseits Verhaltensweisen aufzugeben, die den Körper vorzeitig ruinieren. Andererseits sollte man aus der Vielzahl der angepriesenen Anti-Aging-Methoden nur diejenigen für sich nutzen, die tatsächlich einen soliden wissenschaftlichen Hintergrund haben (und alles meiden, was nichts weiter als Unsinn und Geschäftemacherei ist).

Stellen wir also zunächst einmal die gröbsten Fehler ab.

Schluss mit Rauchen

Wer verantwortlich mit seinem Körper umgehen will, muss das Qualmen lassen. Ohne Wenn und Aber. Es ist einfach zu schädlich. Zum Beispiel für die Lungenbläschen. Das sind die mikroskopisch kleinen, traubenförmigen Zellstrukturen, in denen der Sauerstoff aus der Atemluft ins Blut geleitet wird. Durch langjähriges Rauchen gehen Millionen von ihnen zugrunde. An ihrer Stelle entstehen große Blasen, die keine Funktion mehr haben. *Emphysem* nennen Ärzte diese krankhaften Veränderungen, die als eine der gefürchteten Diagnosen bei älteren Menschen gelten. Sie führen zu chronischem Sauerstoffmangel im ganzen Körper, beschleunigen dadurch alle Alterungsvorgänge und schädigen vor allem Gehirn und Herz.

Eine andere üble Folge von jahrelangem Nikotinkonsum sind die Veränderungen in allen Blutgefäßen und die Schwächung des Immunsystems, was wiederum das Krebsrisiko und die Anfälligkeit für Infektionskrankheiten um ein Vielfaches erhöht.

Sie meinen, Raucher wüssten das ohnehin? Und berufen sich alle auf den berühmten Opa irgendwo in der Familie, der neunzig geworden ist. Obwohl er rauchte. Und überhaupt – der Suchtteufel sei eben stärker.

Ist er nicht! Denn sonst würden es ja nicht so viele schaffen aufzuhören. Und Sie schaffen das auch!

KAPITEL 1
ÄLTERWERDEN – NA UND?

Wichtigste Voraussetzung ist die Motivation, die Sache jetzt endgültig aufzugeben. Sobald Sie die aufbringen, haben Sie schon fast gewonnen.

Danach gibt es eine Vielzahl von Möglichkeiten, von der »Schlusspunkt«-Methode bis zur wochenlangen innerlichen Vorbereitung auf den »Tag Null«. Ich habe in letzter Zeit verblüffend gute Ergebnisse mit der Methode von Allen Carr[2] gesehen.

Vor allem die derzeit in 14 deutschen Städten (und auch in anderen Ländern) angebotenen 1-Tages-Kurse scheinen tatsächlich bei fast 90 Prozent der Teilnehmer eine Art Umprogrammierung des süchtigen Gehirns zu bewirken (Näheres im Internet unter: www.allen-carr.de). Siehe auch Anhang S. 268f.

Rauchen macht Falten und lässt Sie ganz schön alt aussehen!

Wenn Sie es geschafft haben, können Sie sich freuen: Schon nach einer Woche ist Ihr Risiko, einen Herzinfarkt zu erleiden, um 30 Prozent gesunken, nach zwei Monaten hat sich Ihre Lungenleistung bereits um ganze 25 Prozent gesteigert – sofern noch nicht zu viele der kleinen Bläschen kaputt waren.

Schluss mit zu viel Alkohol

Mit Jubel hat die riesige Schar der Weingenießer vor einigen Jahren wissenschaftliche Untersuchungen begrüßt, die nachwiesen, dass Wein, vor allem Rotwein, gesundheitsfördernd und sogar lebensverlängernd wirkt. Er scheint sogar eine gewisse Schutzfunktion gegen Herzinfarkt und Schlaganfall auszuüben. Allerdings gilt das nur für höchstens zwei Gläser (à 0,2 cl) pro Tag. Danach wendet sich das Blatt und jedes weitere Glas hebt den positiven Effekt wieder auf bzw. führt zu den bekannten Schäden an Leber, Herz und Knochen. Die Erklärung für diesen so positiven Effekt sind natürliche »sekun-

---

[2] Allen Carr: Endlich Nichtraucher!, Mosaik Verlag bei Goldmann, München 1997

däre Pflanzenstoffe« der Trauben, wie auch bestimmte Gerbstoffe, die während des Kelterns in den Wein übertreten.

Weniger ermutigend ist allerdings die Statistik, die besagt, dass allein in Deutschland 2,5 Millionen Menschen alkoholkrank, also abhängig sind. Mit allen fatalen Folgen für Gesundheit und soziales Leben. Vor allem junge Menschen unterschätzen das Suchtpotenzial und gehen unglaublich leichtfertig mit den – überall verfügbaren – Getränken um.

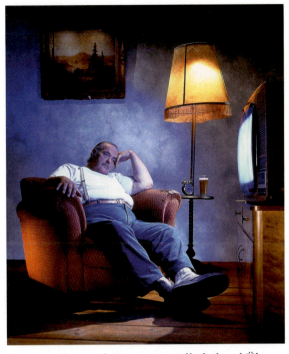

Bewegungsmangel, Zigaretten, Alkohol und Übergewicht: Risiken für die Gesundheit

Wenn alkoholhaltige Getränke so sehr zum Alltag gehören wie in unserer Gesellschaft, dann kommt es entscheidend darauf an, wie verantwortungsvoll man sie genießt. Die Mengen müssen so gering bleiben, dass sie nicht schaden. Wobei Leute mit einer vorgeschädigten Leber, zum Beispiel nach einer Hepatitis, aber auch Jugendliche und Schwangere ganz auf Alkohol verzichten sollten.

Im Übrigen gelten die Empfehlungen der Welt-Gesundheits-Organisation (WHO):

- Für Frauen pro Tag maximal 20 Gramm reiner Alkohol. Das entspicht 0,5 Liter Bier oder 0,2 Liter Wein.
- Für Männer pro Tag 40 Gramm reiner Alkohol. Das entspricht einem Liter Bier oder etwa einer halben Flasche Wein.

KAPITEL 1
ÄLTERWERDEN – NA UND?

Schluss mit dem Leben auf Stühlen

Überlegen Sie doch mal, was Ihr Körper im Lauf des Tages so alles machen darf:

Sitzen beim Frühstück. Sitzen in der Bahn, im Bus oder im Auto. Sitzen am Arbeitsplatz (falls Sie nicht gerade am Bau oder als Fitnesstrainer oder in ähnlichen Berufen arbeiten, die mit körperlichem Einsatz verbunden sind). Sitzen in der Mittagspause. Sitzen am Arbeitsplatz. Sitzen im Auto oder in der Bahn. Sitzen beim Abendessen. Sitzen beim Fernsehen. Oder beim Zeitunglesen. Oder im Kino.

Sedentary Lifestyle – die sitzende Lebensweise – ist die Volkskrankheit der modernen Gesellschaft geworden.

Erstaunlich, dass die Evolution uns nicht schon längst mit Riesen-Gesäßen und verkümmerten Beinen ausgestattet hat. Ich denke, wir machen uns normalerweise gar nicht klar, wie bewegungsarm unser Leben geworden ist. Es sei denn, wir gehören zu den Wenigen, die Sport oder andere Formen des körperlichen Trainings fest in ihren Alltag eingebaut haben.

Viele Ärzte sind jedenfalls verzweifelt, wenn sie an all die tollen Studien denken, von denen jede einzelne eindeutig beweist, wie wichtig körperliches Training für jeden, vor allem aber auch für ältere Menschen ist. Und wie wenig wir von diesem Wissen Gebrauch machen. Dabei würden Herz, Blutgefäße, Blutdruck, Cholesterinwerte und Knochendichte deutlich profitieren, wenn wir täglich nur eine halbe Stunde spazierengingen oder 15 Minuten Gymnastik machten. Ganz zu schweigen von unserem Gehirn, das durch die körperliche Stimulierung besser durchblutet würde, mehr Botenstoffe produzieren könnte und deshalb weniger anfällig für Gedächtnisstörungen und Depressionen wäre.

Werden künftige Generationen einen immer breiteren Hintern und immer dünnere Beine haben?

Wichtigste Zielgruppe für die Motivierung zur Bewegung sollten Kinder und Jugendliche sein, die sich beim stundenlangen Sitzen in (meist orthopädisch schlechten) Schulmöbeln und danach am Computer oder vor dem Fernseher den Rücken verbiegen. So können sie

MEIN KÖRPER IST MEIN KAPITAL

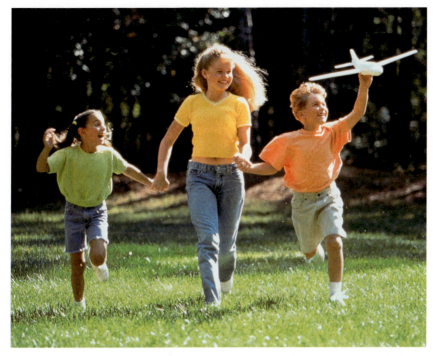

Anti-Aging beginnt in der Jugend. Bewegung und richtige Ernährung sind wichtig für Muskel- und Knochenaufbau.

keine festen Knochen und Muskeln entwickeln, die sie dann auch im Alter dringend bräuchten.

Sie sollten sich sofort ein Bewegungsprogramm ausdenken und in Ihren Alltag integrieren! (Tipps für Bewegungsübungen gibt es in Kapitel 2: »Die fünf Säulen der Jugendlichkeit«, Seite 32ff.)

Schluss mit dem ungesunden Essen

Höhepunkte der Kulinarik in unserem Land sind, wie wir alle wissen, fetttriefende, kalorienstrotzende, herrlich schmeckende Dinge wie Eisbein oder Schweinshaxe, Wiener Schnitzel, Saumagen oder Käsespätzle, um nur einige zu nennen. Schade nur, dass man sie uns nicht gönnen will. Zumindest nicht die Ernährungsberater, die gna-

KAPITEL 1
ÄLTERWERDEN – NA UND?

denlos darauf hinweisen, dass a) tierische Fette von Übel und b) die meisten langlebigen Menschen schlank sind.

Unser Energiebedarf hat im Vergleich zu dem früherer Generationen dramatisch abgenommen, genauer gesagt, seit Maschinen unser Leben dominieren. Kein Fußmarsch und keine Radfahrt mehr zur Arbeitsstelle, Sport im Fernsehen statt auf dem Bolzplatz, Wandern vielleicht gerade mal zwei Wochen im Urlaub. Gleichzeitig aber gibt es Nahrungsmittel in Hülle und Fülle. Längst essen wir nicht mehr nur dann, wenn wir wirklich Hunger haben. Und auch die Mengen richten sich nicht danach. Appetit- und Lustgefühle bestimmen unsere Essgewohnheiten. So geben wir unserem Körper, was die Energie der Nahrung betrifft, ständig mehr, als er eigentlich braucht. Dagegen hilft nur, dass wir entweder mehr Energie verbrennen, also ein intensives Bewegungs- und Sportprogramm beginnen, oder die Kalorienzufuhr drosseln, nach dem Motto: Essen macht Spaß, aber ich muss meinen Teller nicht bis zum Rand beladen, und eine zweite Portion kommt einfach nicht in Frage.

Ein weiteres Problem ist – entgegen dem schönen Schein – die miserable Qualität so vieler Esswaren. Die reiche westliche Welt steht unter der Knute der Nahrungsmittelindustrie. Zucker-, fett- und kalorienreiche Fertiggerichte, von Chips bis zur Pizza, von Backwaren bis zu Büchsenravioli, dazu noch die chemiehaltigen, dick machenden Soft-Drinks haben – nicht zuletzt durch das aggressive Marketing der Hersteller – selbst gekochte Gerichte aus gesunden Zutaten oft weitgehend verdrängt.

Viel, fett und falsch essen macht anfällig für Herzkrankheiten, Gelenkbeschwerden und Krebs.

Essgewohnheiten umstellen! raten deshalb die Wissenschaftler. Das bedeutet: Nichts gegen gelegentliches Schwelgen in Cholesterin- und Kalorienbomben, solange die Mehrzahl der Mahlzeiten unserem Körper hilft, gesund zu bleiben.

Wie man sich richtig ernährt, erfahren Sie in Kapitel 8: »Gesund essen – nichts leichter als das, nichts schwerer als das«, ab Seite 166.

MEIN KÖRPER IST MEIN KAPITAL

Schluss mit der Last auf Bauch und Hüften

Keine Angst. Niemand will Sie verunsichern, falls Sie seit den Tagen, als Sie zwanzig Jahre jung, sportlich und superschlank waren, ein wenig zugelegt haben und heute vielleicht zehn, zwölf Kilo mehr spazieren tragen. Hier geht es um etwas anderes, nämlich um ein weit verbreitetes Phänomen in den westlichen Industrieländern. Immer mehr Menschen (inzwischen auch schon fast ein Drittel der Kinder und Jugendlichen) haben massives Übergewicht, das heißt, 25 Prozent oder mehr als das, was man »normal« nennt.

Dabei wird dieses Normalgewicht heute längst nicht mehr so streng definiert wie noch vor Jahren, als man Je-dünner-desto-besser propagierte. Im Allgemeinen gilt jetzt: Körpergröße in cm minus 100 = Normalgewicht in kg. Ein paar Kilo drüber oder drunter sind unwichtig. Genauer zeigt uns der *Body-Mass-Index* den normalen Bereich. Sie berechnen ihn aus Körpergewicht (in kg) geteilt durch Körpergröße² (in m). Oder lesen Sie ihn einfach in der folgenden Grafik ab:

Wer einen Body-Mass-Index von über 30 hat, oder wer sein »Normalgewicht« um 25 Prozent oder mehr überschreitet, bringt sich in erhebliche gesundheitliche Gefahr:

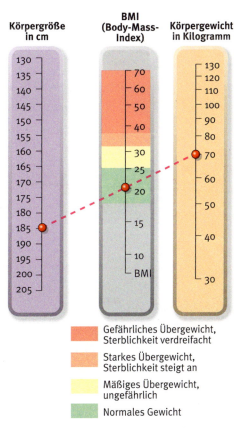

Auf der Linie zwischen Körpergröße und Gewicht erkennt man den Body-Mass-Index.

KAPITEL 1
ÄLTERWERDEN – NA UND?

- Die Wahrscheinlichkeit, an Diabetes zu erkranken, liegt nach 20 Jahren Übergewicht bei fast 100 Prozent. Diabetes schädigt wiederum Blutgefäße, Nieren, Augen, Herz und Gehirn.
- Auch das Risiko für hohen Blutdruck steigt bei Übergewicht stark an. Erhöhter Blutdruck führt dazu, dass die Blutgefäße verkalken.
- Stärkeres Übergewicht ist zudem eine ständige Belastung für Ihre Gelenke. Vor allem die Kniegelenke leiden bald an Verschleißerscheinungen und reagieren mit Veränderungen an den Knorpelflächen, also mit Arthrose. Ähnliches gilt für die Hüftgelenke und die Gelenke der Wirbelsäule.
- Bei Frauen nimmt die Gefahr, an Brustkrebs zu erkranken, zu.
- Und schließlich bedeuten die Fettpolster am und im Bauch eine zusätzliche Belastung für Herz und Lunge.
- Nicht zuletzt das Selbstbewusstsein, ein wichtiger Faktor für die Freude am Leben, ist bei vielen Übergewichtigen gestört. Zum einen fühlen sie sich oft schlecht, unförmig, unbeweglich. Zum anderen leiden sie unter der Vorstellung, dass Menschen ihrer Umgebung sie als hässlich ablehnen.

Leider ist Abnehmen eine ausgesprochen schwierige Angelegenheit. Diäten sind tabu – sie führen nur zum berüchtigten Jojo-Effekt. Nach Übereinstimmung aller seriösen Ernährungsfachleute hat man nur Erfolg mit der Kombination von viel Bewegung und einer Ernährungsumstellung auf fettarme, vitaminreiche Kost. Und das auf Dauer.

Diäten machen dick!

(Siehe auch Kapitel 8 dieses Buches, »Gesund essen – nichts leichter als das, nichts schwerer als das«, und ›Mein Gesundheitsbuch‹, in dem Vorschläge zum Schlankwerden und -bleiben ausführlich beschrieben sind.[3])

---

[3] Dr. med. Marianne Koch: Mein Gesundheitsbuch, Deutscher Taschenbuch Verlag, München 1999

MEIN KÖRPER IST MEIN KAPITAL

Kein Ruhestand für die grauen Zellen

Zum Schluss dieser ersten Bilanz über Verhaltensfehler, die uns alt machen, sollten wir uns auch mit unserem Kopf beschäftigen. Älterwerden bedeutet nämlich *nicht,* dass die Leistungsfähigkeit Ihres Gehirns automatisch nachlässt. Es bedeutet auch nicht, dass Ihr Gedächtnis oder Ihr Verstand immer unzuverlässiger arbeitet. Im Gegenteil. Ihre Hirnzellen werden zwar nicht jünger, aber sie können durchaus noch zulegen, was Lernfähigkeit, Kombinationsgabe und Fantasie betrifft. Selbst mit 80 Jahren. Allerdings brauchen sie dazu einen ständigen Anreiz. Das heißt, Ihr Gehirn will gefordert sein. Sonst wird es Ihnen früher oder später den Dienst versagen.

> Aufwachen, ihr Gehirnzellen! Ihr könnt nicht einfach eure Arbeit einstellen!

> ### *Aktion gegen Alzheimer*
> Vor kurzer Zeit wurde eine interessante Studie veröffentlicht, mit der man herausfinden wollte, ob gewisse Freizeitaktivitäten älterer Menschen die Alzheimer-Krankheit oder andere Hirnleistungsstörungen verhindern können. Nach einer Beobachtungszeit von fünf Jahren stellte sich heraus, dass eine vergleichsweise deutlich höhere Zahl der Leute gesund blieb, die mehrmals pro Woche
> - Brettspiele spielten
> - lasen
> - Klavier, Geige oder ein anderes Instrument spielten oder
> - tanzten (!)
>
> Kreuzworträtsel und die Teilnahme an Diskussionsrunden hatten einen weitaus geringeren Effekt.[4]

Die Tatsache, dass schon ein relativ harmloses Gehirntraining vor Demenz schützen kann, sollte uns doch sehr hoffnungsvoll stimmen. Was das Gehirn allerdings am meisten fordert, sind *neue* Aufgaben, zu deren Lösung es nicht auf bekannte Regeln und Schemata zurückgreifen kann. Für ältere Leute heißt das zum Beispiel: lernen, wie

---

[4] J. Verghese et. al.: Leisure Activities and the Risk of Dementia in the Elderly, New England Journal of Medicine, Vol. 348, No. 25

KAPITEL 1
ÄLTERWERDEN – NA UND?

man mit einem Computer oder anderen modernen Geräten umgeht. (In Kapitel 3: »Geistig fit«, ab Seite 50, finden Sie viele Informationen und Anregungen zu diesem Thema.)

Die besten Jahre unseres Lebens

Jung bleiben, während man älter wird, gilt seit jeher als Menschheitstraum. Philosophen, Mediziner, Alchimisten und Dichter haben sich damit beschäftigt. Die Idee vom magischen Jungbrunnen geisterte schon durchs Mittelalter. Auch Gemälde aus dem 16. Jahrhundert zeigen ältere Weiblein (mehr als 40 können die damals nicht gewesen sein), die in ein Bad steigen, aus dem sie auf der anderen Seite als knackige Jungfrauen wieder auftauchen. Was die Männer auf den Bildern betrifft, so enthalten sie sich interessanterweise dieser Prozedur. Wir treffen sie in dem Teil des Bildes wieder an, wo die Damen *nach* dem Bad erscheinen. Dort haben sie offensichtlich auf die Verjüngten gewartet und scheinen jetzt sehr angetan und zu allen Schandtaten bereit zu sein.

Gerechterweise hatten jedoch auch die Herren der Schöpfung schon damals Schwierigkeiten mit dem Altern. Sonst hätte Faust dem Mephisto nicht seine Seele versprochen, um wieder jung zu werden und das alte Feuer in seinen Adern (oder wo sonst auch immer) zu verspüren.

Dennoch ist die damalige Sehnsucht nach Jugendlichkeit nichts gegen die Obsession, mit der sich Menschen heutzutage quälen, kasteien, unter Messer, Schleifmaschinen und Fettabsauger legen, um zumindest optisch mithalten zu können mit denen, die den 35. Geburtstag noch vor sich haben.

Finden Sie das nicht traurig und auch ein wenig lächerlich?

Was bringt uns dazu, automatisch unglücklich zu sein, wenn wir die 60 mal überschritten haben? Sicher weniger der Gedanke an die Endlichkeit unseres Lebens. Sondern doch wohl eher das Gefühl, von der Gesellschaft, von den Menschen um uns herum, abgelehnt zu

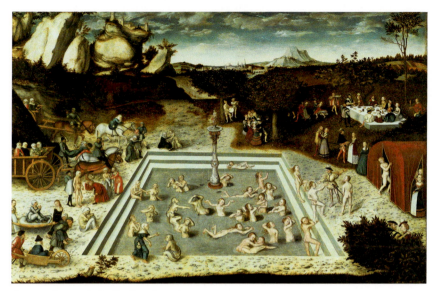
Lucas Cranach d. Ä.: Der Jungbrunnen

werden und nicht mehr dazuzugehören. Warum wohl sind so viele ältere Leute gehemmt, verschreckt, in der Defensive? Weil niemand sie auf der Straße anlacht. Weil niemand ihnen zuruft: Hallo, Sie sehen ja mal wieder prächtig aus! Stattdessen maulen junge Mädchen, denen das Aussteigen einer alten Dame aus dem Bus nicht schnell genug geht, hinter ihr her: »Und für dieses Friedhofsgemüse müssen wir bezahlen!« (Das hat mir eine 84-Jährige geschrieben, die schlagfertig, wie sie wohl ihr Leben lang war, darauf geantwortet hatte: »Vergesst ja nicht, euch rechtzeitig aufzuhängen!«)

Trotzdem sollten Sie sich nicht entmutigen lassen. Die Welt fängt langsam an zu begreifen, dass da Generationen heranwachsen, denen die besten Jahre ihres Lebens womöglich erst in der Zeit zufallen, in der sich früher bereits ein Nachlassen der Kräfte und des Lebensmutes ankündigte. Neue Freiheiten, ein neues körperliches Wohlbefinden, ein neues Selbstbewusstsein, neue Lieben, neue Interessen und eine neue Bedeutung für die Menschen ihrer Umgebung werden Kennzeichen der Generation X-plus sein. Und Sie werden zu dieser Generation gehören.

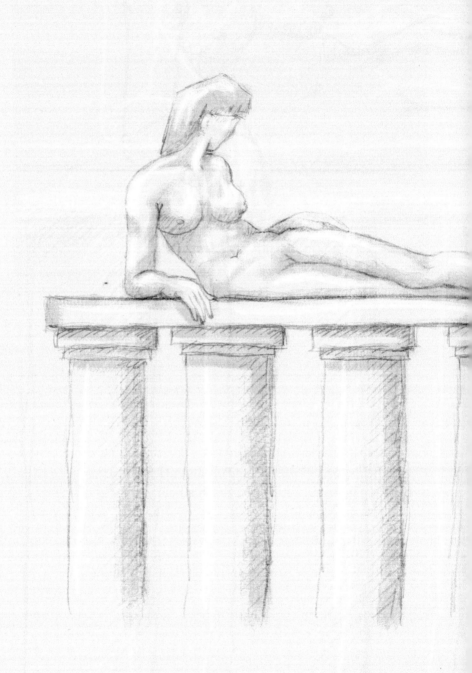

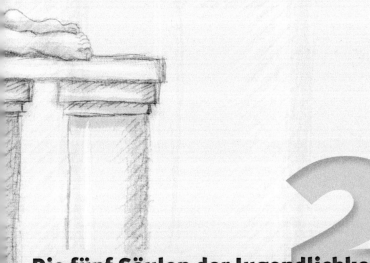

Die fünf Säulen der Jugendlichkeit

- Feste Knochen
- Kräftige Muskeln
- Zarte Gefäße
- Bewegliche Gelenke
- Koordination

KAPITEL 2
DIE FÜNF SÄULEN DER JUGENDLICHKEIT

Ein Mann – oder eine Frau – geht auf Sie zu und an Ihnen vorbei. Wenn Sie unmittelbar danach gefragt würden, wie alt diese Person wohl gewesen sein könnte, dann haben Sie mehrere Anhaltspunkte, die Ihnen bei der Beantwortung dieser Frage helfen. Was, glauben Sie, ist der wichtigste Eindruck, also der, der Ihnen

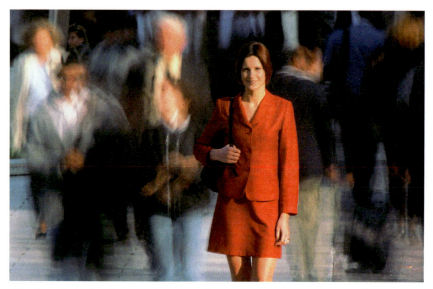

Wer bist du? Wir ahnen nicht, wie sehr Körperhaltung und Beweglichkeit unser Alter verraten.

am meisten über Alter bzw. Jugendlichkeit verrät? Das Gesicht, meinen Sie? – Stimmt nicht. Die Figur? – Spielt keine Rolle. Die Kleidung? – Falsch. Die Haare? – Genauso falsch. Nein, es ist die Art und Weise, wie sich dieser Mensch bewegt hat. Ob er mit rhythmischen, weichen Schritten ging, mit aufrechtem Körper und in kontrollierter Haltung – oder ob er schleppend, langsam, womöglich gebeugt an Ihnen vorbeitrottete, ohne Elastizität und Spannung in seiner Gestalt. Natürlich sagen auch die Augen, der Blick, und damit die Bereitschaft zur Kommunikation etwas über Jugendlichkeit aus. Aber noch deutlicher verraten wir unser Alter durch unsere Bewegungen – eine Tatsache, die uns viel zu wenig bewusst ist.

DIE FÜNF SÄULEN DER JUGENDLICHKEIT

Beweglichkeit entsteht durch Koordination, also durch das perfekte Zusammenwirken von Knochen, Gelenken, gut durchbluteten und trainierten Muskeln und den Nerven, die Befehle aus dem Gehirn blitzschnell an die Muskeln übertragen. Diese Koordination muss man üben. Wenn eine Tänzerin einige Monate Ferien von ihrem Beruf macht und nicht mehr trainiert, wird ihre Körperbeherrschung sofort nachlassen. Ein Pianist, der ein paar Wochen lang keinen Ton anschlägt, verliert die Fähigkeit, schwierige Passagen fehlerfrei zu spielen. Und wir? Wir liegen jahre- und jahrzehntelang buchstäblich auf der faulen Haut, im Fernsehsessel oder im Autositz. Und dann wundern wir uns, dass wir nicht mehr wie früher springen, klettern und rennen können, sondern dass unsere Schultern einrosten, die Hüftgelenke keine weit ausgreifenden, geschmeidigen Schritte mehr zulassen und die Wirbelsäule ihre Biegsamkeit, aber auch ihre Stabilität verloren hat.

Jugendlichkeit ist Beweglichkeit.

Jung sein bedeutet also beweglich sein – das gilt für den Körper, erst recht aber für den Geist. Wer, denken Sie, wirkt jugendlicher: Der 40-Jährige, der glaubt, er habe für sein Leben genug gelernt, und der seine einmal gefassten Meinungen bis ins Grab für unverrückbar hält, oder der 70-Jährige, der neugierig geblieben ist und dem es Spaß macht, sich mit den Ansichten seiner Enkel auseinander zu setzen? Na also. Gerade das Gehirn braucht, um leistungsfähig zu bleiben, ständig ungewohnte Situationen und Aufgaben, für deren Lösung es sich neue Pfade durch das Dickicht der Milliarden von Nervenverbindungen bahnen muss. Davon soll noch ausführlich im nächsten Kapitel die Rede sein.

Selbstverständlich gibt es viele unterschiedliche Eigenschaften, körperliche und geistige, die zur Jugendlichkeit eines Menschen beitragen. Als die wichtigsten aber gelten:

- Feste Knochen
- Geschmeidige Gelenke
- Aktive Gehirnzellen
- Starke Muskeln
- Elastische Blutgefäße

KAPITEL 2
DIE FÜNF SÄULEN DER JUGENDLICHKEIT

Feste Knochen

Unser Skelett macht gerade mal 14 Prozent unseres Körpergewichts aus. Das bedeutet, dass die über 200 Knochen in Leichtbauweise konstruiert sind, fast wie bei einem Vogel: außen eine harte, kompakte Wand, innen ein Gewölbe aus dünnen Bälkchen, die aber so angeordnet sind, dass sie jeweils in einem idealen Winkel zur Last stehen, die sie tragen müssen. Allerdings birgt diese elegante Konstruktion auch Risiken. Wenn die Bälkchen spärlicher werden, wenn sich die Dichte der Außenwand vermindert, dann besteht die Gefahr, dass der gesamte Knochen leicht bricht. Und da die Knochenzellen ein Leben lang abgebaut, durch neue Zellen ersetzt und dann wieder mit Kalzium gehärtet werden, genügt bereits ein kleiner Fehler im Gleichgewicht des Auf- und Abbaus, um das Skelett porös werden zu lassen: Dann ist sie da, die Osteoporose, die gefürchtete Alterskrankheit, die Rücken krümmt und Beine bricht und heftige Schmerzen bereiten kann. Dieser Krankheit gilt es – sozusagen auf Biegen und Brechen – vorzubeugen.

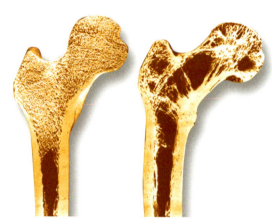

Links: Normaler Knochen mit intakten Bälkchen
Rechts: Verminderte Knochendichte bei Osteoporose

Wie macht man das?

Zunächst ist es wichtig, dass man bereits in jungen Jahren dafür sorgt, dass die Knochen eine optimale Festigkeit erreichen. Dafür braucht man genügend Kalzium in der Nahrung und genügend Bewegung, die das Knochenwachstum anregt. Kinder, die statt Milch

Cola trinken, Jugendliche, die ihre Zeit nur vor dem Computer statt auch auf dem Sportplatz verbringen, haben eigentlich keine Chance, ihr »Knochenkonto« ganz aufzufüllen. Sie beginnen dann die Zeit, in der die Knochendichte ohnehin abnimmt – schon etwa ab dem 30. Lebensjahr –, mit viel zu niedrigen Werten. Wenn sie älter werden, ist ihr Risiko, an Osteoporose zu erkranken, mehrfach erhöht. Aber auch später, eigentlich in jeder Lebensphase, kann und soll man sein Skelett stärken. Am wichtigsten ist es für alle, die das 50. Lebensjahr überschritten haben, und hier wiederum vor allem für die Frauen, die dann durch die Verminderung ihrer Östrogenproduktion besonders gefährdet sind.

> Osteoporose ist kein Schicksal. Es ist eine Krankheit, die man behandeln kann!

> ### Neues aus der Wissenschaft
> Durch die höhere Lebenserwartung wird die Osteoporose in Zukunft eine noch viel größere Gefährdung – eine allgemeine Volkskrankheit – sein, als sie es heute schon ist. 65 000 Menschen erleiden pro Jahr allein in Deutschland einen Bruch des Oberschenkels, ein Drittel davon wird invalide und bedarf fortan fremder Hilfe, bei ca. 20 Prozent bedeutet das den Anfang vom Ende. Noch höher ist die Zahl der Wirbelbrüche – man schätzt, dass 20 bis 25 Prozent aller über 50-Jährigen bereits Knochenbrüche der Wirbelsäule aufweisen. Osteoporose ist nicht schicksalhaft, auch wenn die genetische Veranlagung eine gewisse Rolle spielt. Es ist eine Krankheit, die man durch einen entsprechenden Lebensstil in den meisten Fällen verhindern kann.

Fünf Tipps für stabile Knochen

- **Kalziumreiche Ernährung** (mindestens 1000 mg pro Tag): Viele Milchprodukte (z. B. fettarme Milch, Joghurt, Hartkäse); viel frisches grünes Gemüse, Obst und Getreideprodukte, Mineralwasser mit hohem Kalziumgehalt.
  Wenig Zucker, Softdrinks, Kaffee, Alkohol.
  (Eine Liste mit dem Kalziumgehalt verschiedener Lebensmittel finden Sie im Anhang, Seite 268.)

KAPITEL 2
DIE FÜNF SÄULEN DER JUGENDLICHKEIT

Außerdem kann man bei ungenügender Kalziumzufuhr durch die Ernährung mit Hilfe von Kalziumtabletten einen Teil des Bedarfs ergänzen. Meist wird eine Kombination von Kalzium plus Vitamin D empfohlen, weil damit eine bessere Aufnahme des Kalziums in den Körper garantiert ist.

- **Nicht rauchen!** Rauchen vermindert die Produktion der Geschlechtshormone, bei Frauen Östrogen, bei Männern Testosteron, und behindert damit den Aufbau von Knochenzellen. Zusätzlich wird die Durchblutung der Knochen gestört.
- **Regelmäßige Bewegung und Sport:** Am besten sind Bewegungsarten, die das Skelett belasten, also Laufen, Wandern, »Walking«. Man stellt sich vor, dass Beine und Wirbelsäule bei jedem Schritt einen kleinen Stoß erhalten und dadurch einen Anreiz, mehr Knochenmasse zu produzieren. Schwimmen ist zwar gut für die Muskeln, aber weniger effektiv für die Knochenfestigkeit.
- **Die Bedeutung des Körpergewichts:** Endlich eine gute Nachricht für nicht ganz so Schlanke: Dünn zu sein entspricht vielleicht dem gängigen Schönheitsideal, ist aber für die Knochen eher ungesund! Bei einem *Body-Mass-Index* (siehe Seite 27) unter 20 wird es bereits kritisch. Man kann sich das gut vorstellen: Ein zu geringes Gewicht bedeutet eine zu geringe Belastung des Skeletts. Dazu kommt noch die meist ungenügende Ernährung der Überschlanken. Außerdem produziert Fettgewebe Östrogen, das wiederum den Knochenaufbau anregt. Ich will Sie natürlich nicht dazu verführen, sich ein beträchtliches Übergewicht anzufuttern. Das würde auf Dauer Ihre Gelenke ruinieren und Ihre Beweglichkeit erst recht einschränken.
- **Vorsicht bei Medikamenten:** Einige Medikamente verursachen Osteoporose. Dazu gehört vor allem das Kortison. Achten Sie darauf, dass Sie knochenfestigende Mittel erhalten, falls Sie einmal über einige Zeit Kortison einnehmen müssen!

(Über die Behandlung bei drohender oder bereits eingetretener Osteoporose lesen Sie in Kapitel 10: »Alter ist keine Krankheit«, Seite 214ff.)

> Astronauten leiden vermehrt an Osteoporose, weil sie in der Schwerelosigkeit wegen fehlender Belastung ihres Skeletts bis zu 20 Prozent ihrer Knochenmasse verlieren!

Geschmeidige Gelenke

Ob Kugelgelenk (Hüfte, Schulter), ob Scharniergelenk (zum Beispiel das Knie) oder eines der vielen kleinen Gelenke der Hände und der Wirbelsäule – Gelenke sind Kunstwerke der Natur. Eine spiegelglatte Knorpelschicht überzieht die Knochenenden, die in jedem Gelenk millimetergenau aufeinander passen. Feine Häute produzieren eine Flüssigkeit, die die Geschmeidigkeit erhöht und Belastungen abfedert. Die Gelenkflächen gleiten deshalb bei jeder Bewegung weich und reibungsfrei aneinander, jahre- und jahrzehntelang. Halt und Festigkeit bekommt das Gelenk durch die Kapsel – eine straffe Umhüllung aus Bindegewebe – und durch die Muskeln und Bänder. Gerade bei außerordentlichen Belastungen, etwa bei sportlichen Höchstleistungen, kommt es vor allem auf die Kraft des Bänder- und Muskelapparates an.

Leider sind diese Wunderwerke anfällig. Und wie. Schon das bloße Altern bringt es mit sich, dass die Knorpel spröder werden und die Bänder an Elastizität verlieren. Kleine oder größere Unfälle, bei denen der Halteapparat des Gelenks überdehnt wird oder einreißt, Übergewicht oder falsche Belastungen führen dazu, dass die Kapsel sich mit der Zeit lockert und die Gelenkflächen nicht mehr ideal aufeinander stehen. Die Fehlstellung wiederum führt zu einer Abnützung der Knorpelschicht. Da sich der Knorpel nach Verletzungen nicht erneuern kann, entstehen unregelmäßige Strukturen an den vorher so glatten Flächen. Bei jeder Bewegung »knirscht« es jetzt im Gelenk und die Folge sind Entzündungen, Verformungen und Schmerzen: Fortan plagt *Arthrose* den Menschen und mit seiner Beweglichkeit ist es vorbei. Kann man das verhindern?

Vielleicht nicht mit absoluter Sicherheit. Aber es gibt einige Grundregeln, die man beherzigen sollte.

KAPITEL 2
DIE FÜNF SÄULEN DER JUGENDLICHKEIT

Vier Tipps für gesunde Gelenke

- **Kräftigen Sie den Muskelapparat,** denn der stabilisiert die Gelenke! Sie sind damit vor Unfällen und anderen Verletzungen viel besser geschützt. In jeder Praxis für Krankengymnastik und in guten Fitnessstudios zeigt man Ihnen die Übungen, die Sie zur Stärkung von Wirbelsäule, Kniegelenken und Schultern regelmäßig machen können. Mit einem solchen Training betreiben Sie auch Vorsorge gegen die so weit verbreiteten chronischen Rückenschmerzen.
- **Vermeiden Sie Übergewicht!** Wenn Sie einmal fühlen wollen, welch enorme Belastung schon 20 Kilogramm zu viel für Ihre Hüften und Kniegelenke bedeuten, dann packen Sie einen Koffer mit der entsprechenden Last und schleppen Sie ihn nur ein paar Hundert Meter weit – Sie werden erschrecken!
- **Sportverletzungen unbedingt auskurieren!** Auch scheinbar geringfügige Verletzungen nicht als Bagatelle abtun, sondern sofort zum Spezialisten gehen und konsequent behandeln lassen! Es besteht sonst die Gefahr, dass Narben und Verkalkungen an den Gelenkkapseln entstehen, die die Beweglichkeit Ihrer Glieder für alle Zeiten einschränken.
- **Täglich fünf Minuten Lockerungsgymnastik und Dehnübungen** zeigen den Gelenken, dass ihre volle Funktion gebraucht wird. Bei Leuten, die zum Beispiel ein Jahr lang ihre Arme nicht mehr richtig hoch gereckt haben, schrumpfen die entsprechenden Bänder und mit der freien Beweglichkeit der Schultern ist es vorbei. Oder können Sie noch, wie als Kind, den großen Zeh in den Mund stecken? Nein? (Ich übrigens auch nicht.) Schade, schade. Aber seien Sie vorsichtig – versuchen Sie es ja nicht mit Gewalt!

Gelenke müssen bewegt werden, sonst rosten sie.

Starke Muskeln

Wir besitzen insgesamt über 600 Muskeln, die wir willkürlich bewegen können. Sie schmiegen sich wie ein schützender Mantel um unseren Körper und sind unsere Organe für Kraft und Geschicklichkeit. Leider haben Muskelzellen die fatale Eigenschaft dahinzuschmelzen, das heißt, in ihrer Zahl und ihrer Stärke abzunehmen, sobald man sie nicht benützt. Jeder, der mal einige Wochen im Bett verbringen musste, hat erlebt, dass der Umfang seiner Waden und Oberschenkel um mehrere Zentimeter abnahm und dass Arme und Beine kraftlos wurden. Erst nach Monaten mit normaler Bewegung und Sport stellt sich die alte Leistungsfähigkeit wieder ein.

> **Neues aus der Wissenschaft**
>
> Regelmäßiges Muskeltraining ist die Voraussetzung für Kraft, Schnelligkeit, Beweglichkeit, Ausdauer und Geschicklichkeit. Körperliche Aktivität ist aber auch der stärkste Reiz für die Erhaltung von Nervenzellen und damit für die Leistungsfähigkeit des Gehirns. Bewegung steigert die Durchblutung, ebenso die Produktion der Gehirn-Botenstoffe und die Fähigkeit der Zellen, miteinander zu kommunizieren – die wichtigste Voraussetzung für ein funktionierendes Gedächtnis. Selbstverständlich bessert sich durch regelmäßiges körperliches Training auch die Leistung des Herzmuskels und der Blutgefäße, die ihn versorgen. Der Stoffwechsel, also Cholesterin und Zuckerverwertung, werden günstig beeinflusst. Und schließlich kann man mit regelmäßigem Muskeltraining auch Depressionen vorbeugen.

Wenn Sie heute 30 Jahre alt sind, müssen Sie damit rechnen, im Alter von 70 Jahren nur noch etwas mehr als die Hälfte Ihrer Muskelzellen zu besitzen – es sei denn, Sie fangen rechtzeitig an, Ihre Muskeln zu trainieren. Denn darin sind sich alle Forscher einig: Die Abnahme der Muskelmasse ist einer der wesentlichsten Gründe für das Altern eines Menschen.

Keine Sorge – Sie müssen kein Leistungssportler werden.

KAPITEL 2
DIE FÜNF SÄULEN DER JUGENDLICHKEIT

Nun bekommen Sie bloß keinen Schreck. Niemand verlangt von Ihnen, dass Sie ab morgen einen großen Teil Ihrer Zeit im Fitnessstudio verbringen. Im Gegenteil: Der Körper ist bereits bei einem sehr gemäßigten Trainingsprogramm in der Lage, seine Muskelzellen anzuregen.

Vier Tipps zur Kräftigung der Muskeln

- Sitzen Sie im Moment an einem Tisch? Dann ballen Sie beide Fäuste und pressen Sie die Unterarme so fest Sie können auf die Tischplatte, während Sie bis 30 zählen. Also: 1 – 2 – 3 … nicht nachlassen! … 12 – 13 – 14 … weiter drücken! … 29 – 30. Gut. Jetzt entspannen Sie sich. Und nun die Beine: Erst das rechte im Sitzen so kräftig wie möglich auf den Boden stemmen, bis 30 zählen, dann entspannen. Danach das linke ebenso.
  Was ist passiert? Sie haben große Muskelgruppen »isometrisch«, also ohne größere Bewegung, für eine kurze Zeit belastet. Wenn Sie das fünf Mal täglich machen, dann haben Sie den Muskelabbau in Armen, Beinen und Schultern bereits weitgehend verhindert. Solche Übungen lassen sich natürlich überall machen – in der U-Bahn, im Büro oder am Küchentisch.
- Man sollte die Muskeln aber nicht nur isometrisch, also statisch, belasten, sondern auch in der fließenden Bewegung, »dynamisch«, wie die Fachleute sagen.
  Ein flotter Spaziergang drei- bis viermal pro Woche über eine Strecke von drei bis vier Kilometern bedeutet nicht nur eine hervorragende Übung für den Kreislauf, sondern trainiert den ganzen Körper. Wählen Sie ein Tempo, bei dem Sie gerade nicht außer Atem kommen. Vor allem für untrainierte und ältere Menschen, die nicht gewohnt sind, Sport zu treiben, ist regelmäßiges Gehen die ideale Bewegungsart. Die Jüngeren können dazwischen immer mal Laufstrecken einlegen oder sich im »Walking« versuchen. Wichtig: hochwertige Schuhe, die guten Halt geben und stoßdämpfende Sohlen haben.

STARKE MUSKELN

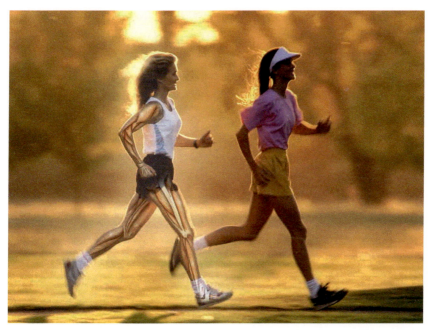

Laufen ist eine ideale Bewegungsart. Aber auch einfache Spaziergänge halten Sie fit und verhindern den Abbau der Muskeln.

- Wenn mehrere zusammen trainieren, macht das bekanntlich mehr Spaß, als wenn man alleine vor sich hin turnt. Wenn Sie also nicht in einem Sportverein sind, könnten Sie Ihre Freundinnen und Freunde aktivieren und jede Woche einen gemeinsamen Yoga- oder Tai-Chi-Abend organisieren. Es gibt sogar Betriebe, deren Chefs derartige Freizeitaktivitäten innerhalb der Firma zulassen – nicht unbedingt aus Menschenliebe, sondern weil die Mitarbeiter dadurch gesünder, ausgeglichener und motivierter werden. Aber auch an jedem anderen Arbeitsplatz wird niemand etwas dagegen haben, wenn Sie alle paar Stunden mal 20 Kniebeugen machen. Schon weil Sie sich danach besser konzentrieren können!
- Ich kenne Leute, die sich einen Hometrainer vor dem Fernseher aufgebaut haben und ihre Lieblingsprogramme strampelnd genießen. Sie meinen, dadurch würden sie auch von den dümmsten Sendungen noch profitieren.

KAPITEL 2
DIE FÜNF SÄULEN DER JUGENDLICHKEIT

Sie sehen, der Fantasie, mit der Sie das Training zum Aufbau Ihrer kostbaren Muskeln gestalten können, sind keine Grenzen gesetzt. Und das Tolle ist, dass Sie dabei nicht nur die Muskeln, sondern gleichzeitig auch Ihre Blutgefäße jung erhalten.

Elastische Blutgefäße

Wenn die Altersforscher von Blutgefäßen sprechen, dann meinen sie die Arterien, also die Adern, die das sauerstoff- und nährstoffreiche Blut vom Herz aus in alle, auch in die entferntesten Regionen des Körpers leiten. Die Venen, die das verbrauchte Blut zum Herzen zurückbringen, sind zwar auch wichtig und müssen gepflegt werden, damit sich möglichst keine Krampfadern, Geschwüre oder Thrombosen bilden, aber über Jugendlichkeit entscheiden die Arterien.

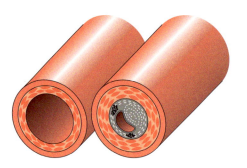

Querschnitt durch eine gesunde und eine arteriosklerotisch veränderte Arterie.

Diese außerordentlich elastischen Schläuche bestehen aus drei Schichten. Außen dient eine feste Zellschicht als Begrenzung und Schutz, dann folgt eine Mittelschicht aus kleinen Muskeln und elastischen Fasern, und im Inneren kleidet eine Zellschicht, das *Endothel*, das Gefäß aus. Diese Zellschicht ist in gesundem Zustand spiegelglatt und bietet dadurch dem vorbeiströmenden Blut so gut wie keinen Widerstand.

Warum ist ein normaler Blutdruck so wichtig?

Der Blutdruck im Inneren der Arterien ist von mehreren Faktoren abhängig. Zunächst davon, ob sich der Herzmuskel gerade zusammen-

ELASTISCHE BLUTGEFÄSSE

zieht und eine Welle von Blut durch die Adern presst oder ob er sich entspannt und mit neuem Blut aus der Lunge füllt. (Deswegen misst man auch immer zweierlei Blutdruckwerte, den höheren, *systolischen,* und den niedrigeren, *diastolischen.*) Er ist aber auch abhängig von der Elastizität der Gefäße, also von ihrer Weichheit und Dehnbarkeit. Wenn die Wände eines Blutgefäßes den Schwall des immer wieder heranflutenden Blutes nicht mehr richtig abfedern können, dann ist der Druck höher. Und genau hier geraten wir in einen Teufelskreis: Höhere Drucke schädigen nämlich die zarte Innenhaut der Arterien. Es bilden sich winzige Risse, in die sich Blutplättchen und Cholesterin einlagern können. Aus den Veränderungen werden Strömungshindernisse, Wirbel, die die Schäden an den Gefäßwänden verstärken. Dann entstehen cholesterin- und kalkhaltige Ablagerungen, so genannte Plaques – und damit beginnt die Arteriosklerose, die allgemeine Verhärtung und Alterung der Arterien, die eine schlechtere Durchblutung und damit ebenfalls die Alterung aller Organe zur Folge hat. Die empfindlichsten, Herzmuskel und Gehirn, tragen dabei das höchste Risiko. So erklärt es sich, dass Herzinfarkt und Schlaganfall immer noch Todesursache Nummer eins bei uns sind.

Fünf Tipps für elastische Blutgefäße

- **Erhöhten Blutdruck konsequent behandeln.** Jeder Zweite über sechzig – eine große Zahl auch schon früher – leidet an erhöhtem Blutdruck. Die Ursachen sind nur in den wenigsten Fällen eindeutig. Fest steht allerdings, dass viele Menschen eine Veranlagung dazu haben: Die Muskelschicht ihrer Arterien kann sich nicht genug entspannen. Wenn sich diese Muskeln aber ständig verkrampfen, wird das Gefäß enger und der Druck im Inneren steigt. Weitere Auslöser für Hochdruck sind Übergewicht, Bewegungsmangel, Stress und zu viel Alkohol. Damit sind bereits einige Möglichkeiten angedeutet, wie man auf einfache Weise den erhöhten Druck in den Blutgefäßen senken kann. Wenn man aber durch Normalisierung des Gewichts, körperliches

KAPITEL 2
DIE FÜNF SÄULEN DER JUGENDLICHKEIT

Training und Verzicht auf zu viel Alkohol keine ausreichende Blutdrucksenkung auf Werte von höchstens 135/80 mmHg – gültig auch für ältere Patienten! – erreicht, dann *muss* man Medikamente einnehmen. Glücklicherweise gibt es inzwischen so viele mit unterschiedlichen Wirkstoffen, dass jeder Betroffene zusammen mit seinem Arzt eines finden wird, das er gut und ohne Nebenwirkungen verträgt. Übrigens: Ein Blutdruck-Messgerät gehört so selbstverständlich in die Hausapotheke wie ein Fieberthermometer!

- **Nicht rauchen!** Rauchen schädigt die empfindliche Innenhaut der Blutgefäße und führt zu Verkrampfungen der kleineren Arterien und damit zu einer noch schlechteren Blutversorgung der Organe. (Im Anhang, Seite 268, finden Sie Hilfen zur Nikotin-Entwöhnung.)
- **Normale Cholesterinwerte anstreben!** Hier sind die Ärzte in letzter Zeit ein wenig großzügiger geworden. Zwar ist unbestritten, dass hohe Werte, vor allem des »bösen« LDL, des *Low Density Lipoproteins,* krankhafte Veränderungen der Arterien beschleunigen, aber wenn keine anderen Risikofaktoren für eine Arteriosklerose vorhanden sind – wie erbliche Belastung, hoher Blutdruck, Übergewicht, Stress oder Rauchen –, dann scheint es nicht nötig zu sein, die Cholesterinwerte unter allen Umständen auf Normalwerte zu senken, also: Gesamt-Cholesterin unter 220 mg% (= 220 Milligramm pro Deziliter Blutplasma), LDL unter 160 mg%, HDL (das »gute«) mindestens 45 mg%. Anders sieht die Sache aus, wenn die Blutgefäße zusätzlich gefährdet sind. Vor allem Diabetiker, die ein vier- bis fünffach erhöhtes Risiko haben, an Arteriosklerose zu erkranken, oder Patienten, die bereits einen Herzinfarkt oder Schlaganfall hinter sich haben, müssen ihre Cholesterinwerte extrem niedrig halten – das LDL sollte unter 100 mg% liegen. Da dies meist mit einer Ernährungsumstellung allein, das heißt, durch Reduzierung von tierischen Fetten, nicht zu erreichen ist, empfehlen die Spezialisten, in diesen Fällen unbedingt cholesterinsenkende Mittel, so genannte »Statine«, einzunehmen.

DAS GEHIRN-MUSKEL-PROGRAMM

- **Stress vermeiden!** Das ist leicht gesagt, ich weiß. Und es sind keineswegs nur die Männer, die sich täglich im Wettbewerb um berufliche Erfolge, Geld oder Liebe unter Hochspannung setzen. Gerade auch die Frauen spüren, wie sehr es an die Substanz geht, wenn man versucht, Familie und Beruf irgendwie unter einen Hut zu kriegen. Stress, zumal solcher, dessen Ende nicht abzusehen ist, verursacht eine vermehrte Ausschüttung von Hormonen wie Adrenalin und Kortison, die unter anderem erhöhten Blutdruck und Veränderungen des Immunsystems hervorrufen. Leider gibt es, außer dem Vorschlag, *Autogenes Training* oder *Progressive Muskelentspannung nach Jacobson* zu lernen, keine allgemein gültigen Rezepte gegen Alltagsstress. Da muss sich jeder eine individuelle Lösung suchen.
(Siehe auch Kapitel 7: »Wellness zwischen Genuss und Geschäft«, Seite 144ff. und Kapitel 9: »Soziale Kompetenz«, Seite 192ff.)
- **Regelmäßig Sport oder Bewegungstraining!** Da ist sie wieder – die absolute Notwendigkeit der körperlichen Betätigung. Wie die Muskeln und die Knochen muss auch das Herz-Kreislauf-System ständig angeregt werden, wenn es seine Funktionsfähigkeit behalten soll. Und für die Verhinderung von Altersschäden in den Arterien gibt es kein besseres Mittel als Laufen, Schwimmen, Tanzen, Radfahren, Turnen – alles, was Ihnen Spaß macht.
Das gilt übrigens auch für über 75-Jährige! Nach neuesten wissenschaftlichen Studien erleiden sie nur halb so häufig einen Herzinfarkt oder Schlaganfall, wenn sie dreimal pro Woche drei Kilometer einfach gemütlich spazieren gehen.

Das Gehirn-Muskel-Programm

Für eine perfekte Koordination Ihrer Bewegungen brauchen Sie auch das Gehirn. Es steuert über Nervenimpulse die Muskeln, die wiederum Knochen und Gelenke in Schwung setzen.

KAPITEL 2
DIE FÜNF SÄULEN DER JUGENDLICHKEIT

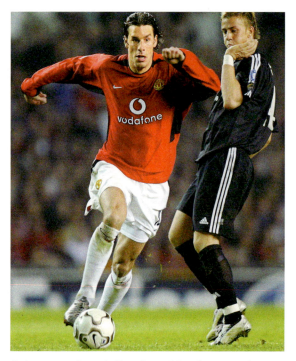

Spitzensportler wie Ruud van Nistelrooy sind ein Wunder an Koordinationsfähigkeit.

Bei kleinen Kindern, die gerade Laufen lernen, klappt das noch nicht richtig. Ihr Gedanke »loslaufen« wird noch nicht sicher in elektrische Signale und damit in die Aktivierung der über hundert Muskeln von Hüfte, Beinen und Füßen umgesetzt, die zum Gehen nötig sind. Und so wackeln sie, linkes Beinchen, rechtes Beinchen, dahin und liegen – rums – am Boden. Später geht alles wie von selbst, weil Gehirn und Muskulatur gelernt haben, automatisch miteinander zu kommunizieren. Und wieder später, dann nämlich, wenn man mit den Jahren faul und bequem geworden ist, merkt man plötzlich, dass viele Bewegungsformen aus dem Programm für das Zusammenspiel von Gehirn und Muskeln gestrichen wurden – aus Mangel an Bedarf.

Sie brauchen gar nicht den Ehrgeiz zu entwickeln, eine Koordination wie zum Beispiel ein Spitzenfußballer zu haben, der die Flugbahn des Balles sieht, reflexartig berechnet, wo er ankommen wird, dorthin sprintet und dann auch noch seine Fußmuskeln automatisch so bewegt, dass er den Ball im Flug treffen und ihn ins Tor befördern kann – und das alles innerhalb von Sekunden. Sie brauchen sich nur bei verschiedenen Bewegungsabläufen selbst zu beobachten und Ihre Fehler zu korrigieren. Nach einer gewissen Zeit wird das Programm, das Ihnen weiche, elegante Bewegungen erlaubt, für Ihren Körper wieder selbstverständlich sein.

DAS GEHIRN-MUSKEL-PROGRAMM

Sieben Tipps für ein Koordinationstraining

- **Aufrecht gehen!** Das bedeutet, dass die Rücken- und Bauchmuskeln mitarbeiten und dass die Weite der Schritte wieder zunimmt.
- **Die Füße beim Gehen abrollen!** Damit vermeiden Sie den Schlurfgang alter Menschen.
- **Dazwischen immer mal eine Strecke weit die Füße anders aufsetzen und abrollen,** nämlich erst die Zehen und dann die Fersen (so gehen Models auf dem Laufsteg). Sie werden merken, wie das die Bauchmuskeln strafft und die Hüften schwingen lässt.
- **Federnd in die Hocke gehen!** Statt sich – was die Wirbelsäule hasst – nach vorne zu bücken. (Versuchen Sie mal, Ihre Küchenarbeit im Stil einer Ballerina zu erledigen – mit übertriebenen Gesten, Zehenstand, kleinen Drehungen usw. Dann spüren Sie, zu welch tollen Bewegungsabläufen Ihr Körper in der Lage ist. Muss ja keiner sehen.)
- **Täglich ein paar Dehn- und Streckübungen!**
- **Hocker-Spiele:** Abwechselnd rechten und linken Fuß auf einen Hocker oder Stuhl setzen, anfangs langsam, dann rascher. Beim Anheben des rechten Fußes zusätzlich die Arme hochrecken, so weit es geht; beim Anheben des linken Fußes die Ellenbogen möglichst weit hinter den Rücken führen. Dann alles umgekehrt. Drei Minuten. Danach entspannen.
- **Ein paarmal um die eigene Achse drehen,** danach sofort versuchen, auf einer Linie, zum Beispiel einer Teppichkante, entlangzugehen, indem man einen Fuß präzise vor den anderen setzt.
Und so weiter. Lassen Sie Ihrer Fantasie freien Lauf und erfinden Sie sich selbst neue Bewegungsarten. Ihr Gehirn und Ihre Muskeln werden völlig verblüfft sein, und das ist gut so: Neue Nervenverbindungen sind genau das, was das Gehirn zum Jungbleiben braucht!
Was Sie sonst noch alles über ein aktives, voll funktionierendes Gehirn wissen sollten, sagt Ihnen das nächste Kapitel.

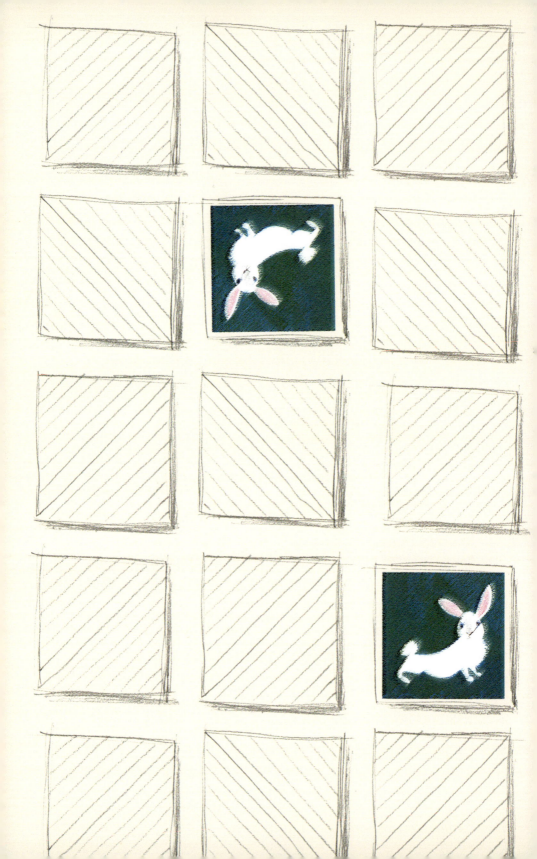

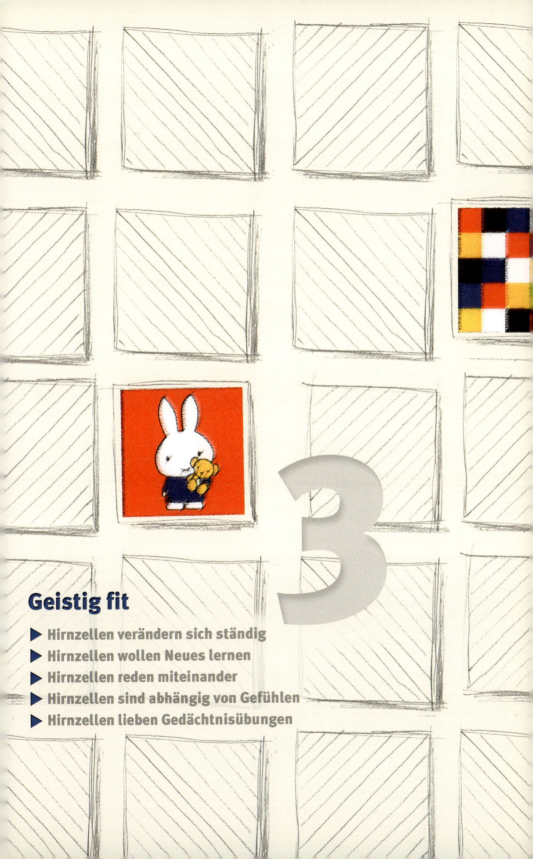

Geistig fit

▶ Hirnzellen verändern sich ständig
▶ Hirnzellen wollen Neues lernen
▶ Hirnzellen reden miteinander
▶ Hirnzellen sind abhängig von Gefühlen
▶ Hirnzellen lieben Gedächtnisübungen

KAPITEL 3
GEISTIG FIT

Eigentlich ist es unvorstellbar, welch gigantische Leistung unser Gedächtnis vollbringt. Man muss sich einfach wundern, dass wir in der Lage sind, auch noch nach Jahrzehnten Bilder, Worte oder Klänge, mathematische Formeln und Gedichte aus den Tiefen des Gehirns hinauf in unser Bewusstsein zu holen.

Obwohl in den letzten Jahrzehnten ganze Bibliotheken von neuen Erkenntnissen über das menschliche Gehirn geschrieben wurden, vor allem über seine Fähigkeit, Sinneswahrnehmungen, Gedanken und Erlebnisse zu verarbeiten und zu speichern, ist die Erinnerung, wie vieles andere, was sich hinter unserer Stirn abspielt, nach wie vor ein geheimnisvolles Phänomen. Neue Forschungen lassen vermuten, dass es in unserem Kopf wahrscheinlich ein besonderes Molekül gibt, eine Instanz, die sozusagen als Wächter der Erinnerungen alle Gedächtnisvorgänge organisiert. Der aus Wien stammende Hirnforscher Eric Kandel konnte diese Substanz sogar nachweisen. Für seine Arbeiten über die molekularen Vorgänge, die dem Lernen und Erinnern zugrunde liegen, bekam er im Jahr 2000 den Nobelpreis. Seither wissen wir, wie über die Weitergabe von Informationen innerhalb des Gehirns entschieden wird. Was da im Einzelnen geschieht, ist unendlich kompliziert. Aber das Prinzip lässt sich an einem Beispiel zeigen.

Unvergessliche Lucinda

Nehmen wir an, Sie sind zum ersten Mal zum Pferderennen gegangen. Aus reinem Leichtsinn haben Sie mit Freunden auf den Sieg von Lucinda im dritten Rennen gewettet. Rennen eins und zwei sind gelaufen. Sie sehen zwar, dass im ersten ein hübsches schwarzes Pferd mit der Nummer 8 gewonnen hat, im zweiten ein braunes mit der Nummer 5, aber das haben Sie nach wenigen Minuten schon wieder vergessen: Es hat Sie nicht sonderlich interessiert, und ihr Gedächtnis hat die Information als »unwichtig« deklariert und sofort wieder aus dem Kurzzeitspeicher gelöscht. Auf Nimmerwiedersehen. Jetzt läuft »Ihr« Pferd. Ihre Aufmerksamkeit ist damit größer. Im Finish überholt Lucinda ihren stärksten Konkurrenten.

Großes Hallo, große Freude. Das Bild der Pferde auf den letzten Metern, die Geräusche dabei und Ihre Überraschung werden vom Kurzzeitspeicher sofort in das »Arbeitsgedächtnis« übertragen, sozusagen in ein Notizbuch, von dem aus es der »Wächter« in den nächsten Stunden und Tagen entweder entfernen oder ins Langzeitgedächtnis übertragen kann. An der Kasse erfahren Sie, dass Sie mit Ihrem Einsatz von 20 Euro tatsächlich 400 Euro gewonnen haben.

So, jetzt wird die Sache »unvergesslich«. Auch weil zusätzlich zur reinen Speicherung der Fakten die große Begeisterung, die Emotion kommt, die die Prägung der Gedächtniszellen unterstützt. Noch nach Jahren werden Sie Ihren Enkeln erzählen können, wie Sie, die Sie keine Ahnung von Pferden hatten, auf einen Außenseiter gesetzt und hoch gewonnen haben.

Selbst den Namen Lucinda werden Sie dann noch wissen.

Mein Gehirn von gestern ist nicht mein Gehirn von morgen

Was haben ein Kind, das in die Grundschule geht, ein Konzertpianist und Sie, die – oder der – Sie gerade dieses Buch lesen, gemein?

Ganz einfach: Ihr Gehirn verändert sich bei dem, was Sie tun. Oder, genauer gesagt, das Kind, der Musiker und Sie verändern es. Ständig. Wie wir alle.

Wer in die Schule geht und rechnen lernt, der hat, ob er will oder nicht, nach dem hundertsten Mal kapiert, dass fünf mal sieben fünfunddreißig ist. Damit hat er dieses Wissen in seinen Gehirnzellen gespeichert. Mit anderen Worten: Die Zellen, die zuständig für mathematisches Verständnis sind, haben sich durch das ständige Wieder-

Lernen bedeutet, seine Gehirnzellen zu verändern.

KAPITEL 3
GEISTIG FIT

holen der Zahlen in ihren Molekülen verändert und zwar so, dass sie diese Information behalten. Ein für alle Mal – im Prinzip bis zum Lebensende. Wenn nun die Rechenarten komplizierter werden oder geometrische Figuren das Zahlenwerk ergänzen, sieht sich das Gehirn gezwungen, neue Kontakte zwischen den Zellen zu bilden, mit deren Hilfe das Kind besser kombinieren und seine Rechenaufgaben lösen kann. Neuroplastizität, also Veränderbarkeit der Hirnstrukturen, nennt das die Wissenschaft. Am Ende der Schulzeit

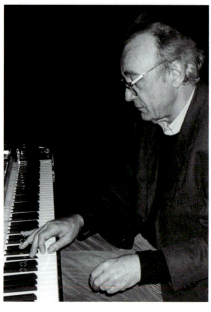

Musiker wie Alfred Brendel haben ihr Gehör besonders entwickelt.

hat sich dann ein dichtes Netz von solchen Nervenverbindungen gebildet. Natürlich nicht nur fürs Rechnen, sondern auch fürs Lesen, Schreiben und Denken. Diese Netze sind alle wieder untereinander verschaltet. Durch sie flitzen Informationen, Sinneseindrücke und Gedanken kreuz und quer durch alle Schichten des Gehirns. Und dies ist erst der Anfang. Wenn das Kind später auf die Uni geht oder einen Beruf erlernt, kommen Millionen neuer Kontakte dazu.

Trampelpfade im Dickicht der Nervenzellen

Pianisten steigern, wie alle Musiker, ihre Aufmerksamkeit und trainieren ihr Gehör, das heißt, ihre Wahrnehmungsfähigkeit für Töne, Klangfarben und Melodien. Gleichzeitig beherrschen sie die perfekte Koordination zwischen Notenlesen bzw. -hören und dem Bewegen der Finger, sodass sie auch schwierigste Passagen rasch und fehlerfrei auf

MEIN GEHIRN VON GESTERN
IST NICHT MEIN GEHIRN VON MORGEN

die Tasten des Flügels übertragen können. Vor allem aber trainieren sie ihr Gedächtnis durch ständiges Wiederholen und Üben der Stücke und sind dadurch imstande, ein jeweils neues Konzertprogramm mit Zehntausenden von Notenkombinationen auswendig zu spielen.

Äußerlich gleicht ihr Gehirn dem von uns allen. Im Inneren aber wurde es umgebaut: In dem Bereich, wo Musik wahrgenommen wird, sind bei einem Musiker mehr Zellen aktiviert und programmiert worden als bei uns. Die Übertragungswege, auf denen die elektrischen Impulse quer durchs Gehirn vom Seh- und Hörzentrum bis zur motorischen Hirnrinde rasen und dort Signale zum Bewegen der Hände auslösen, wurden ausgebaut. Zudem hat das Gehirn ein dichtes Netz von Nervenleitungen zu den Orten angelegt, an denen sich das musikalische Gedächtnis befindet.

So ähnlich funktioniert jede Art von Lernen. Egal, ob sich jemand mit einer Fremdsprache beschäftigt, ob ein Ingenieur über die Pläne für einen neuen Motor nachdenkt oder ob eine Eiskunstläuferin die Bewegungsabläufe des doppelten Rittbergers so lange trainiert, bis sie fehlerfrei klappen. Oder ob Sie dieses Buch – oder ein anderes – so aufmerksam lesen, dass Sie sich auch später noch an bestimmte Inhalte erinnern und sie wiedergeben können. Das können wir gleich mal testen.

Wir haben also zwei Dinge festgestellt. Zum einen: Je konzentrierter wir sind oder je stärker ein Sinneseindruck ist, desto wahrscheinlicher wird dieser Eindruck im Langzeitgedächtnis gespeichert und dadurch jederzeit abrufbar. Und: Unser Gehirn verändert sich, bildet immer dann neue Nervenverbindungen, wenn wir etwas Neues denken, lernen oder einüben. Aber nun kommt das Wichtigste: Je mehr Kontakte zwischen den Hirnzellen wir auf diese Weise in jüngeren Jahren hergestellt haben und je dichter die Kommunikationsnetze der Zellen in unserem Kopf sind, desto größer ist die Chance, dass unser Gehirn auch dann noch problemlos funktioniert, wenn wir im Alter einen gewissen Prozentsatz unserer hundert Milliarden Hirnzellen verlieren oder wenn Krankheiten einige Bereiche schädigen oder gar zum Absterben bringen.

KAPITEL 3
GEISTIG FIT

Dumm gelaufen, werden Sie jetzt vielleicht denken. Wenn ich das gewusst hätte, wäre ich in der Schule nicht so faul gewesen!

Trösten Sie sich. Auch im späteren Alter ist es möglich, solche Kommunikationswege neu aufzubauen. In der Tat heißt geistig fit bleiben nichts anderes, als die vorhandenen Verbindungen im Dickicht der Nervenzellen zu erhalten und zusätzlich möglichst viele neue Kontakte zwischen den Zellen zu schaffen. Wie man das am besten macht, erkläre ich später.

Kleines Memo-Quiz

Schließen Sie Ihre Augen für 10 Sekunden und versuchen Sie sich zu erinnern, was Sie bisher in diesem Kapitel gelesen haben.

Und? Erzählen Sie!
- *Das Pferderennen.*

Klar. Während Sie das lasen, haben Sie in Ihrem Kopf tolle Bilder dazu erfunden. Die Sache mit dem hohen Gewinn hat Ihnen gefallen. Was noch?
- *5 x 7 = 35.*

Das haben Sie seit Ihrer Kindheit im Kopf. Noch etwas?
- *Wie war das mit der Eiskunstläuferin?*

Wenn man bestimmte Bewegungen immer wieder ausführt, dann werden sie automatisch, weil das Gedächtnis sie gespeichert hat. Das ist so wie Rad fahren. Dabei braucht man auch nicht mehr nachzudenken. Und sonst? War die Sache mit dem Pianisten zu kompliziert?
- *Na ja.*

Wie bitte? Nervenzellen sprechen miteinander?

In den letzten Jahren gab es unter den Hirnforschern eine große Streitfrage: Nimmt die Leistung des Gehirns mit dem Älterwerden automatisch ab oder kann sie bis in die höchsten Lebensjahre erhalten werden?

MEIN GEHIRN VON GESTERN IST NICHT MEIN GEHIRN VON MORGEN

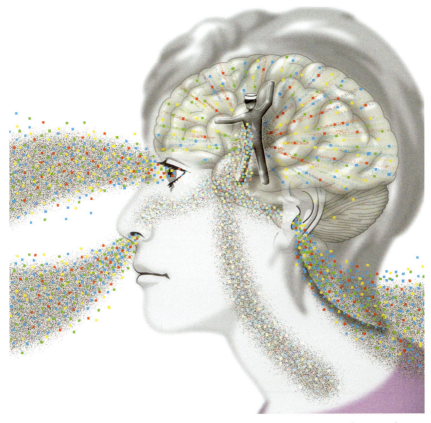

Die Flut der Sinneseindrücke wird im Gehirn sortiert. Ein »Wächter-Molekül« entscheidet darüber, ob Bilder, Töne oder Informationen gespeichert oder sofort vergessen werden.

Der Streit ist vorbei. Es siegte die Erkenntnis, dass im Alter zwar die Zahl der Hirnzellen bei den meisten Menschen etwas abnimmt, der Verlust aber durch neue Verbindungen zwischen den verbliebenen Zellen weitgehend kompensiert werden kann. Für viele Wissenschaftler war das der absolute Hammer. Die Idee, dass sich das Gehirn während es altert weiterentwickelt, war nicht nur neu, sondern irgendwie unerhört. Vergesslichkeit, Nachlassen von Konzentration und Lernfähigkeit waren demnach keine unausweichlichen Begleiterscheinungen des Alterns. Sie mussten andere Ursachen haben, schlechte Durchblutung oder sonstige krankhafte Zustände.

KAPITEL 3
GEISTIG FIT

Besser als jeder Computer

Das menschliche Gehirn ist angeblich die komplizierteste Struktur in der Natur. Es wiegt bis zu 1,5 Kilogramm – bei Männern etwas mehr als bei Frauen, aber das sagt noch gar nichts! Außerdem umfasst es ungefähr 100 Milliarden Nervenzellen, die Neuronen, von denen jede ca. 10 000 Verbindungen zu anderen Zellen hat. Diese Verbindungen werden möglich durch besondere Kontaktstellen, die Synapsen, an denen die Übertragung der Informationen in schier unvorstellbarer Geschwindigkeit erfolgt. Und das, obwohl der Vorgang nicht ganz einfach ist: Die Nachrichten werden nicht nur durch elektrische Impulse, sondern auch durch Botenstoffe übertragen, also durch chemische Substanzen – zum Beispiel Dopamin –, die dann sofort wieder abgebaut werden müssen, damit die Zelle bereit ist für neue Infos. (So erklärt sich, warum bestimmte Medikamente gegen die Alzheimer-Krankheit auf dem Prinzip beruhen, den Abbau der Botenstoffe zu verzögern.)

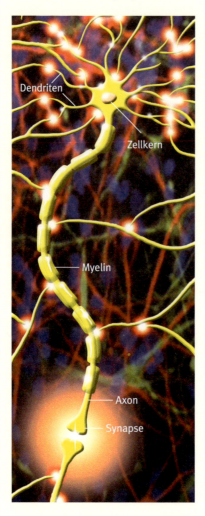

Es gibt feste Verbindungen zwischen den Nervenzellen. Die meisten Synapsen, also die Kontaktstellen der Nerven, ändern sich aber ständig. Sie sind die eigentlichen Variablen, die Orte, an denen die ganze Vielfältigkeit unseres Denkens stattfindet.

Ein Zeichen für die Intensität, mit der dort 24 Stunden täglich gearbeitet wird, ist der Energieverbrauch. 20 Prozent aller vom Körper produzierten Energie braucht das Gehirn, obwohl sein Gewicht nur ca. zwei Prozent der Körpermasse ausmacht.

MEIN GEHIRN VON GESTERN IST NICHT MEIN GEHIRN VON MORGEN

Eine rundum gute Nachricht, denke ich. Allerdings gibt es die Leistungsfähigkeit des Geistes beim älteren Menschen nicht ganz umsonst. Man muss sie sich erarbeiten.

Nachts arbeitet unser Kopf besonders intensiv: Er erfindet Träume und speichert Gedanken und Gefühle.

Haben Sie gewusst, dass sich Hirnzellen die ganze Zeit miteinander unterhalten? In einem »leisen Plauderton«, wie es der Hirnforscher Lawrence Whalley[1] beschreibt. Ihre Gespräche finden ausschließlich an den Synapsen statt. Worüber sie reden? Ob sie sich amüsieren? Ob sie sauer sind, wenn jemand raucht und sie keine Luft bekommen? Wer weiß.

Die Sprache, in der sie sich unterhalten, ist allerdings bekannt. Es ist eine Chemosprache. Frage und Antwort bestehen aus der Übertragung von Molekülen. Die Informationen, die auf diese Weise weitergeleitet werden, müssen, wenn sie denn überhaupt unser Bewusstsein erreichen, in die Sprache »übersetzt« werden, die wir als Kinder gelernt haben oder in der wir jetzt denken.

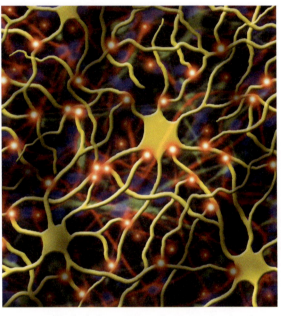

Ein unendlich dichtes Netz von Nervenverbindungen ermöglicht unser Denken und Fühlen.

Worüber Hirnzellen wohl miteinander reden?

---

[1] Lawrence Whalley: The Aging Brain, Columbia University Press, New York, 2001

KAPITEL 3
GEISTIG FIT

Das Gehirn als Schöpfer seiner selbst

Wenn wir auf die Welt kommen, besitzen wir zwar schon alle Nervenzellen; aber nur ein Teil der späteren Funktionen ist durch genetische Programme bereits vorbestimmt, die meisten müssen erst »erlernt« werden. Zum Beispiel unsere Fähigkeit zu sehen. Anfangs nehmen Babys hell und dunkel und einige Umrisse wahr. Bis aus dem Sehen ein Erkennen wird, müssen sich die Nerven, die vom Auge ins Gehirn ziehen, Verbindungen zum späteren Sehzentrum im Hinterkopf bahnen. Dort werden die eingehenden Impulse sortiert, gespeichert und später mit Namen belegt: Baum, Mama, Papa, Hund, rot oder gelb. Wenn dieser Vorgang nicht in einem bestimmten Zeitraum abgeschlossen ist, wird das Kind mit dem betreffenden Auge nichts erkennen, obwohl das Auge selbst gesund ist. Seine Nervenzellen haben es versäumt, miteinander zu reden und das Archiv »visuelle Welt« anzulegen. (Deswegen ist es so wichtig, dass stark schielende Babys so früh wie möglich in Behandlung kommen, damit auch das abweichende Auge sehen lernt.)

So wie Sehen und Erkennen wird vieles andere erst im Lauf der Zeit entwickelt – Töne unterscheiden, Laufen, Schreiben, Lesen. Und immer sind es die bäumchenartigen Verbindungsfühler der Nervenzellen, die sich vortasten, mit ihren »Zweigen« Kontakt zu anderen Zellen aufnehmen und das ungeheuer komplexe Wunderwerk Gehirn aufbauen. Ich sage absichtlich nicht: das »fertige« Gehirn, denn fertig ist es nie. Auch nicht im Alter. Im Gegenteil. Gerade dann ist es von höchster Wichtigkeit, dass wir daran weiterbauen.

Wenn das Gehirn älter wird

Frau M. steht am Gartenzaun und unterhält sich mit ihrer Nachbarin, Frau G. Sie sind sich einig, dass die Saison zu trocken war und dass die Gärten dringend Regen bräuchten.

WENN DAS GEHIRN ÄLTER WIRD

»Vor allem die Rosen und die ..., na die ..., Sie wissen schon ...« Frau G. will helfen: »Sie meinen die Rhododendren?« »Nein. Die ..., also das gibt's doch nicht! Hier, die Sträucher, die so rosa blühen ..., und manchmal blau ...«

Die Entwicklung des Gehirns ist nie abgeschlossen.

»Die Hortensien!« »Ja natürlich, die Hortensien. So was Dummes. Das ist mir noch nie passiert!«

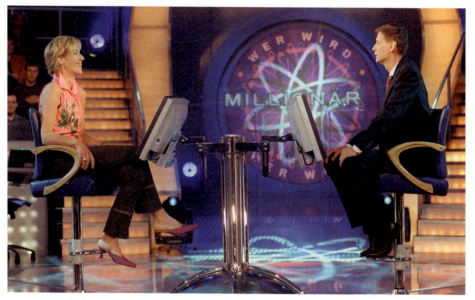

Quiz-Kandidaten – hier Petra Gerster bei Günther Jauch – brauchen ein großes Wörter-Archiv in ihrem Langzeitgedächtnis.

Später kommt Frau M. ins Grübeln. Tatsächlich war sie schon ein paarmal in der Situation, dass ihr ein ganz normales Wort, eines, das sie gar nicht so selten benützt, irgendwie nicht einfallen wollte, obwohl es ihr »auf der Zunge lag«. Und neulich musste sie zweimal in den Keller gehen, weil sie beim ersten Mal vergessen hatte, warum sie dort unten stand. War das jetzt der Anfang von etwas Schrecklichem? Womöglich von Alzheimer?

Das »*Es-liegt-mir-auf-der-Zunge-Phänomen*« ist bei alten Menschen weit verbreitet. Und im Allgemeinen bedeutet es weiter nichts,

KAPITEL 3
GEISTIG FIT

außer dass der Zugriff auf das gespeicherte Vokabular etwas verlangsamt sein kann und gelegentlich mal versagt. Aber das passiert auch Jüngeren.

Ganz sicher muss ein älterer Mensch mehr Konzentration und Mühe aufwenden, wenn er bewusst etwas Neues behalten oder lernen will. Andererseits erweitert sich im Laufe des Lebens der Wortschatz beträchtlich, sodass Ältere meist über ein viel größeres Archiv an Wörtern und Ausdrücken verfügen. Das wird einem klar, wenn man Quiz-Shows verfolgt, die Kenntnisse von Fakten oder Begriffen belohnen und in denen die Jungen meist weniger Chancen haben. Es sei denn auf den Gebieten »Popmusik« oder »Sport«.

Das war ich mal – wer bin ich jetzt?

Ich will nichts schönreden. So wie es »normale« Altersspuren im Aussehen und bei den Körperfunktionen des älteren Menschen gibt, so zeigen sich auch typische Veränderungen in den Funktionen des Gehirns. Das ist nichts Schlimmes. Aber man sollte sie kennen, um rechtzeitig gegensteuern zu können.

- **Das Tempo nimmt ab.**

Die auffallendste Veränderung in der Gehirntätigkeit ist die Verlangsamung mentaler Prozesse. Man kann das sogar messen, indem man die Zeit registriert, in der die Zellen auf bestimmte Reize, zum Beispiel auf Töne, reagieren. *Evozierte Potenziale* nennen das die Neurologen. Wahrscheinlich entstehen die Verzögerungen, weil die Weiterleitung in den Nerven länger dauert und weil weniger Botenstoffe an den Kontaktstellen zwischen den Zellen gebildet werden. Das erklärt auch, warum Lernvorgänge jetzt mehr Zeit in Anspruch nehmen oder warum ältere Autofahrer in einer kritischen Situation manchmal nicht rasch genug reagieren.

Die geringere Produktion von Botenstoffen gilt auch als einer der Gründe für die Zunahme von Depressionen bei Älteren. Und natür-

> WENN DAS GEHIRN
> ÄLTER WIRD

lich gibt es Menschen, vor allem solche, die nicht mehr gut sehen oder hören können, denen Kontakte zu ihrer Umgebung Mühe bereiten. Die Schwierigkeiten haben, Gesprächen zu folgen, deren Lesetempo nachlässt, weil die Aufnahmefähigkeit verlangsamt ist. Aber das gilt, wie gesagt, nicht für alle. Und man sollte wissen, dass sich solche Probleme beseitigen oder zumindest bessern lassen. (Siehe auch Kapitel 11: »Gegen Depression und Einsamkeit«, ab Seite 242.)

- **Die Aufmerksamkeit lässt nach.**

Vielleicht nicht viel, aber doch so, dass es irgendwann schwer fällt, zwei oder drei Dinge gleichzeitig wahrzunehmen. Wer allerdings immer schon sehr konzentriert auf seine Umgebung reagiert hat, der wird diese Defizite kaum spüren. Wer dagegen seit jeher als »schusselig« und leicht ablenkbar gilt, der könnte jetzt Probleme bekommen. Vor allem fällt es unaufmerksamen Menschen viel schwerer, sich an Dinge zu erinnern – das wissen wir noch aus der Schule. Aber auch Konzentration kann man trainieren (siehe Seite 67ff.).

- **Der Zugang zum Gedächtnis wird schwieriger.**

Der »Wächter«, also das Molekül, das Informationen vom Kurzzeit- ins Langzeitgedächtnis leitet, das sozusagen einen Schalter umlegt und damit den Zugang zur Bibliothek der Erinnerungen freigibt, wird träger. Nach Ansicht des Hirnforschers Eric Kandel arbeiten die Experten derzeit wie wild daran, Medikamente zu erfinden, die diese Trägheit beseitigen. Das Problem dabei ist, die Tür zum Gedächtnis nicht so weit aufzumachen, dass all der Schrott, den unsere Sinnesorgane tagtäglich einfangen, mit hineingerät und die Erinnerungsspeicher verstopft.

- **Die Zahl der Neuronen nimmt ab.**

Das Absterben der Nervenzellen – es handelt sich um eine relativ geringe Zahl – kann durch neue Verbindungen zwischen den verbliebenen Zellen wettgemacht werden. Sie übernehmen dann, zumindest teilweise, die Aufgaben der verschwundenen Neuronen.

KAPITEL 3
GEISTIG FIT

- Und unsere Intelligenz?

Die Wissenschaft geht inzwischen davon aus, dass wir über zweierlei Intelligenzen verfügen. Die eine umfasst das Wissen, das Beherrschen von Problemen und die sprachlichen Fähigkeiten, die wir uns durch unsere Erfahrungen erworben haben. Sie wird als *kristalline Intelligenz* bezeichnet, so als wären die Milliarden von Wissenstropfen im Lauf der Zeit zu einem schimmernden Ganzen erstarrt. Diese Intelligenz bleibt uns ein Leben lang erhalten.

Wussten Sie, dass Sie »Kristalle des Wissens« besitzen?

Die andere Variante wird als *flüssige Intelligenz* bezeichnet und umfasst Eigenschaften wie geistige Beweglichkeit und die Fähigkeit, sich an neue Erfahrungen und Lebensumstände kreativ anzupassen. Diese »flüssige Intelligenz« ist durch das Altern eher gefährdet. Mit ihr geht etwas von der Leichtigkeit des Seins verloren und von der Lust, sich auf Neues einzustellen. Kein Zweifel: Ältere Menschen werden nicht gerne aus ihrer gewohnten Umgebung gerissen und tun sich schwerer, mit neuen Umständen fertig zu werden (siehe auch Kapitel 11: »Gegen Depression und Einsamkeit«, Seite 243ff.).

Wie klug bin ich noch?

An dieser Stelle müsste eigentlich ein großer Test stehen, an dessen Ende Sie genau wüssten, wie gut Ihr Verstand funktioniert und ob Sie noch »alle Tassen im Schrank haben«, wie der Volksmund so schön sagt. Aber solche Tests gibt es nicht. Jedenfalls keine seriösen. Dafür ist das Gehirn eines jeden Menschen zu unterschiedlich geprägt. Selbstverständlich existieren unendlich komplizierte Fragebögen und Gedächtnisprüfungen – so genannte neuropsychologische Testverfahren –, mit denen Ärzte herausfinden können, ob und in welchem Grad bei einem Patienten Denk- oder Gedächtnisstörungen bestehen. Aber die Auswertung der Ergebnisse ist eine Wissenschaft für sich. Machen wir dafür nochmal ein Frage- und Antwortspiel.

WENN DAS GEHIRN ÄLTER WIRD

Kleines Memo-Quiz

Können Sie selbst darüber entscheiden, ob Ihre Gehirnzellen im Alter fit bleiben?
- *Ich glaube schon.*

Was heißt glauben? Wie funktioniert das konkret?
- *Wenn diese Zellen etwas Neues lernen müssen, dann reden sie miteinander und bilden viele zusätzliche Verbindungen untereinander.*

Manchmal Millionen innerhalb einer halben Stunde.
- *Was? So viele?*

Ja. Das würde bedeuten, dass Ihr Gehirn sich immer weiter verändert. Stimmt das?
- *Natürlich stimmt das. Das hat mir beim Lesen besonders gut gefallen.*

Was hat Ihnen noch gefallen?
- *Das mit den Kristallen. Ich stelle mir vor, dass alle Dinge, die ich weiß, wie Diamanten in meinem Kopf funkeln. Und dass ich darauf achten sollte, dass mein Geist beweglich bleibt – das war das mit der »flüssigen« Intelligenz. Stimmt's?*

Ja. Prima.
- *Eine Frage hätte ich noch: Warum sagt man, dass Kinder, die Musik machen, also ein Instrument spielen oder im Chor singen, besser lesen und denken können?*

Das hat wieder mit der Entwicklung all der Millionen von Nervenverbindungen zu tun, die bei der Geburt noch nicht da sind und erst in der Jugend ausgebildet werden. Auf solchen neu entstandenen Musikstraßen können dann auch die Gedanken herumflitzen. Und, übrigens, Musik zu hören und zu genießen, bleibt oft die wichtigste und letzte Kommunikationsmöglichkeit von Menschen mit Alzheimer-Demenz.

Vorsicht! Hier leidet das Gehirn!

Eine Reihe von Krankheiten schädigen die Zellen oder reduzieren ihre Leistungsfähigkeit frühzeitig und oft auf Dauer. Diese Krankheiten gilt es zu verhindern oder zumindest optimal zu behandeln.

KAPITEL 3
GEISTIG FIT

Eine ausführliche Schilderung von Diagnosen und Therapien lesen Sie bitte in Kapitel 10: »Alter ist keine Krankheit«, Seite 214ff.

Hier nur die wichtigsten Ursachen für Gedächtnis- und andere Hirnleistungsstörungen:

- **Mangelnde Blutversorgung des Gehirns** bedeutet Mangel an Sauerstoff und Nährstoffen. Je besser die hoch empfindlichen Zellen versorgt und ernährt werden, desto mehr können sie leisten. Versuchen Sie deshalb alles zu tun, um eine Arteriosklerose zu verhindern: viel Bewegung, vitaminreiche, cholesterinarme Ernährung, kein Nikotin, normaler Blutdruck. Bei Diabetikern sollte der Blutzucker optimal eingestellt sein.
- **Die Schilddrüse** muss bei allen Denkstörungen und Veränderungen der Hirnleistung als Erstes untersucht werden. Oft besteht, gerade bei älteren Leuten, eine Unterfunktion, die ganz einfach und effektiv behandelt werden kann.
- **Depressionen** gehen meist mit einem Mangel an Botenstoffen im Gehirn einher. Es ist wichtig, die Krankheit zu behandeln, weil sie dazu führt, dass die Gedächtnisleistung dramatisch abnimmt. Betroffene schildern, dass sie das Gefühl hatten, ihr ganzer Kopf sei in einen tiefen, trostlosen Winterschlaf versunken. Da wir wissen, dass nichtaktive Nervenverbindungen quasi welken und absterben, sollte man alles tun, um Depressionen zu bessern.
- **Kopfverletzungen** können zu einer vorzeitigen Hirnalterung führen. Man sollte nach Möglichkeit keine Sportart betreiben, bei der eine erhöhte Sturz- oder Verletzungsgefahr besteht. Mit jeder Gehirnerschütterung sterben Millionen von Zellen ab, das Risiko, an Alzheimer-Demenz oder an Parkinson zu erkranken, verdoppelt sich. So hat man etwa in den Hirnen von Boxern massenweise Plaques gefunden – ein Zeichen dafür, dass dort überall Zellen zugrunde gegangen waren. Jede, auch eine leichte Gehirnerschütterung muss durch absolute Ruhe und Schonung ausgeheilt werden.
- **Schlaftabletten.** Mit Ausnahme von relativ harmlosen Substanzen wie Baldrian oder Hopfen haben alle Schlafmittel Nebenwirkungen auf die Hirnfunktion. Selbst wenn es »nur« die Aufmerk-

samkeit und die Wahrnehmungsfähigkeit ist, die unter der – oft viel zu langen – Wirkung der Tabletten leiden. Schließlich bedeutet das, dass auch noch am Tag, manchmal bis zu 24 Stunden, Reaktionsgeschwindigkeit und Gedächtnisleistungen stark reduziert sind. Gerade bei älteren Menschen, deren Stoffwechsel und damit auch die Ausscheidung von Arzneimitteln verlangsamt ist, können regelmäßige Einnahmen zu einer Überdosierung führen. Dann drohen Gleichgewichtsstörungen mit Stürzen, Verkehrsunfälle, Benommenheit und die Unfähigkeit, normal zu denken. Dass Schlaftabletten zudem süchtig machen, ist wohl allgemein bekannt.
- **Alkohol** in größeren Mengen verursacht ähnliche Zustände. Bei jedem schweren Rausch gehen obendrein Hirnzellen zugrunde. Gottlob haben wir ja viele Milliarden davon, sonst stünde es um die kollektiven geistigen Fähigkeiten der westlichen Welt nicht besonders gut.

Programme für die grauen Zellen

Einer der bekanntesten deutschen Hirnforscher erzählte mir kürzlich, dass er seit einiger Zeit begonnen habe, Gedichte auswendig zu lernen. Das hielte er nicht nur für eine hervorragende Gedächtnisübung, sondern auch für eine große Bereicherung seines Lebens. Die andere Art von Sprache, die Gedanken und Bilder, die sie hervorrufen, sind für ihn wichtig geworden. Nach Goethe, Hölderlin und Petrarca sei er jetzt bei Horaz angelangt, dem Römer, dessen Oden er zuerst in der deutschen Übersetzung, dann aber im lateinischen Original memoriert. Zu Beginn sehr mühsam, meinte er, aber jetzt sei es ein großes Vergnügen.

Nun, so weit muss man es ja nicht treiben. Aber vielleicht ist es eine Anregung für Sie, wenn ich jetzt die drei Strophen eines Gedichts von Bertolt Brecht zitiere, das vom Erinnern handelt.

KAPITEL 3
GEISTIG FIT

Ob Sie es auswendig lernen sollen? Natürlich. Vorausgesetzt, es gefällt Ihnen.

Erinnerung an die Marie A.

An jenem Tag im blauen Mond September
Still unter einem jungen Pflaumenbaum
Da hielt ich sie, die stille bleiche Liebe
In meinem Arm wie einen holden Traum.
Und über uns im schönen Sommerhimmel
War eine Wolke, die ich lange sah
Sie war sehr weiß und ungeheuer oben
Und als ich aufsah, war sie nimmer da.

Seit jenem Tag sind viele, viele Monde
Geschwommen still hinunter und vorbei
Die Pflaumenbäume sind wohl abgehauen
Und fragst du mich, was mit der Liebe sei?
So sag ich dir: Ich kann mich nicht erinnern
Und doch, gewiss, ich weiß schon, was du meinst.
Doch ihr Gesicht, das weiß ich wirklich nimmer
Ich weiß nur mehr: Ich küsste es dereinst.

Und auch den Kuss, ich hätt ihn längst vergessen
Wenn nicht die Wolke da gewesen wär
Die weiß ich noch und werd ich immer wissen
Sie war sehr weiß und kam von oben her.
Die Pflaumenbäume blühn vielleicht noch immer
Und jene Frau hat jetzt vielleicht das siebte Kind
Doch jene Wolke blühte nur Minuten
Und als ich aufsah, schwand sie schon im Wind. [2]

---

[2] Aus: Bertolt Brecht: Werke. Große kommentierte Berliner und Frankfurter Ausgabe, Band 11, © Suhrkamp Verlag Frankfurt 1988

PROGRAMME FÜR DIE GRAUEN ZELLEN

Hallo, Gehirnzellen, es geht los!

Aus den folgenden Tipps gegen Gedächtnisschwäche und vorzeitige Gehirnalterung sollten Sie zunächst diejenigen ausprobieren, die Ihre ganz persönlichen Defizite betreffen. Zum Beispiel Tricks, wie man sich Gesichter oder Namen besser merkt. Hervorragend wäre es, wenn Sie sich auch eigene Methoden ausdenken würden, um Ihre grauen Zellen anzuspornen. Dann ist schon das Überlegen des Programms die erste Trainingseinheit.

Für den Anfang eine – scheinbar – einfache Übung:

Unzusammenhängende Begriffe wiederholen.
Es geht um zehn Wörter ohne inhaltliche Verbindung zueinander. Sie haben eine Minute – wirklich nur eine Minute! – Zeit, um sich diese Wörter einzuprägen. Dann decken Sie die Wörter zu und lesen dieses Kapitel weiter. Wenn Sie am Ende angelangt sind, versuchen Sie, sich an möglichst viele der Begriffe zu erinnern. Alle werden Sie wohl nicht schaffen. Macht nichts. Die anderen werden Sie vermutlich noch morgen wissen, weil Sie sich beim »Lernen« gewaltig konzentriert haben.

Halt – noch einen Rat, bevor Sie loslegen: Sie können die Wörter einfach so, wie sie sind, zu speichern versuchen. Sie können aber auch spontan eine kleine Geschichte erfinden, die diese Wörter verbindet. So lassen sich beispielsweise die Begriffe Rose – Hut – Fahrrad verbinden: Frau auf Fahrrad trägt einen mit Rosen verzierten Hut. Aber so leicht ist es hier nicht. Jetzt also Stopp- oder Eieruhr holen und dann: Auf die Plätze – fertig – los!

Brett – Bankier – Spaghetti – Regenschirm – Arm
Reptil – Hummer – Orchester – Stirn – Gericht

Die flüchtigen Gedanken festhalten.
Erste Anzeichen dafür, dass das Gedächtnis nicht mehr so zuverlässig arbeitet, treten oft im Alltag auf. Wir alle denken ja unaufhörlich, sozusagen vor uns hin, und die meisten dieser Gedanken, die einem

KAPITEL 3
GEISTIG FIT

»im Kopf herumgehen«, müssen nun weiß Gott nicht festgehalten werden. Früher aber konnten Sie im Gesumm des Gedankenkonzerts die wichtigeren Einfälle, die in Sekunden durch Ihren Kopf zogen, behalten. Zum Beispiel: Sie kochen gerade, hören vielleicht nebenbei den Wetterbericht – sind also etwas abgelenkt. Dabei fällt Ihnen ein, dass Sie den Elektriker wegen der Geschirrspülmaschine anrufen wollten. Früher hätten Sie in aller Ruhe die Kartoffeln fertig geschält, die Hände abgetrocknet und wären dann ans Telefon gegangen. Heute schälen Sie ebenfalls die Kartoffeln weiter, aber dann – nichts mehr, aus. Der Elektriker ist weg, er hat Ihre Gehirnzellen verlassen. Erst viel später, wenn Sie die Maschine einräumen, fällt er Ihnen wieder ein. Aber da hat der Mann schon Feierabend.

Handeln Sie, solange Sie den Gedanken noch festhalten können.

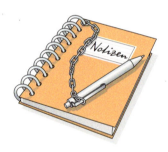

Flüchtige Gedanken haben die Tendenz, sich in nichts aufzulösen. Hier sind zwei gute Möglichkeiten, um sie zu packen und festzuhalten:

Gewöhnen Sie sich an, derartige innere Befehle SOFORT, ohne jede Verzögerung, auszuführen. Eine simple Technik, die man allerdings konsequent durchführen muss.

Die andere Möglichkeit heißt Aufschreiben. Dazu sollten Sie ein kleines Notizbuch *ständig* bei sich haben. Am besten besorgen Sie sich eines der hübschen Edelbüchlein – mit auswechselbaren Seiten –, das man in der Jackentasche oder an einem längeren Kettchen um den Hals tragen kann. (Ich habe auch einmal einen breiten Armreifen aus Bakelit oder Plastik gesehen, auf dessen körnig polierter Oberfläche man mit Bleistift Notizen machen und wieder abwischen konnte.) Von Zeit zu Zeit überprüfen Sie die Einträge und streichen die, die Sie erledigt haben.

Es gibt noch eine dritte Lösung. Man schreibt *nur in Gedanken* stichwortartig auf, was man sich merken möchte. Diese »Eintragungen« geht man während des Tages öfter durch. Sobald man Zeit hat, wird der »virtuelle Notizblock« dann abgearbeitet. Das ist die ele-

PROGRAMME
FÜR DIE GRAUEN ZELLEN

ganteste Lösung, die nach einiger Übung auch durchaus zuverlässig funktioniert und nebenbei ein gutes Gedächtnistraining bedeutet. Wichtig ist dabei die Visualisierung, also das Sichtbarmachen des Stichworts vor dem geistigen Auge.

Konzentrieren Sie sich!
»Die wahre Kunst des Erinnerns ist die Kunst des aufmerksamen Beobachtens«, schrieb der englische Philosoph Samuel Johnson schon im 18. Jahrhundert. Stimmt. Egal, was Sie sich merken wollen – es kommt in erster Linie auf die Aufmerksamkeit an, mit der Sie etwas betrachten, und auf die Konzentration, die Sie dabei aufbringen. Je intensiver Sie sich etwas einprägen, desto leichter passieren die Sinneseindrücke und Gedanken den »Wächter« zum Langzeitgedächtnis. Hier liegt übrigens einer der wichtigsten Gründe für ein schlechtes Gedächtnis: Wir leben meist in einer Umgebung, die Konzentration auf Wesentliches kaum mehr zulässt. Ständig dudelt irgendwo ein Radio oder der Fernseher, ständig fühlen wir uns gehetzt und gestresst. Verkehrslärm, auch nachts, stört unseren Schlaf und unsere Gehirnzellen beim nächtlichen »Aufräumen« in unserem Kopf. Misten Sie in Ihrer näheren Umgebung alle Unruheherde aus, machen Sie großzügige Zeitpläne.

(Übrigens: Kinder, die nur ganz selten oder gar nicht fernsehen und sich auch nur stundenweise mit Computerspielen beschäftigen dürfen, entwickeln mehr und stabilere Verbindungen zwischen ihren Hirnzellen.)

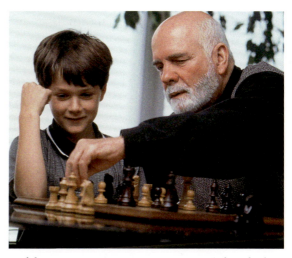
Erfahrung gegen Intuition. Junge Menschen finden oft verblüffende Lösungen.

Weg mit dem Akustik-Müll in unserer Umgebung!

KAPITEL 3
GEISTIG FIT

Gesichter und Namen erinnern.
Für viele ein Albtraum.

»Ach, Frau K., erinnern Sie sich nicht? Ich bin doch diejenige, die Ihnen auf dem Fest vor zwei Tagen von unseren gemeinsamen Freunden in den USA erzählt hat.« – »Ja, natürlich, Entschuldigung. Ich hab Sie jetzt ganz woanders hingetan ...«

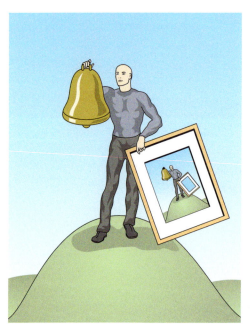

Hätten Sie gedacht, dass sich in dieser Grafik der »Kunsthändler Paul Klingenberg« verbirgt?

Wohin eigentlich? Bestimmt nicht in die Abteilung des Gedächtnisses, die zuständig ist für das Erkennen und Zuordnen von Namen und Gesichtern. Die Schwierigkeit, die manche Leute damit haben, ist fatal, wenn es sich um neue Geschäftspartner oder andere »wichtige« Leute handelt. Deshalb wenden fast alle Manager und Politiker Techniken an, mit denen man solche Peinlichkeiten vermeiden kann.

Seien Sie aufmerksam! Sie haben keinen Haushofmeister, der Ihnen die Namen der Leute, die Ihnen begegnen, laut ankündigt. Wenn Sie jemanden kennen lernen, sollten Sie mit großer Konzentration und ganz bewusst Alter, Haarfarbe, Form des Gesichts, Nase, Mund und die Art zu sprechen registrieren.

Verbinden Sie den Betreffenden mit einer Funktion oder Eigenschaft, die zu ihm passt, und assoziieren Sie seinen Namen mit ähnlich lautenden Gegenständen. So wird aus dem Kunsthändler Paul Klingenberg, der eine Glatze hat, der »Bilder-Paule, der auf dem kahlen Berg dem Klang der Glocken lauscht« oder etwas Ähnliches. Je grotesker, desto begeisterter speichert das Ihr Gedächtnis.

> PROGRAMME
> FÜR DIE GRAUEN ZELLEN

Manchen sind solche Eselsbrücken zu lächerlich und sie verlassen sich lieber auf die Intensität, mit der sie sich den Betreffenden samt Namen vorstellen. Bewährt hat sich auch eine kleine Liste, in die man Namen und besondere Kennzeichen aller neuen Bekannten so bald wie möglich einträgt.

> **Denken Sie jetzt nochmal kurz an die zehn Begriffe, die Sie sich merken wollten.**

Schreiben Sie Tagebuch.
Eine sehr einfache und lohnende Methode, um Menschen und Ereignisse besser zu erinnern. Gerade beim Notieren – es genügen kurze Stichworte – prägen Sie sich die Geschehnisse nochmals ein, und bei jedem Durchblättern der Seiten vertieft sich die Erinnerung.

Lernen Sie täglich etwas Neues.
Dadurch wird Ihr Gehirn angeregt, eine große Menge zusätzlicher Verbindungen zwischen den Nervenzellen zu bilden. Gleichzeitig werden die vorhandenen Kontakte aktiviert. Es spielt keine Rolle, ob Sie an der Volkshochschule einen Sprachkurs oder Veranstaltungen über die japanische Kunst des Blumenarrangierens belegen, ob Sie endlich lernen, mit einem Computer umzugehen oder das Internet nach Informationen zu durchsuchen – alles ist gut, was aktiv geschieht.

Ja sicher, auch Kreuzworträtsel sind ein gewisses Training. Besser wäre es vielleicht, wenn Sie ein Lexikon wie den Brockhaus nehmen und dort täglich eine Seite daraufhin überprüfen, welche Begriffe Sie nicht kennen und diese dann aufschreiben und lernen.

Üben Sie Kopfrechnen.
Egal, wo Sie sich befinden, im Zug, in der Badewanne oder beim Gemüseputzen – versuchen Sie, kurze Rechenaufgaben zu lösen. Man

KAPITEL 3
GEISTIG FIT

beginnt mit zwei- oder dreistelligen Additionen oder Multiplikationen, zum Beispiel 320 + 178 + 455, oder 23 x 41. Wenn das nach einiger Zeit problemlos geht, können die Zahlen erweitert, Subtraktion und Division dazugenommen werden. Wie Sie die Rechnung lösen, ist egal. Viele stellen sich dabei vor, wie sie schriftlich vorgehen würden. Im Grunde geht es natürlich nicht ums Rechnen, sondern um die Konzentration.

Wenn Sie Lust haben: Joggen Sie mental.
Diese Techniken werden auch Neurobics oder mentales Aerobic genannt. Es handelt sich um ausgetüftelte Übungen, bei denen man sich bemüht, geometrische Figuren zu analysieren, Zahlenreihen fortzusetzen oder Wörter aus einem Buchstabensalat zu bilden. Beliebt sind auch Verfahren, mit deren Hilfe man sich Serien von Zahlen merken kann, indem man sie jeweils einem Gegenstand zuordnet und diese Gegenstände dann durch eine Geschichte verbindet. Gedächtniskünstler verwenden alle solche optischen und assoziativen Hilfsmittel.

Wer Spaß an solchen akrobatischen Lernprozessen hat, kann sich die entsprechenden Bücher kaufen. Lustig ist es, sich selbst Gedächtnisstützen – man nennt das *mnemotechnische Hilfsmittel* – zu bauen. Wir haben uns als Kinder den Unterschied zwischen den Stalagmiten und Stalaktiten in einer Tropfsteinhöhle mühelos merken können: Stalagmiten wachsen aus dem Höhlengrund, Stalaktiten von der Decke.

Denken Sie bei Ihrer Ernährung auch ans Gehirn.
Leider gibt es keine spezielle Nahrung zur Unterstützung des Gedächtnisses, kein so genanntes brain food. Jede Form von gesunder Ernährung ist auch gut für Ihren Kopf. Allerdings hat die Wissenschaft inzwischen herausgefunden, dass bei der Entstehung der Alzheimer-Krankheit sowohl die Höhe des Cholesterinspiegels als auch die oxidativen Prozesse, die durch so genannte freie Radikale ausgelöst werden, eine Rolle zu spielen scheinen. Darum gilt auch und besonders zum Schutz Ihres Gehirns: keine chemiebeladene Industrie-

PROGRAMME FÜR DIE GRAUEN ZELLEN

nahrung, viel frisches Gemüse und Obst und wenig tierisches Fett essen! Und keine zu großen Mahlzeiten. Die machen müde und denkfaul.

Zeit für Ihren ersten Memo-Test: An wie viele der Wörter, die Sie sich vorhin eingeprägt haben, können Sie sich noch erinnern?

Versuchen Sie es jetzt. – Nur fünf oder sechs? Macht nichts. Das nächste Mal geht es bestimmt schon besser.

Dass unser Gehirn lernfähig bleibt, wenn man es ständig trainiert, wusste man übrigens bereits Anfang des 19. Jahrhunderts, als der englische Schriftsteller Thomas de Quincey feststellte:

»Es ist wohlbekannt, dass das Gedächtnis gestärkt wird durch die Belastungen, die man ihm zumutet, und wenn man sich darauf verlässt, wird es auch zuverlässig.«

In diesem Sinne: Viel Spaß beim Training!

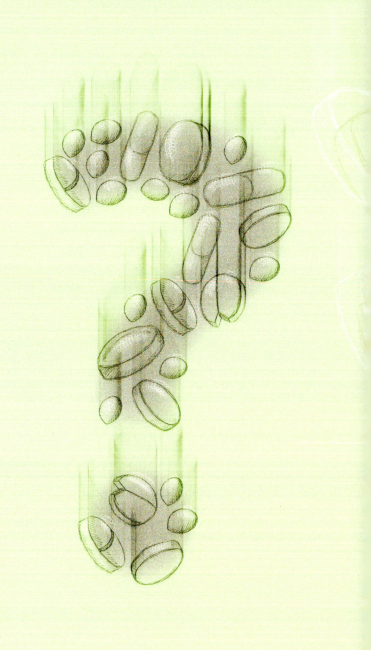

Männermedizin – Frauenmedizin: Wechseljahre und wie man sie meistert

▶ Die »Anti-Aging«-Welle birgt Gefahren
▶ Was tun, wenn Adam müde wird?
▶ Östrogene – Ende einer Illusion?
▶ Fünfzig Jahre sind kein Alter

KAPITEL 4
MÄNNERMEDIZIN – FRAUENMEDIZIN

Erst in den letzten Jahren ist die Medizin auf die Idee gekommen, dass sich Männer und Frauen, neben dem augenscheinlichen »kleinen Unterschied«, auch in anderer Hinsicht unterscheiden – in Körperfunktionen, Krankheitsformen und Behandlungsmöglichkeiten. Ins Rollen gebracht haben diese Erkenntnisse, wie man sich denken kann, Ärztinnen und Wissenschaftlerinnen, die mit dem Ruf »Wir ticken anders!« ein Ende der bisher fast ausschließlich auf Männer konzentrierten Forschung forderten.

Was man dann herausfand – und das ist erst der Anfang! –, hat auch die männlichen Ärzte verblüfft. Herzkrankheiten bei weiblichen Patienten werden unterschätzt, Infarkte oft nicht erkannt, und wenn, viel zögerlicher und halbherziger behandelt. Schmerzen gelten, wenn Frauen sie äußern, eher als Zeichen von Wehleidigkeit und werden häufig mit dem kernigen Satz »Stellen Sie sich nicht so an« therapiert, statt, wie bei Männern, erst mal sorgsam auf Ursachen hin untersucht. Und so weiter.

Jetzt aber scheint die *geschlechtsspezifische* Medizin auch außerhalb des Sexualbereichs im Kommen zu sein. Ob da wirklich eine Revolution stattfindet, wie manche meinen, und ob wir Ärzte in vielem umlernen müssen, dürfte sich in den nächsten Jahren erweisen.

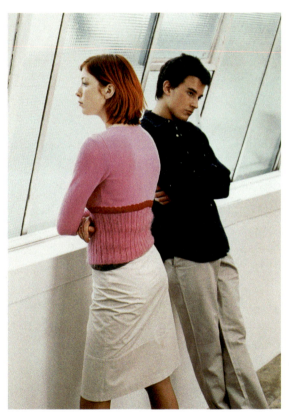

Frauen kommen von der Venus. Männer vom Mars. Auch sonst unterscheiden sie sich gewaltig.

> ### Neues aus der Wissenschaft
>
> Aufgrund der sich ständig ändernden Hormonspiegel im Blut können Frauen von Tag zu Tag unterschiedlich auf Medikamente reagieren. Das gilt vor allem auch für Frauen, die die Pille nehmen. • Die Menge Alkohol, die von der Leber noch problemlos abgebaut wird, ist bei Frauen – ebenfalls hormonbedingt – um ein Drittel geringer als bei Männern. • Beruhigungsmittel vom Typ »Benzodiazepine« bleiben bei Frauen oft länger im Körper und müssen deshalb niedriger dosiert werden. • Die Gefahr, dass Raucherinnen an Krebs, besonders an Lungenkrebs erkranken, ist noch deutlich größer als bei Rauchern. • Männer erkranken vor dem 60. Lebensjahr häufiger an einem Herzinfarkt, danach holen die Frauen auf. • Symptome, die bei Männern einen drohenden Infarkt ankündigen – Brustschmerzen mit Ausstrahlung in den linken Arm, Übelkeit, kalter Schweiß –, können bei Frauen in der gleichen Situation oft fehlen oder sich nur durch untypische Beschwerden wie Magen- oder Rückenschmerzen äußern.

Hormone bestimmen unser Leben

Die neuen Erkenntnisse ändern natürlich nichts an der Tatsache, dass sich männliche und weibliche Wesen nach wie vor durch ihre Geschlechtshormone, ihre Sexualität und ihre Rolle in der Fortpflanzung unterscheiden.

Gerade die Geschlechtshormone spielen eine überragende Rolle. Sie werden in den jeweiligen Keimdrüsen hergestellt, bei Frauen vor allem in den Eierstöcken (zu einem geringeren Teil auch in den Nebennieren und im Fettgewebe), bei den Männern hauptsächlich in den Hoden. Ein sinnvolles System sorgt dafür, dass die jeweils gerade richtigen Mengen davon ins Blut gelangen. Es gibt deshalb eine Zentrale, die über die meisten Hormonspiegel wacht und die Produktion anregt oder bremst: die *Hirnanhangdrüse* oder *Hypophyse* im Gehirn. Außerdem existiert noch eine weitere Kontrollinstanz, der *Hypothalamus* im Zwischenhirn. Für die Kommunikation zwischen all diesen Organen sind Chemo-Botenstoffe zuständig, mit deren Hilfe eine Feinabstimmung aller wichtigen Hormone stattfindet. Die Ärzte wiederum kön-

KAPITEL 4
MÄNNERMEDIZIN – FRAUENMEDIZIN

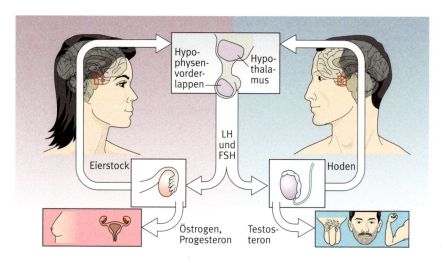

Hormone aus dem Gehirn steuern Eierstöcke und Hoden, die wiederum Geschlechtshormone produzieren und Rückmeldung ans Gehirn geben.

nen diese Botenstoffe messen und erhalten damit einen genauen Bericht über das Funktionieren der Systeme innerhalb des Körpers.

Lange Zeit glaubte man, nur Frauen kämen am Ende ihrer Fruchtbarkeitsperiode in die Wechseljahre, während Männer über fünfzig keinen wesentlichen Einschränkungen ihrer hormonellen Power, ihrer Spermienproduktion und ihrer Lust auf Sex unterworfen wären. Diese Annahme ist nun von der medizinischen Forschung widerlegt worden. Während sich die Wissenschaft noch über die neuen Erkenntnisse streitet, erweist sich das Thema in der Öffentlichkeit als richtiger Hit. Scharen von seriösen und weniger seriösen Ärzten, Gurus und Scharlatane, die Pharmaindustrie und vor allem die Medien haben das »Klimakterium des Mannes« entdeckt und versuchen, jeder auf seine Weise, davon zu profitieren.

Was aber profitieren die Betroffenen selbst? Was ist wirklich dran an all den Anti-Aging-Versprechen, die man inzwischen nicht mehr nur Frauen, sondern auch Männern macht?

Lassen wir beim Thema Therapie gegen das Altern – ausnahmsweise – den Männern den Vortritt.

(Alles über Frauenmedizin ab Seite 86ff.)

Das schwache starke Geschlecht

Kein Zweifel – der Körper eines Mannes ist ebenso anfällig und von Krankheiten und Schwächen bedroht wie der einer Frau. Von der Seele ganz zu schweigen. Dennoch tun sich Männer offensichtlich schwerer, wenn es gilt, die eigene Gesundheit zu schützen. Zum Arzt gehen? – *Wozu denn?* Vorsorgeuntersuchung? – *Keine Zeit!* Mehr Bewegung, gesünder essen? – *Lass mich in Frieden!* Wer täglich gegen die harte Konkurrenz triumphieren will – Sie wissen schon: – *Mein Haus! Mein Motorrad! Meine Yacht!* –, der kann sich eben nicht mit so unwichtigen Dingen wie Blutdruck oder Cholesterinwerten abgeben.

Hilfe! – Wie bleibt man Mann?

Sollte er aber.

In der Liste der gesundheitlichen Risiken des Mannes stehen Krankheiten von Herz und Kreislauf an oberster Stelle. Rauchen, Übergewicht, Bewegungsmangel und Stress am Arbeitsplatz gelten als Hauptursachen für Herzinfarkte, aber auch für Durchblutungsstörungen in anderen Organen. Lunge und Bronchien – die nächsten Schwachstellen – leiden unter Nikotin, die Leber unter zu viel Alkohol. Aber erst wenn Mann älter wird, ist er meist bereit, sich Gedanken über seine Gesundheit zu machen. Allerdings beziehen sie sich dann vor allem auf das, was ihn zum Mann macht. Da ist die Prostata, die größer wird und den Harnstrahl bremst, und da ist die Sorge – was heißt Sorge: der Albtraum schlechthin –, die Potenz sei in Gefahr. Glücklicherweise kann den Männern auf diesem Gebiet immer besser geholfen werden. Eine vergrößerte Prostata reagiert oft jahrelang gut auf Medikamente und muss keineswegs immer operiert werden, und gegen Erektionsstörungen gibt es heute höchst wirksame Mittel, nicht nur Viagra (siehe Kapitel 5: »Sex kennt keine Altersgrenzen«, Seite 94ff.).

Dennoch liegt die männliche Lebenserwartung deutlich unter der der Frauen. Viele Ärzte erklären das mit der mangelnden Bereitschaft

KAPITEL 4
MÄNNERMEDIZIN – FRAUENMEDIZIN

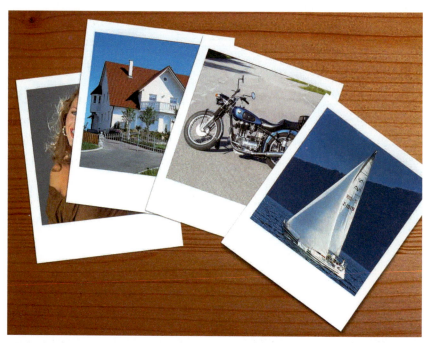

»Mein Haus, mein Motorrad, mein Boot ...« Helfen Statussymbole gegen Erektionsstörungen?

der Männer, sich rechtzeitig gesundheitsbewusst zu verhalten. Tatsächlich behandeln Männer ihren Körper oft wie ihr Auto: Vollgas geben – und erst wenn was kaputt ist, ab in die Werkstatt. Aber der menschliche Körper ist kein Auto und Versäumnisse sind meist nicht mehr gutzumachen.

Das ADAM-Syndrom

Die meisten Frauen erhalten nach dem fünfzigsten Lebensjahr mit dem Ausbleiben ihrer Periode ein deutliches Zeichen dafür, dass ihr Körper bestimmte Hormone – vor allem *Östrogene* – nicht mehr ausreichend herstellt und die Zeit ihrer Fruchtbarkeit damit zu Ende ist (wenn auch keineswegs die Sexualität). Was, glauben Sie, spürt der

DAS SCHWACHE STARKE GESCHLECHT

Mann in diesem Alter? – Richtig: gar nichts. Jedenfalls in den meisten Fällen. Im Gegenteil. Oft erlebt er gerade in dieser Zeit ein erneutes Aufflammen alter oder neuer Leidenschaften und genießt die Gewissheit, noch immer ein toller Kerl zu sein.

Alles Täuschung, meinen manche Forscher. Sie beweisen, dass auch die Produktion männlicher Geschlechtshormone – die *Androgene*, zu denen unter anderen *Testosteron* und *DHEA* gehören – um diese Zeit herum abnimmt, wenn auch deutlich langsamer und auf individuell sehr unterschiedliche Weise. So unterschiedlich, dass ein Teil der Männer bis ins hohe Alter viril, fruchtbar und lebenslustig bleibt, während andere irgendwann unter dem ADAM-Syndrom, dem »*Androgen Decline in the Aging Male*«, zu Deutsch »*Androgen-Defizit beim alternden Mann*« leiden. Verbunden mit diesem Mangel können dann typische Alterszeichen auftreten, wie

• Muskelschwund • Müdigkeit • Depressionen • Nachlassen der Konzentration • Schlafstörungen • Allgemeine Antriebsschwäche • Nachlassen der Libido und Potenzprobleme.

Was kann man tun?

Seit ewigen Zeiten versucht die Menschheit, sich über Altersfolgen hinwegzumogeln. Mit manchmal höchst fragwürdigen Mitteln. Vor ungefähr 30 Jahren bekam jeder, der glaubte, seinen Körper verjüngen zu müssen, Frischzellen vom Schaf gespritzt. Eine Prozedur, die nicht nur teuer, sondern lebensgefährlich war. In der Klinik, in der ich damals arbeitete, mussten wir öfter Patienten aus der nahe gelegenen Frischzell-Praxis mit allergischem Kreislaufschock auf unserer Intensivstation behandeln. Schließlich wurde der gefährliche Unsinn verboten.

Jetzt sind es die Hormone, die ewige Jugend garantieren sollen: Wachstumshormone, Sexualhormone wie das DHEA, Testosteron sowie Melatonin. Die Versprechungen, die so genannte Anti-Aging-Experten mit diesen Substanzen verbinden, sind märchenhaft (wie die Preise, die sie dafür verlangen): junge Haut, gestärkte Libido,

KAPITEL 4
MÄNNERMEDIZIN – FRAUENMEDIZIN

kräftige Muskeln. Dabei warnen seriöse Hormonfachärzte ganz ausdrücklich vor der leichtfertigen Anwendung dieser Mittel. Es existieren derzeit, außer einer Untersuchung an gerade mal 140 Patienten, keine großen Studien, die die Wirksamkeit und, vor allem, die Sicherheit der Mittel nachweisen. Ausnahmen sind umfassende Berichte über die Anwendung von Östrogenen. Aber gerade die belegen, dass die Einnahme mit einem erhöhten Krebsrisiko verbunden sein kann – eine Einsicht, zu der man allerdings erst nach jah-

Neues aus der Wissenschaft

Eine vor kurzem in England veröffentlichte Arbeit zeigt, dass die jahrelange Behandlung mit Wachstumshormon (HGH) selbst bei Menschen, deren Körper die Substanz nicht mehr selbst herstellen kann, zu einer erhöhten Rate von Lymphknoten- und Darmkrebs geführt hat. Man glaubt, dass die natürliche Abnahme dieses Hormons im Alter eine Art Schutz vor bösartigen Krankheiten darstellt und warnt deshalb vor der Einnahme von Wachstumshormon als Anti-Aging-Mittel. • Erektionsstörungen sind viel häufiger Folge von Durchblutungsstörungen oder Diabetes als von einem Mangel an männlichen Hormonen. • Bevor Patienten eine Hormonbehandlung mit Testosteron erhalten, muss sicher sein, dass sie keinen Prostatakrebs haben. Auch schon bei einer familiären Vorbelastung wird von einer solchen Therapie abgeraten.

relangen Beobachtungen kam. Dass die anderen Hormone ähnliche Gefahren in sich tragen – bei Testosteron fürchtet man vor allem das Risiko, häufiger an Prostatakrebs zu erkranken – und dass man mit Wachstumshormon praktisch Doping betreibt, wird derzeit noch gerne verschwiegen. Verschwiegen wird auch, dass der Körper von dem Moment an, in dem er Hormone von außen bekommt, seine eigene noch funktionierende Produktion dieser Substanzen sofort vermindert oder einstellt. Deshalb ist eine entsprechende Behandlung nur bei den Patienten sinnvoll, die nachweislich, zum Beispiel durch eine Krankheit, keine eigenen Hormone mehr herstellen können.

DAS SCHWACHE STARKE GESCHLECHT

Ein paar wichtige Regeln zur Hormonbehandlung bei Männern

Sollte bei Ihnen tatsächlich ein Mangel an männlichen Hormonen nachgewiesen werden – allerdings nur dann! –, kann eine entsprechende Behandlung unter der Kontrolle von seriösen Medizinern durchaus empfehlenswert sein. Beachten Sie dabei aber folgende Punkte:

1. Vor einer Hormonbehandlung muss ausgeschlossen werden, dass die Beschwerden nicht durch andere Krankheiten verursacht sind.
2. Testosteron sollte nur bei erwiesenem Mangel an diesem Hormon und gleichzeitigen typischen Beschwerden gegeben werden. Vorher muss eine Untersuchung der Prostata (Tastbefund, Laborbestimmung des PSA – des *Prostata spezifischen Antigens*, einer Substanz im Blut, die auf Prostatakrebs hinweisen kann – und eventuell Ultraschall) erfolgen, um ein Karzinom auszuschließen.
3. Die Prostata muss während der Hormonbehandlung mindestens alle sechs Monate untersucht werden.
4. Sie haben grundsätzlich die Wahl zwischen Hormontabletten und Pflastern. Letztere sind allerdings sehr teuer. Nur in seltenen Fällen muss das Hormon regelmäßig gespritzt werden.
5. Das Hormon *DHEA – Dehydroepiandrosteron* – ist eine Vorstufe von sowohl weiblichen als auch männlichen Geschlechtshormonen. Die Wirkung ist im Einzelnen nicht vorhersehbar (manche Frauen haben nach der Einnahme einen Bart und eine tiefere Stimme bekommen!). Bei Männern hat es überhaupt nichts bewirkt. Und: Man muss sich darüber im Klaren sein, dass es keine Sicherheit in Bezug auf Nebenwirkungen gibt, und dass die Einnahme damit ein wenig einem Lotteriespiel gleicht.
6. Das Wachstumshormon – *HGH* – ist in seiner Langzeitwirkung nicht geprüft und wird nach Ansicht führender Mediziner nur aus kommerziellen Gründen als Anti-Alters-Medizin angeboten. Die Einnahme birgt grundsätzlich ein hohes Risiko, nicht nur für Krebserkrankungen (schließlich wird das Zellwachstum ange-

KAPITEL 4
MÄNNERMEDIZIN – FRAUENMEDIZIN

regt!), sondern auch für Diabetes, hohen Blutdruck und Herzmuskelveränderungen.

7. *Melatonin* hat sich bei Stewardessen und anderen Vielfliegern bewährt, wenn sie wegen des Jetlags nicht einschlafen können. Alle anderen der Substanz angedichteten tollen Eigenschaften, zum Beispiel die Verhinderung von Arteriosklerose, ließen sich in ernsthaften Studien nicht nachweisen.

Übrigens gibt es ganz hervorragende Anti-Aging-Methoden, die die eigene Hormonproduktion ankurbeln und deren Wirksamkeit wissenschaftlich nachgewiesen ist: Blutdruck normalisieren, viel Bewegung, vitaminreiche Ernährung, Cholesterin niedrig halten, nicht rauchen!

Ich weiß, ich weiß – das alles habe ich schon mal gesagt.

Das starke schwache Geschlecht

Dem Alter ein Schnippchen schlagen

Eine fünfzigjährige Frau galt früher als alt. Heute, daran besteht kein Zweifel, befindet sie sich in ihren besten Jahren: Die Kinder sind aus dem Haus, sie ist zurück im Beruf, oft in einem interessanten und anregenden, in dem sie viele soziale Kontakte hat, manchmal auch Ärger, macht nichts, Hauptsache aktiv und anerkannt. Ihre Ehe, wenn sie denn eine eingegangen ist, und wenn diese so lange gehalten hat, ist sicher weniger stürmisch und sexbetont als früher, dafür freundschaftlicher und mehr von gegenseitigem Verständnis getragen. Und wenn es Probleme gibt, weiß sie, dass sie die irgendwie lösen oder durchstehen kann.

Die monatliche Regel hat aufgehört? Na und? Darauf kommt es schließlich nicht an. Kinder wollte man ohnehin keine mehr, und das Gefühl, eine vollwertige Frau zu sein, ist auf diese körperliche Funktion nicht angewiesen, oder?

DAS STARKE SCHWACHE GESCHLECHT

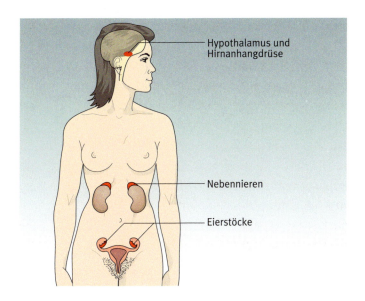

Das Gehirn steuert den weiblichen Zyklus. Nach den Wechseljahren werden in den Eierstöcken keine Eizellen und kein Östrogen mehr produziert.

So könnte es aussehen, das Leben der Fünfzigjährigen. Tut es natürlich nicht. Oder nur selten. Die Rolle einer nicht mehr ganz jungen Frau, die sich aber topfit fühlt und eigentlich nicht einsieht, dass es nicht wie bisher weitergehen soll, ist in unserer Gesellschaft noch nicht so richtig vorgesehen. Das heißt, alle physischen Voraussetzungen wären im Grunde vorhanden, um Frauen in diesem Alter – und später – ein interessantes, erfülltes Leben zu gestatten, aber in den Augen ihrer Umgebung lautet die mehr oder weniger versteckte Botschaft: Du gehörst nicht mehr dazu, für dich werden keine Fernsehprogramme mehr erdacht, die neue Mode sieht an dir auch nicht so toll aus, obwohl du dich ja eigentlich gut gehalten hast, und, übrigens, nimmst du nicht einer jüngeren Kollegin die Arbeit weg, wenn du jetzt in die neue Abteilung wechselst?

Das Sein bestimmt das Bewusstsein – eine alte Wahrheit. Und in einer Welt, in der man zweifellos vor allem jung – und möglichst auch schön – zu sein hat, ist es für eine Frau um die fünfzig einfach verdammt schwer, ihr Selbstbewusstsein auch dann noch zu bewahren, wenn die ersten Falten sichtbar werden und ihr Körper sich nicht mehr ganz so knackig anfühlt.

KAPITEL 4
MÄNNERMEDIZIN – FRAUENMEDIZIN

Östrogentherapie – Fluch oder Segen?

Viele Jahre lang haben Mediziner in dieser Situation gesagt: »Kein Problem – du nimmst einfach Hormone, genauer: Östrogene, dann bleibst du jung, fühlst dich jung, spürst keine Hitzewallungen, keine Anfälle von Depression. Wir überlisten die Natur und du bist, körperlich gesehen, ewig vierzig.« Dann erzählten die Ärzte meist auch noch, dass es mit diesen Östrogenen dichtere Knochen, weniger Herzinfarkte, Schlaganfälle und Alzheimer-Erkrankungen gäbe. Also rundum rosarote Aussichten.

Leider wurde die Sache dann bald fragwürdig, als immer mehr wissenschaftliche Resultate aus immer mehr internationalen Studien mit immer mehr östrogenbehandelten Frauen bekannt wurden.

Seufz – was tun?

Keine Angst, das klingt jetzt alles viel problematischer, als es in Wirklichkeit ist. Wenn man sich einmal klar gemacht hat, was man als mündige Patientin will – und was nicht, und wenn man weiß, welche Alternativen es gibt, fällt einem die Entscheidung für oder gegen eine Hormontherapie ziemlich leicht, denke ich. Eine Entscheidung, die man gemeinsam mit einer besonnenen, gut informierten Frauenärztin oder einem Frauenarzt treffen sollte.

Hier meine persönliche Meinung:
- *Keine* Östrogene, wenn in der Familie – bei Mutter, Großmutter, Tante, Schwester – Brustkrebs oder Krebs der Eierstöcke vorgekommen ist.
- Selbstverständlich auch *keine* Östrogene, wenn Sie bereits an Brustkrebs oder Eierstockkrebs erkrankt waren, auch nicht, wenn alles vorbei ist und die Hormonrezeptoren des Tumors negativ waren.
- *Keine* Östrogene, wenn Sie unter starken Krampfadern leiden oder womöglich schon einmal eine Thrombose hatten.

DAS STARKE SCHWACHE GESCHLECHT

> ### *Neues aus der Wissenschaft*
>
> Erkenntnis Nummer eins: Herzinfarkte, Schlaganfälle und Alzheimer haben unter einer Östrogentherapie nicht abgenommen – im Gegenteil: Diejenigen, die Hormone substituierten, hatten, vor allem in den ersten Jahren der Einnahme, ein erhöhtes Risiko, einen Schlaganfall zu erleiden. Eine positive Wirkung auf Blutgefäße, Herz und Gehirn ließ sich nicht nachweisen. Dafür wurde klar, dass sich die Gefahr, eine Thrombose zu bekommen, deutlich erhöhte.
> Erkenntnis Nummer zwei: Das Risiko, an Brustkrebs zu erkranken, war deutlich gestiegen. Konnte man vorher davon ausgehen, dass etwa jede 15. Frau ein Karzinom entwickeln würde, so musste man unter den Frauen, die Östrogene länger als fünf Jahre einnahmen – egal ob allein oder in Kombination mit Gestagenen –, bei jeder zehnten mit Brustkrebs rechnen. Das ist eigentlich logisch: Das Gewebe der Brustdrüse reagiert in seinem Wachstum sehr stark auf Hormone. Wenn sich nun kleinste Zellwucherungen gebildet haben (die normalerweise durch das Immunsystem kontrolliert oder abgebaut werden), bewirkt das Östrogen deren rasche Vermehrung – so entstehen Knoten, die der Körper nicht mehr in Schach halten kann.
> Erkenntnis Nummer drei: Die typischen Beschwerden der Wechseljahre, das Schwitzen, die Schlafstörungen und die depressiven Verstimmungen, die in dieser Zeit auftreten können – können, nicht müssen! –, lassen sich durch die Hormoneinnahme deutlich bessern. Auch die Scheide und die Organe des Beckens bleiben weicher und elastischer, desgleichen die Haut. Die Knochen sind vor Osteoporose ziemlich gut geschützt – allerdings nur, solange die Östrogenzufuhr anhält. Danach nimmt ihre Festigkeit ebenfalls ab.

- Eine Östrogenersatztherapie *kann* man in Erwägung ziehen, wenn die genannten Einschränkungen auf Sie nicht zutreffen und wenn Sie stark unter Wechseljahresbeschwerden leiden. Wichtig: Vorher eine vollständige gynäkologische Untersuchung und eine Mammografie durchführen lassen. Wenn Sie Ihre Gebärmutter noch besitzen, müssen Sie zum Östrogen auch ein Gestagen einnehmen, damit die Schleimhaut der Gebärmutter in ihrem Wachstum nicht zu sehr angeregt wird. Ihr Arzt sollte Ihnen die Östrogene in einer möglichst geringen Dosierung geben. Außerdem müssen Sie jedes halbe Jahr gynäkologisch und einmal jährlich mittels Mammografie untersucht werden. Nach fünf Jahren sollten Sie die Östrogenbehandlung langsam beenden.

Was gibt es an Alternativen?

- Statt einer Östrogentherapie können Sie einen Versuch mit pflanzlichen Mitteln wie Traubensilberkerze oder Sojapräparaten unternehmen. In vielen Fällen reicht deren Wirkung zur Milderung der Symptome aus.
- Wenn Sie sich gegen Östrogentabletten oder -pflaster entscheiden oder die Hormonersatztherapie beendet haben, kann es sein, dass Sie unter Problemen im Genitalbereich leiden – vor allem unter Trockenheit der Scheide –, die das Sexleben empfindlich stören können. Dann besteht die Möglichkeit, ein- bis zweimal pro Woche ein östrogenhaltiges Scheidenzäpfchen einzuführen. Die Menge an Hormonen, die dabei in den Körper kommt, ist ziemlich gering. Aber sie reicht aus, um die Vagina und das Gewebe um die Harnblase elastisch zu halten – eine Vorbeugung auch gegen Inkontinenz.
- Ein Medikament aus der Reihe der so genannten Antidepressiva hat sich bei Frauen, die starke Hitzewallungen haben und keine Östrogene nehmen dürfen, gut bewährt: Der Wirkstoff heißt *Venlafaxine*.
- Um Osteoporose zu verhindern, egal ob mit oder ohne Östrogene, braucht jede Frau ab fünfzig eine tägliche Kalziumzufuhr von mindestens 1000 mg. Wenn das mit der normalen Ernährung nicht klappt, dann muss man zusätzlich Kalzium(Brause-)Tabletten einnehmen. (Eine Tabelle über den Kalziumgehalt von diversen Lebensmitteln finden Sie im Anhang auf Seite 268.)
  Und nicht vergessen: viel Sport und Bewegung, um die Knochen und Muskeln zu stärken.
  Für alle Frauen, die schon zu Beginn der Menopause eine niedrige Knochendichte haben und die keine Östrogene nehmen sollen

oder wollen, empfiehlt es sich, neben Kalzium und Vitamin D ein Medikament aus der Reihe der SERMs *(Selektive Estrogen Rezeptor Modulatoren)* einzunehmen. Diese Mittel haben eine gewisse Ähnlichkeit mit den Östrogenen, was ihre positive Wirkung an den Knochen betrifft; die Brust wird aber nicht beeinflusst und damit sind sie auch kein Risiko für Brustkrebs.
(Über die Behandlung von Osteoporose lesen Sie in Kapitel 10: »Alter ist keine Krankheit«, Seite 214ff.)

Trauma Wechseljahre?

Es gibt Frauen, für die schon der 30. Geburtstag eine Katastrophe ist. Die offensichtlich das Frauenbild der Medien – »Jung ist gleich schön ist gleich erfolgreich« – als gesellschaftliche Norm so sehr verinnerlicht, das heißt in ihrem Unterbewusstsein verankert haben, dass der »Rest« ihres Lebens nur noch wie eine drohende Wolke über ihnen hängt. Man könnte darüber lachen, wenn es nicht so traurig wäre, traurig für die Betroffenen, traurig als Zeichen einer persönlichen Verwirrtheit oder eines kollektiven Wahns. Glücklicherweise erfahren diese jungen Frauen bald nach dem schrecklichen Ereignis, dass das Leben unverändert weitergeht – und erleben damit die Realität als heilsame Kraft.

Nicht viel anders ergeht es auch denjenigen, die den Wechseljahren als dem angeblichen Ende ihrer Weiblichkeit entgegenbangen. Die Vorstellung von der »eigentlichen Bestimmung der Frau« – als Mutter inmitten einer Kinderschar – geistert wohl noch durch zu viele Köpfe. So kommt es, dass oft mit dem Nachlassen bestimmter hormoneller Funktionen auf einmal auch das Selbstbewusstsein schwindet: *Ich* ist jetzt eine andere.

Das ist natürlich Unsinn.

Wir definieren uns nun mal nicht durch unsere Gebärmutter und Eierstöcke, sondern durch unseren Kopf. Und der ist auch nach den Jahren der Fruchtbarkeit im Allgemeinen voll funktionsfähig.

KAPITEL 4
MÄNNERMEDIZIN – FRAUENMEDIZIN

Wie die Wechseljahre erlebt werden, hängt im Übrigen sehr stark davon ab, in welcher seelischen Verfassung und in welcher sozialen Situation sich eine Frau dabei befindet. Man kann das vielleicht mit der Wirkung des Föhns, des warmen Bergwinds, vergleichen, der über die Alpen streicht: Traurige macht er noch trauriger, Heitere stimmt er euphorisch, Einsame lässt er verzweifeln, und Menschen, die sich geliebt fühlen, die im positiven Sinne ausgelastet und mit ihrem Leben zufrieden sind, spüren ihn kaum.

Ich will die Situation aber nicht verharmlosen. Alle Änderungen im Hormonsystem einer Frau können zu starken seelischen und körperlichen Beschwerden führen. Beispiel dafür sind die oft heftigen Depressionen, die Frauen nach der glücklichen Geburt eines Kindes überfallen (»Baby Blues«), oder die monatlichen Stimmungsschwankungen, die häufig vor der Periode auftreten. Insofern brauchen Frauen im Klimakterium manchmal tatsächlich Hilfe.

So könnte diese aussehen:

- Erste Maßnahme ist das Knüpfen eines sozialen Netzes. Jetzt wäre es wichtig, Freundinnen zu haben, mit denen Sie über alles reden können. Und auch Ihre Kinder, die Sie vielleicht bisher mit persönlichen Problemen nicht belasten wollten, sollten als Gesprächspartner zur Verfügung stehen, wenn Sie sich mal schlecht fühlen. (Doch – das können Sie denen sehr wohl zumuten!) Ich fürchte, Partner taugen weniger für diese Rolle. Sie stehen den Problemen meist verständnislos gegenüber: In ihren Augen hat sich ja an Ihnen nichts geändert.

- Bei Schlaflosigkeit und depressiven Verstimmungen sollten Sie zunächst einen Versuch mit Baldrian oder Johanniskraut machen, bevor Sie sich, zusammen mit Ihrem Arzt, vielleicht für eine – zeitlich begrenzte – Hormonersatztherapie entscheiden (siehe Seite 88ff.).

- Ganz wichtig sind Sport und sonstige Bewegung. Jetzt wäre zum Beispiel der Zeitpunkt günstig, mit Freundinnen in eine Yoga-Gruppe zu gehen.

Schwankungen im Hormonsystem haben intensiven Einfluss auf die Psyche einer Frau.

DAS STARKE SCHWACHE GESCHLECHT

- Wenn Sie nicht voll berufstätig sind, könnten Sie in einer Volkshochschule (oder im Internet) ein interessantes Studienfach belegen. Egal, ob Archäologie oder Geschichte, ob Italienisch oder Russisch, ob chinesisch Kochen, Aquarellmalerei oder Politikwissenschaft – es sollte jetzt etwas Neues in Ihr Leben kommen, etwas, das Sie bereichert, das Sie fordert und das Ihnen vielleicht eine neue Sicht auf unsere Welt ermöglicht.

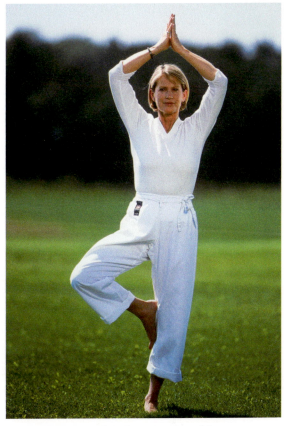

Yoga, Qigong und andere Gymnastikformen helfen bei Wechseljahrbeschwerden.

Langer Rede kurzer Sinn: Wenn Sie in die Wechseljahre kommen, befinden Sie sich nicht in einer Abwärtsbewegung, sondern in einer Aufbruchsituation. Jetzt werden die Weichen gestellt für die nächsten dreißig (dreißig!!) Jahre Ihres Lebens, und die sollten angefüllt sein mit neuen Interessen, mit Lernen (was gerade in diesem Alter unglaublich Spaß macht), mit körperlicher Fitness und mit Kontakt zu vielen Freunden. Und, natürlich, mit Zärtlichkeit und Liebe.

Wechseljahre sollten Sie als Chance sehen.

5

Sex kennt keine Altersgrenzen

- ▶ Wenn die Lust größer ist als die Potenz
- ▶ Hilfe bei Erektionsstörungen
- ▶ Was Ärzte den Frauen raten
- ▶ Kann Sex gefährlich sein?

KAPITEL 5
SEX KENNT KEINE ALTERSGRENZEN

Folgende Meldung erschien vor einigen Monaten (am 14. Februar – Valentinstag!) in der Münchner ›Abendzeitung‹:

> **Rentner bei Sex im Auto erwischt**
>
> Lanciano. Alter schützt vor Trieben nicht. Zwei Rentner aus Italien sind zu einer Gefängnisstrafe von einem Monat und 20 Tagen auf Bewährung verurteilt worden, weil sie nackt beim Liebesspiel im Auto erwischt worden waren. Der 85-jährige Mann und seine 74-jährige Freundin waren im mittelalterlichen Lanciano frühmorgens auf dem Parkplatz einer Schule von Jugendlichen beim Sex überrascht worden.

Hier ein kleiner Test. Was kommt dem, was Sie beim Lesen dieser Zeilen gedacht haben, am nächsten:
- Igitt, wie eklig!
- Oh Gott! Wabbel, wabbel ...
- Hey, starke Leistung!
- Empörend! Was sollen die Kinder denken?
- In den Jahren vor *Viagra* hätten sie nur Händchen gehalten.
- In diesem Alter müsste man sich doch beherrschen können!

Haben Sie sich wirklich für »Hey, starke Leistung!« entschieden? Dann gehören Sie zu der Minderheit, für die Sex im Alter etwas ganz Normales ist – frei von jedem Tabu. (Zugegeben, man muss es nicht gerade vor einer Schule treiben.)

Sinnenfreuden und Tabus

Kein Zweifel – Sexualität im Alter boomt. Zumindest im Verborgenen. Die Statistiken, die amerikanische Universitäten vor einigen Jahren veröffentlichten, dürften in etwa auch repräsentativ für die Gewohnheiten hierzulande sein: 60 Prozent der

SINNENFREUDEN UND TABUS

60- bis 74-jährigen Paare werden darin als sexuell aktiv beschrieben, ebenso 30 Prozent der 75- bis 85-Jährigen und immer noch 10 Prozent der über 85-Jährigen. Die Zahlen sind nicht ganz neu. Man kann annehmen, dass sie inzwischen noch höher sind, gesteigert zum einen durch den Zeitgeist mit seiner Lust auf die Lust, vor allem aber durch die jetzt verfügbaren Medikamente, die den bisher Zögerlichen Vertrauen in ihre Körperfunktion geben und dadurch den Abbau von Hemmschwellen bewirken. Auch aus Altenheimen wurde schon immer von heftigen Liebesdramen berichtet, obwohl gerade dort in vielen Fällen alles getan wurde – und wird –, um Sexualität unter der (eigenen) Decke zu halten und den Austausch von Zärtlichkeiten aufs Händchenhalten vor dem Fernseher zu beschränken. Der reine Unfug, denn Soziologen haben bewiesen, dass Männer und Frauen in den Siebzigern und Achtzigern inzwischen mit ihrer Sexualität so selbstverständlich umgehen,

Wer sagt, dass Ältere nicht auch ein Recht auf körperliche Liebe haben?

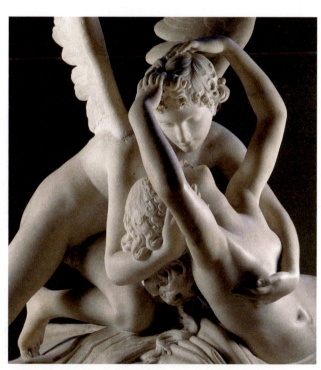

Gott Eros raubt Menschen manchmal den Verstand. Auch den älteren. (Skulptur von A. Canova)

wie noch vor kurzem die um 25 Jahre Jüngeren. Wir sollten das als Anzeichen für eine neue Energie der Älteren und eine neue Bewertung von »Alter« begrüßen und hoffen, dass die Gesellschaft diese Tatsachen endlich als Normalität akzeptiert.

KAPITEL 5
SEX KENNT KEINE ALTERSGRENZEN

In der ursprünglichen mythischen Bedeutung war *Eros* der stärkste Gegenspieler des Todes- und Zerstörungstriebs. Er galt als Symbol der Erneuerung und der schöpferischen Energie. Auch wenn heute Erotik und Sex manchmal nur noch als Zeitvertreib der Spaß-Gesellschaft dargestellt werden, hat die Sache in Wirklichkeit natürlich nichts von ihrer Kraft eingebüßt. Gerade bei älteren Menschen, im Bewusstsein der Abwärtsbewegung ihres Lebens, flammt oft eine große Sehnsucht auf nach dem Außerordentlichen, nach dem Über-sich-hinausgetragen-Werden durch Erotik. Es ist fast wie ein heftiges, verzweifeltes Aufbegehren gegen die Unabänderlichkeit eines irgendwann nahenden Endes.

Aber egal, ob jemand Sexualität als letztes Pfand schwindender Jugend erlebt oder aber als Spielart langer Vertrautheit und Zärtlichkeit – sicher ist, dass Liebe eben auch und gerade im Alter diese sinnliche Seite besitzt.

Nachlassende Lust, schwindende Kraft?

Nun haben die Götter der Realisierung dieser starken Empfindungen leider gewisse Schranken gesetzt. Die himmelstürmenden Gefühle lassen sich oft nicht mehr so ohne weiteres in sexuelle Handlungen übertragen, das heißt, der Körper, also Penis, Vagina, Klitoris gehorchen den sinnlichen Reizen weniger bereitwillig als in jungen Jahren. Es geht dabei um Veränderungen, die sich bei manchen schon relativ früh bemerkbar machen, die aber im Allgemeinen zunehmen, wenn man die Siebzig hinter sich gelassen hat: Das Glied wird nicht mehr richtig steif, es dauert länger, bis der Orgasmus einsetzt, die Menge des Ejakulats, also der Samenflüssigkeit nimmt ab oder versiegt ganz. Frauen hingegen klagen oft über Trockenheit im Bereich der Scheide, die den Geschlechtsverkehr schmerzhaft macht und die Lust bremst. Auch bei ihnen kann der Höhepunkt verzögert und nicht mehr so lang und intensiv sein wie früher.

SINNENFREUDEN UND TABUS

Dazu können bei Männern wie Frauen Probleme mit den Harnorganen auftreten. Die bei älteren Männern oft vergrößerte Prostata drückt auf die Harnröhre und verhindert eine normale Entleerung der Blase. Der Harnstrahl, Stolz kleiner Buben, um dessen Kraft und Weite man einst Wettbewerbe mit den anderen austrug, wird mickrig. Harntröpfeln, nächtlicher Harndrang und das Gefühl, auch tagsüber ständig zu »müssen«, drücken nicht nur auf die Blase, sondern auch heftig aufs Gemüt.

Frauen wiederum leiden häufig an Inkontinenz, also unter dem nicht mehr so zuverlässigen Verschluss ihrer Harnblase. Es beginnt meist beim Husten oder Niesen; später stellt sich das unangenehme Gefühl, »nicht mehr ganz dicht« zu sein, auch beim Laufen ein oder dann, wenn die Blase zwar etwas gefüllt, aber noch lange nicht voll ist. Ursache für diese Schwäche des Schließmuskels und damit für eine quälende Situation ist meist die Rückbildung von Muskulatur im Bereich des Beckens und das allgemeine Schrumpfen des früher weichen und elastischen Gewebes der Sexualorgane, hervorgerufen durch das Nachlassen der Östrogenproduktion.

Halt! Stopp!

Jede Wette, dass Sie gerade wieder dem »Ja-so-ist-eben-das-Alter«-Syndrom aufgesessen sind! Oder haben Sie beim Lesen des letzten Abschnitts etwa nicht gedacht, die geschilderten Leiden seien »schrecklich«, vor allem aber »unvermeidbar« oder »schicksalhaft«?

Sind sie eben nicht!

Diese scheinbar »normalen« Defizite im Bereich der Sexualorgane sind Ausdruck von krankhaften Veränderungen und nicht von nachlassender Lebenskraft. Und was macht man mit Krankheiten? Richtig. Man versucht sie zu heilen oder zu lindern.

KAPITEL 5
SEX KENNT KEINE ALTERSGRENZEN

Männerleiden – Männerfreuden

Selbstverständlich gibt es viele Männer, die in ihrem höheren Alter keinen Wert mehr auf eine funktionierende Sexualität legen, weil sie – und ihre Partnerin – völlig zufrieden sind mit dem Zusammenleben und der gegenseitigen Vertrautheit, auch ohne die körperliche Form der Liebe.

Für die Mehrzahl aber gilt, wie wir gesehen haben, dass das Bedürfnis und die Lust auf Sex bleiben oder dass sie zumindest das Gefühl brauchen, alles wäre nach wie vor möglich. Ich glaube nicht, dass wir Frauen das ganze Ausmaß von Frust und Verunsicherung ermessen können, die einen Mann befallen, dessen Glied nicht mehr steigt und steht, sondern dem Ziel seiner Wünsche nur noch matt entgegenhängt. Egal in welchem Alter.

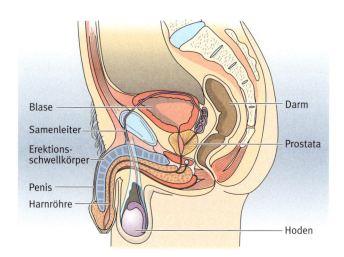

Die männlichen Geschlechtsorgane: Viele Faktoren sind für eine Erektion nötig.

Dazu erst die gute Nachricht: Erfreulicherweise sind solche Störungen der Potenz, die *erektile Dysfunktion,* wie die Medizin diesen Zustand nennt, inzwischen sehr gut behandelbar. Allerdings: Eine Erektion, also das Steifwerden des Penis, ist eine komplizierte Sache, bei der Nerven, Hormone, Muskeln, Blutgefäße und natürlich die Psyche zusammenwirken müssen. Da sich die Art der Therapie nach der Ursache der Störung richten muss, gilt es zunächst, die beteiligten Organe gründlich zu untersuchen. Und genau das ist für viele die schlechte Nachricht. Alles, was sich unter der Gürtellinie abspielt, betrifft ja einen Bereich, der oft immer noch als Tabuzone gilt. Umso mehr, wenn es darum geht, sich als »Versager« oder »Schwächling« ausgerechnet auf diesem so prestigeträchtigen Gebiet zu outen. Die Hemmschwelle, die man überschreiten muss, um fachliche Hilfe zu erhalten, ist darum für viele sehr hoch. Wen kann ich in meine Ängste einweihen, wer schaut mir nicht mitleidig, sondern mit freundlicher Professionalität in die Augen und in die Hose?

Was tut Mann, wenn der beste Freund nicht mehr gehorcht?

Die Antwort ist nicht ganz leicht. Die Gruppe der Ärzte, die dafür in erster Linie infrage kommt, die Urologen, sind nämlich – man mag es kaum glauben – gelegentlich genauso gehemmt wie ihre Patienten. Dazu kommt, dass man eine Menge Zeit für die entsprechenden Fragen, Untersuchungen und Beratungen braucht. Wer aber Zeit braucht – das hat unser Gesundheitssystem nun endgültig bewirkt –, verliert Geld. Also wehrt man entsprechende Andeutungen vielleicht von vorneherein ab. Andere Mediziner legen womöglich ihre ganz persönlichen Maßstäbe an. In einem solchen Fall kann es Ihnen passieren, dass der 60-jährige Arzt Sie davon überzeugen will, dass Sie mit Ihren 70 Jahren ja auch mal »vernünftig werden könnten«. Soll heißen, dass Sie mit dem ganzen Sexkram jetzt endlich aufhören sollten. Was für eine Anmaßung!

Natürlich gibt es auch viele verständnisvolle und bestens qualifizierte Urologen – einen von denen müssen Sie finden.

Mein Glied, das unbekannte Wesen

Als *Phallus*, als fast religiöses Symbol für Kraft und Herrlichkeit, haben die alten Griechen den erigierten Penis respektvoll bezeichnet.

KAPITEL 5
SEX KENNT KEINE ALTERSGRENZEN

Und die meisten anderen Kulturen hatten ähnliche Sinnbilder, die die männliche Pracht als Zeichen von Leben und Fruchtbarkeit feierten, egal ob sie als Totempfähle bei den Indianern, als ägyptische Obelisken oder als Geschlechtertürme wie im italienischen Städtchen San Gimignano daherkamen.

Manche vermuten allerdings, dass der Kult um das gute Stück auch deshalb entstand, weil der Penis eben ein »launenhafter Gott« sein kann, wie es die Zeitschrift ›stern‹ kürzlich etwas blumig formulierte. »Er wird verehrt, man liebt ihn, hofft auf ihn, bringt ihm Opfer und fürchtet doch, dass er einen zum Narren hält« – im Altertum wie heute. Schließlich handelt es sich dabei um eine komplizierte, für viele mysteriöse Abfolge von Reaktionen des Körpers, die fehlerfrei ablaufen müssen, damit die Sache klappt.

> ### *So funktioniert eine Erektion*
>
> Es beginnt mit dem sexuellen Reiz – dem Anblick eines schönen Busens, einem Duft, einer Berührung oder einfach nur mit dem Gedanken an erotische Dinge. Vom Gehirn aus gehen sofort Nervenimpulse über das Rückenmark an die Blutgefäße des Penis. Diese Gefäße besitzen, wie alle Arterien, kleinste Muskelstränge in ihren Wänden. Durch die Nervensignale wird eine Kaskade von Botenstoffen aktiviert, die diese Muskeln entspannen. Dadurch erweitern sich die Arterien, mehr Blut fließt in die Schwellkörper des Penis, die sich darauf wie Schwämme füllen. Da sich die Venen gleichzeitig verengen und das Blut nicht mehr abfließen lassen, gibt es einen Stau – das Glied wird fest, hart und richtet sich auf. Nach dem Orgasmus baut der Körper die Botenstoffe wieder ab. Dadurch werden die Arterien eng, die Venen weit, das Blut kann wieder abfließen und der Penis erschlafft.

Die wichtigsten Ursachen von Potenzstörungen

Psychische Belastungen. Vor allem geheime Versagensängste, aber auch Partnerschaftsprobleme, Stress oder Depressionen führen zum Ausbleiben der nötigen Nervenimpulse, die die Erektion einleiten.

MÄNNERLEIDEN – MÄNNERFREUDEN

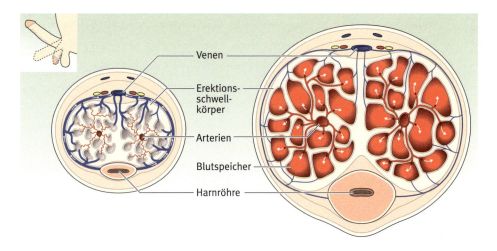

Querschnitt durch den Penis, links in normalem Zustand, rechts bei der Erektion: Die Schwellkörper haben sich mit Blut gefüllt, das durch die verengten Venen nicht mehr abfließt. Durch den Stau wird das Glied steif.

Noch vor Jahren hielt man bis zu 80 Prozent aller Potenzstörungen für seelisch bedingt. Inzwischen gibt es Untersuchungen, die belegen, dass dies auf höchstens 20 bis 25 Prozent der Fälle zutrifft und dass bei allen anderen auch oder ausschließlich eine körperliche Ursache angenommen werden muss.

Veränderungen der Arterien, die das Blut in den Penis leiten. Hier rächt sich zum Beispiel jahre- oder gar jahrzehntelanges Rauchen, eine der Hauptgründe für Gefäßkrankheiten. Aber auch Diabetes, hoher Blutdruck oder hohe Cholesterinwerte tragen bei zum Entstehen von Arteriosklerose, die die mit Abstand häufigste Ursache von Erektionsproblemen ist. Es ist übrigens gar nicht so selten, dass dieses Symptom als erster Hinweis auf eine allgemeine Veränderung der Blutgefäße auftritt. In der Abklärung findet man dann oft heraus, dass auch andere Arterien, zum Beispiel die Herzkranzgefäße betroffen sind.

Vergrößerung der Prostata. Ein Zustand, unter dem gerade Männer über 65 häufig leiden. Die *BPH* oder *Benigne Prostatahyperplasie* – zu deutsch: gutartige Prostatavergrößerung – hat, vor allem wenn sie stärker ausgeprägt ist, unangenehme Folgen für die Betroffenen: Da

KAPITEL 5
SEX KENNT KEINE ALTERSGRENZEN

sich das Organ direkt unterhalb der Blase befindet und die Harnröhre umschließt, ist es dann ein Hindernis beim Wasserlassen. Der Harnstrahl wird schwach, die Blasenentleerung dauert länger und oft bleibt ein so genannter Restharn zurück, sodass man immer das Gefühl hat, eigentlich schon wieder zu »müssen«, obwohl man gerade erst auf dem Klo war. Gerade nachts sind die Betroffenen gezwungen, mehrfach aufzustehen, was einen erholsamen Schlaf verhindert und Partner entsprechend nervt. Bei manchen Patienten ist nicht nur die Erektion, sondern auch der Samenerguss gestört. Und im Übrigen hat man mit einem solchen Handicap oft einfach weniger Lust auf Sex.

Nervenstörungen können aus mehreren Gründen auftreten. Zu große Mengen Alkohol sind eine bekannte Ursache für akute Potenzstörungen: Wie jeder weiß, geht im Anschluss an ausgiebige Saufgelage meist gar nichts mehr. Während dieser Zustand aber am nächsten Tag wieder vorbei ist, sind die Schädigungen der Nerven bei chronischem Alkoholmissbrauch oft bleibend. Das Gleiche gilt für langjährigen Diabetes, der ja auch die Nerven angreift.

Bei Operationen zur Heilung von Prostatakrebs können die Ärzte nicht immer alle Nerven schonen, die man zur Erektion braucht, und so kommt es in der Folge relativ häufig zu Impotenz. Etwas anderes sind die Eingriffe wegen gutartiger Prostatavergrößerung, bei denen diese Nebenwirkung nur sehr selten auftritt.

Hormonmangel wird oft als Ursache für Erektionsstörungen vermutet. Das sind die Patienten, die sich Hilfe durch die Anti-Aging-Gurus mit ihren zweifelhaften Hormoncocktails erhoffen. Tatsächlich ist ein echter Mangel an männlichen Hormonen, vor allem *Testosteron* relativ selten und betrifft dann eher die Libido, also die Lust auf Sex, als die Fähigkeit zur Erektion. Dennoch wird der beratende Arzt bei Impotenz sicher auch die entsprechenden Hormonspiegel im Blut kontrollieren.

Verschiedene Medikamente wie einige Bluthochdruckmittel vom Typ Betablocker oder das Magenmittel *Cimetidin*, vor allem aber Psychopharmaka gegen Depressionen oder Psychosen können Erektionsstörungen auslösen. Dann gilt es, mithilfe des behandelnden

Arztes auf andere Medikamente auszuweichen. Nicht vergessen: Nikotin bewirkt eine akute Verengung der Arterien, also genau das Gegenteil von dem, was beim Steifwerden des Gliedes erforderlich ist. Wenn schon rauchen, dann lieber danach!

Dass Fruchtbarkeit, also die Fähigkeit ein Kind zu zeugen, nichts mit dem Stehvermögen des Penis, sondern einzig und allein mit der Qualität und der Beweglichkeit der Samenzellen zu tun hat, ist wohl allgemein bekannt und bedarf hier keiner weiteren Erläuterung.

Nur Mut – so klappt es wieder!

Es gibt also viele Gründe für Erektionsstörungen. Genau deshalb müssen die Probleme auch unterschiedlich therapiert werden. Manche Behandlungsformen können allerdings bei mehreren Störungen funktionieren. Ein Beispiel: Jemand, der unter so genannten Versagensängsten leidet, also unter der Furcht, es könne schon wieder nicht klappen, dem ist mit einer Potenzpille wie Viagra® möglicherweise geholfen. Durch sie erhält er das Gefühl, jetzt könne nichts mehr schief gehen. Wenn man ihm allerdings eine völlig gleich aussehende Placebo-Tablette ohne jeden Wirkstoff gäbe, wäre der Erfolg vermutlich fast der gleiche. Sein Handicap sitzt schließlich im Kopf, nicht im Penis.

Wichtigste Maßnahme bei allen Potenzstörungen ist der Entschluss, überhaupt zum Arzt zu gehen. Das mag wie eine Selbstverständlichkeit klingen. Die Erfahrung zeigt aber, dass sich viele Männer in Entschuldigungen und Ausreden flüchten – »so ist es eben, wenn man älter wird« –, weil sie zwar einen starken Leidensdruck, aber eben auch gewaltige Hemmungen haben.

Die **Diagnostik** umfasst eine ausführliche Befragung nach dem »seit wann«, dem Schweregrad der Störung, nach Krankheiten wie Prostatavergrößerung, Hochdruck oder Diabetes, nach Medikamenten und möglichen psychischen Problemen. Durch Tastbefund und Ultraschall kann man Durchblutungsstörungen des Penis feststellen und die Beschaffenheit der Prostata beurteilen. EKG, Labor-

KAPITEL 5
SEX KENNT KEINE ALTERSGRENZEN

untersuchungen und besonders die Bestimmung der Hormone geben einen Überblick über den allgemeinen Gesundheitszustand.

Wenn die Ergebnisse vorliegen, sollte der Arzt den Patienten – je nach Wunsch alleine oder zusammen mit Partnerin oder Partner – über die Therapiemöglichkeiten informieren und die Entscheidung über das weitere Vorgehen mit ihm gemeinsam festlegen.

Medikamente und andere Hilfsmittel

- Eine **Hormontherapie** kommt nur infrage, wenn es sich herausgestellt hat, dass die Mengen der vom Körper selbst produzierten männlichen Hormone, speziell des *Testosterons*, tatsächlich zu niedrig sind – und zwar zu niedrig im Vergleich mit den Werten gleichaltriger gesunder Männer, nicht etwa mit denen von Zwanzigjährigen. Ein Zuviel an männlichen Hormonen wirkt nämlich nicht etwa doppelt anregend, sondern kann unter Umständen Krebs begünstigen.
- Die **Behandlung einer vergrößerten Prostata,** nach Möglichkeit mit einem Medikament, das auch die Erektion positiv beeinflusst (zum Beispiel mit bestimmten Wirkstoffen aus der Gruppe der *Alphablocker*), bringt manchmal schon nach Stunden eine deutliche Erleichterung durch eine Verbesserung des Harnabflusses und kann bereits auf diese Weise erektionsfördernd wirken.
- **Viagra**® **(mit dem Wirkstoff** *Sildenafil)* ist bei seiner Einführung 1998 sozusagen mit »Standing Ovations« begrüßt worden und hat seither einen beispiellosen Siegeszug durch die Schlafzimmer der ganzen Welt angetreten. Das Mittel (wie auch andere neue Medikamente, die auf dem gleichen Prinzip beruhen) ist in ungefähr 70 bis 75 Prozent der Fälle wirksam – vorausgesetzt, es wird bei den richtigen Indikationen eingesetzt – und gilt als ziemlich gut verträglich. Es hemmt den frühzeitigen Abbau eines Botenstoffes im Penis, der verantwortlich für die nötige Blutzufuhr bei der Erektion ist (siehe »So funktioniert eine Erektion«, Seite 102). Da-

MÄNNERLEIDEN – MÄNNERFREUDEN

durch kann dieser Botenstoff viel länger wirken und dem Glied Größe und Steife über einen relativ langen Zeitraum erhalten.
Das Medikament sollte vor allem bei Verengungen der Blutgefäße, Nervenstörungen oder frühzeitigem Samenerguss *(Ejaculatio praecox)* eingesetzt werden. Zu den Nebenwirkungen gehören gelegentliche Muskelschmerzen, Übelkeit oder das Phänomen, vorübergehend alles wie durch einen blauen Schleier zu sehen. Diese Zustände verschwinden im Allgemeinen nach einigen Stunden wieder.
Aber Vorsicht! Es gibt eine Reihe von Gründen, die eine Anwendung des »Wundermittels« verbieten, weil es zu lebensgefährlichen Reaktionen kommen kann:
Absolutes Verbot besteht für Männer, die wegen einer Veränderung der Herzkranzgefäße ein Mittel aus der Gruppe der *Nitrate* einnehmen müssen, sei es als Tabletten oder als *Nitrospray*. Die Kombination der beiden Wirkstoffe kann ein völliges Absacken des Blutdrucks hervorrufen. (Auf diese Weise kam es übrigens zu den meisten Todesfällen unter Viagra®.) Auch alle anderen Patienten mit koronarer Herzkrankheit oder einer Herzschwäche müssen die Behandlung mit Viagra® (oder einem entsprechenden anderen Mittel wie Cialis®) unbedingt vorher mit ihrem Arzt diskutieren. Und noch etwas gilt es zu bedenken: Ein herzkranker Mann, der nach längerer Zeit mithilfe solcher Medikamente erstmals wieder sexuell aktiv ist, geht ein gewisses Risiko ein, dass die plötzliche Anstrengung das Herz überfordert. Also: Die Sache langsam und zunächst kräfteschonend angehen! (Siehe auch »Kann Sex für mich gefährlich sein?«, Seite 114)

> **Es hat sich einiges geändert im Jahr 5 n.V. (nach Viagra).**

- *Apomorphin*, das unter den Namen Uprima® und Ixense® verkauft wird, ist ein Stoff, der im Gehirn die Bildung von Dopamin anregt und auf diese Weise erektionsfördernd wirkt. Auch dabei kann es Nebenwirkungen geben, vor allem Übelkeit und Kopfschmerzen.
- **Andere Medikamente, wie** *Alprostadil* werden als Stäbchen in die Harnröhre eingeführt oder mithilfe einer kleinen Spritze direkt in

die Schwellkörper injiziert. Das klingt ziemlich unangenehm, wirkt aber gut und war, bevor es die Viagra®-Tabletten gab, das Mittel der Wahl zur Erlangung einer guten Erektion.

- Die Verwendung einer **Vakuum-Pumpe,** die, über den Penis gestülpt, mittels Unterdruck ein Einströmen des Blutes bewirkt, gilt heute nur noch als Hilfsmittel für diejenigen, die keine Tabletten nehmen dürfen oder wollen.
- **Penisprothesen,** die anstelle der Schwellkörper in das Glied operiert werden und es mithilfe eines ebenfalls eingebauten Pumpsystems bei Bedarf aufrichten, waren lange das letzte Mittel für verzweifelte Fälle. Heute werden sie im Allgemeinen von Ärzten und Patienten abgelehnt.
- **Psychische Ursachen** für das »Versagen« wie Ängstlichkeit, unbewusste Ablehnung des Partners, beruflicher Stress oder schlicht Nervosität sind manchmal relativ einfach zu beseitigen. Oft genügt es schon, wenn der Patient sich aussprechen kann und erfährt, wie andere solche Situationen gemeistert haben. Auch in Internetforen, die den Vorteil der Anonymität haben, kann man solche Probleme diskutieren und sich von Experten und Betroffenen Ratschläge geben lassen, zum Beispiel unter www.andrologie.de. In schwierigen Fällen helfen Psychologen, die spezielle Erfahrung in der Therapie von Potenzproblemen haben.

Sexualität der älteren Frau – auch eine Art Emanzipation?

Steht bei vielen Männern das »Können« im Vordergrund ihrer Sexualprobleme, so dürfte es bei der Mehrzahl der Frauen eher um das »Wollen« gehen. Nicht, dass sich Lust und Libido davonmachen, wenn die Zeit der Fortpflanzungsfähigkeit vorbei ist und die Wechseljahre beginnen.

SEXUALITÄT DER ÄLTEREN FRAU – AUCH EINE ART EMANZIPATION?

Im Gegenteil. Oft wirkt die Tatsache, dass man nun keine Verhütungsmittel mehr braucht, zunächst befreiend und geradezu anregend. Aber im Lauf der Jahre ist es für Frauen, im Gegensatz zu Männern, manchmal schwiirg, sich die Begeisterung für Erotik und Sex zu erhalten. Ich denke, drei ganz unterschiedliche Gründe spielen dabei eine Rolle: Veränderung der hormonellen Situation und der Sexualorgane, Veränderung im sozialen und familiären Status und Veränderung des Ich-Gefühls.

Das Östrogen-Mangel-Syndrom

»Frauen sind nicht so auf den Unterleib fixiert wie Männer. Für Frauen ist das Gehirn die wichtigste erogene Zone«, heißt es so schön. Selbst wenn man diese Ansicht teilt, bleibt die Erkenntnis, dass die erogenen Zonen im Unterleib und die dazugehörigen Organe trotz allem verdammt wichtig sind, wenn es um ein befriedigendes Sexualleben geht.

In diesem Bereich kann es jedoch schon relativ bald nach dem endgültigen Ausbleiben der Periode zu Schwierigkeiten kommen.

Wenn in den Eierstöcken keine Eizellen mehr reifen, dann nimmt auch die Produktion von Östrogenen ab, die dort in größeren Mengen hergestellt wurden. Zwar gibt es andere Organe im Körper, die das Hormon ebenfalls produzieren, unter anderen die Nebennieren und das Fettgewebe, aber die dort erzeugten Mengen sind deutlich geringer.

Die Sexualorgane einer Frau verändern sich durch Östrogen auf vielfältige Weise. Wenn genügend davon vorhanden ist, fühlen sich die inneren Schamlippen und die Vagina feuchter, weicher und elastischer an. Die Produktion von Schleim, dem »Gleitmittel« der Scheide, nimmt zu. Und auch die Klitoris ist besser durchblutet und dadurch empfindsamer. Gleichzeitig wirken die Hormone im Gehirn und lösen dort – übrigens in einer konzertierten Aktion mit anderen Substanzen wie Testosteron und den Glückshormonen Serotonin

KAPITEL 5
SEX KENNT KEINE ALTERSGRENZEN

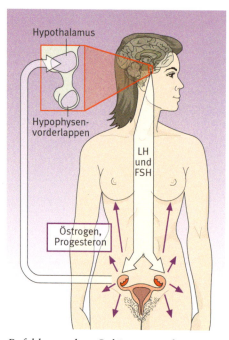

Befehle aus dem Gehirn regen die Bildung von weiblichen Hormonen in den Eierstöcken an.

und Dopamin – Lust und sexuelles Verlangen aus. Wenn Frauen über 55 oder 60 nicht mehr so viel Spaß am Sex haben, dann liegt das aber wahrscheinlich weniger am Verblassen ihrer ehemals blühenden erotischen Fantasien, sondern daran, dass ihre Scheide zu trocken und das Eindringen des Gliedes für sie nicht mehr lustvoll, sondern eher schmerzhaft ist. Und an Problemen mit dem Orgasmus. Was tun?

Keine Angst, Sie brauchen nicht unbedingt Hormontabletten einzunehmen! Seit man weiß, dass dadurch das Risiko steigt, an Brustkrebs oder einer Thrombose zu erkranken – vor allem, wenn man die Pillen länger als fünf Jahre einnimmt –, sind die Frauenärzte doch sehr viel zurückhaltender mit einer entsprechenden Empfehlung geworden. Natürlich *kann* man eine Östrogen-Ersatz-Therapie durchführen, sofern es keine Gründe gibt, die dagegensprechen. Aber man *muss* nicht (siehe auch Kapitel 4: »Männermedizin – Frauenmedizin: Wechseljahre und wie man sie meistert«, ab Seite 76).

Als gute Alternative können Sie sich von Ihrem Arzt **östrogenhaltige Scheidenzäpfchen** verschreiben lassen, die die Substanz genau da hinbringen, wo sie wirken soll. Dabei gelangen nur so geringe Mengen über die Schleimhäute in den Blutkreislauf, dass sie so gut wie keinen Einfluss außerhalb der Sexualorgane haben.

Meist erübrigt es sich dann auch, zusätzliche Gleitcremes zu verwenden, die bei einer zu trockenen Vagina auch ganz gut helfen.

Ein wichtiges Argument für die lokale Therapie mit Östrogenzäpfchen ist die Wirkung, die diese auch im Gewebe um die Harn-

SEXUALITÄT DER ÄLTEREN FRAU – AUCH EINE ART EMANZIPATION?

> **Hey – nicht so stürmisch!**
>
> Die Entdeckung der erektionsfördernden Medikamente hat Jubel bei den Männern ausgelöst, und auch viele Frauen waren dankbar, dass die Schwierigkeiten im Bett dadurch ein Ende hatten. – Allerdings nicht alle. Wenn der Penis des Partners nach vielen Jahren plötzlich aus dem Dornröschenschlaf erwacht und jetzt wieder volles Programm erwartet, dann kann das für ein weibliches Wesen, das sich inzwischen auf andere Arten von Zärtlichkeit eingestellt hatte, durchaus schockierend sein. Es gilt also, langsam und geduldig vorzugehen und der Partnerin die Möglichkeit zu geben, ihre Psyche und ihre Sexualorgane auf die veränderten Tatsachen einzustellen.

röhre herum entfalten. Wer an einer leichten Inkontinenz leidet, kann damit manchmal wieder völlig symptomfrei werden. (Wobei es in jedem Fall richtig ist, zusätzlich regelmäßig Beckenboden-Gymnastik zu machen.)

Das Mutti-Syndrom

Während Männer sich so lang wie irgend möglich als ganze Kerle, eben als »richtige Männer« fühlen wollen, neigen Frauen dazu, mit der Zeit in eine andere Rolle hineinzugleiten. Von der Sexualpartnerin hin zur sorgenden Familienmanagerin, Mutter oder Großmutter. Im Grunde eine völlig normale, durch den Brutinstinkt und die Lebensaufgaben bedingte Entwicklung. Dennoch ist sie nicht unproblematisch. Je mehr eine Frau im Freundeskreis, in der Familie, bei den Kindern und Enkeln nur noch als »die Mama« oder »die Oma« gilt – und auch so genannt wird –, desto wahrscheinlicher wird es, dass sie sich auch so fühlt und in ihrem Äußeren, vor allem aber in ihrem Bewusstsein dieser Rolle entspricht. So weit, so gut.

Nur: Die anderen Seiten des Frau-Seins könnten dabei zu kurz kommen. Darum Vorsicht! Wenn man auch für den Partner nur noch »die Mutti« ist und womöglich auch von ihm so gerufen wird, oder wenn man in der ganzen Familie als »Oma« gilt, dann ist man

KAPITEL 5
SEX KENNT KEINE ALTERSGRENZEN

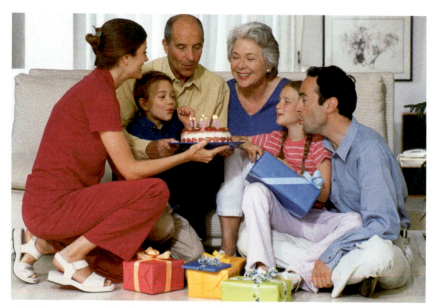

Als Mutti im Familienkreis – prima. Aber nicht vergessen, dass man außerdem noch eine Frau ist!

damit irgendwie zum sexuellen Neutrum geworden. (Kinder halten es meist ohnehin für undenkbar, dass die »Alten« noch miteinander schlafen ...) Und damit – das Sein bestimmt schließlich das Bewusstsein – fällt wahrscheinlich auch die Erotik dem Mutti-Syndrom zum Opfer. Das ist überhaupt kein Problem, wenn beide Partner sich einvernehmlich auf diese Variante des Zusammenlebens einigen. Bedenklich wird es allerdings, wenn daraus ein Ungleichgewicht der Wünsche und Bedürfnisse entsteht. Irgendwann könnte es dann gewaltige Risse in diesem Einvernehmen geben.

Was, Mama und Papa schlafen noch miteinander? Undenkbar!

Das Spiegel-Syndrom

Ich weiß noch, wie ich vor zig Jahren zum erstenmal ›Lady Chatterley's Lover‹ von D. H. Lawrence gelesen habe, *den* Erotik-Roman des

SEXUALITÄT DER ÄLTEREN FRAU – AUCH EINE ART EMANZIPATION?

frühen 20. Jahrhunderts. Die Tatsache, dass die Heldin mit ihren »birnenförmigen, pendelnden Brüsten« und ihren »schwerer und träger gewordenen Schenkeln« eine derart heftige sexuelle Faszination bei ihrem Lover auslöst und ihrerseits erlebt, fand ich bemerkenswert. Inzwischen wissen wir alle, dass so genanntes gutes Aussehen nicht automatisch etwas mit sexueller Attraktion zu tun hat und dass die schönsten Frauen mitnichten die erotischsten sind.

Trotzdem wächst mit der Zahl der Falten nun einmal die Unsicherheit der Frauen, und mit dem Busen sinkt meist auch das Selbstbewusstsein.

Wenn diese Frauen als 70-Jährige vor dem Spiegel stehen, die Spuren der Zeit an ihrem Körper ablesen und ihn mit dem vergleichen, der er früher war, dann spüren sie nicht nur Trauer. Sie halten es schlichtweg für ausgeschlossen, dass man sie noch bewundern, begehren, umarmen könnte. Und wenn, dann im Schutz der Dunkelheit. Schluchz.

Wollen wir wirklich alle den hochgezurrten, hochgepuschten, hochgenähten und ausgestopften Busen? Und Botox unter die wohlverdienten Zornesfalten? – Ja. Wollen wir. Und warum?

Weil aufgepumpte Busen und leer gebügelte Gesichter uns täglich tausendmal über Fotos, Plakatwände, Zeitungsanzeigen und im Fernsehen als ideal, sexy, Erfolg verheißend in die Köpfe gehämmert werden. Weil wir längst die Botschaft der Werbeindustrie verinnerlicht haben, dass nur wer jung und knackig ist, eine Chance auf Liebe hat. Was für ein Quatsch.

Ich denke, wir brauchen tatsächlich einen neuen Blick auf die Menschen über 60. Eine neue Ästhetik, die sich nicht an jugendlichen Knackpos orientiert, sondern an den natürlichen Gegebenheiten, an der Realität. Und da sehen eben ein älterer Mann und seine Partnerin anders aus, anders, aber nicht weniger attraktiv – wenn man es schafft, die optischen Schablonen des Jugendkults auszublenden. Wie tröstlich, dass Erotik und Sex im wahren Leben die Vor-Bilder der Medien weitgehend ignorieren – und wohl immer ignoriert haben.

Wie wär's mit einem neuen Schönheitsbegriff für ältere Menschen?

KAPITEL 5
SEX KENNT KEINE ALTERSGRENZEN

Liebesspiele im höheren Alter

Ich möchte den Philosophen Leopold Rosenmayr zitieren, der in seiner Untersuchung über den sozialen und sexuellen Wandel sagt: »... Wie Altern überhaupt, ist auch die Sexualität im Alternsprozess *beeinflussbar und gestaltbar*. Sie läuft nicht einfach nach generellen biologischen Gesetzmäßigkeiten ab. (...) Durch mehr Erkenntnis über sich selbst und den Partner können enorme Gewinne von Gefühlen der Nähe und wechselseitiger Lusterfüllung entstehen.«[1]

Obwohl es feststeht, dass Sex im Alter nicht nur stattfindet, sondern auch Spaß macht, gilt es doch noch einige Fragen zu beantworten.

Kann Sex für mich gefährlich sein?

Die Frage nach den Risiken sexueller Betätigung wird oft von chronisch kranken Patienten gestellt. Die Medizin sieht das Thema grundsätzlich positiv, vor allem, weil sich die Betroffenen dadurch trotz ihrer Krankheit als »normale« Menschen erleben können.

Vom Sexualakt betroffen sind vor allem die Muskulatur, Herz und Kreislauf sowie die Atmung. Deshalb sollten **Herzkranke** vorher testen, ob sie in der Arztpraxis auf dem Ergometer zumindest 75 W über einige Minuten schaffen. Der Blutdruck darf dabei – mit den verordneten Medikamenten – nicht über 190/110 steigen. Bei Patienten, die vor kurzem einen Herzinfarkt hatten, muss der behandelnde Arzt entscheiden, was sich jemand zutrauen darf. Meist sind die Partner beim Akt dann ohnehin so klug, Stellungen zu wählen, die nicht so anstrengend sind. Zusätzlich gilt für Herzkranke:

---

[1] Leopold Rosenmayr: Altern im Lebenslauf, Verlag Vandenhoeck & Ruprecht, Göttingen, Zürich 1996

LIEBESSPIELE IM HÖHEREN ALTER

Sex nicht mit vollem Magen und nicht unter sonstigen Stress-Bedingungen.

Schlaganfall-Patienten haben zunächst oft Schwierigkeiten mit der veränderten und oft gestörten Körperwahrnehmung, ein Problem, das aber mit einem verständnisvollen Partner zu lösen sein sollte.

Nach **Operationen im Genitalbereich**, also nach einer Prostataoperation oder nach Entfernung des Uterus sind manchmal Nervenstörungen vorhanden, die die Erregung und den Orgasmus verzögern. Da gilt es vor allem, Geduld zu haben. Meist bessert sich die Situation nach einiger Zeit von selbst.

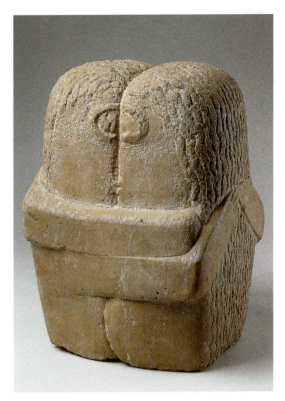

Constantin Brancusi: Der Kuss

Aber auch wenn Krankheit kein Grund für Verzicht auf Sexualität ist, beweist uns die Wissenschaft: Je gesünder ein Mensch – egal ob Mann oder Frau – sein Alter erlebt, desto größer ist die Chance, dass er ein aktives, befriedigendes Sexleben hat. Es lohnt sich schon aus diesem Grund, sich bereits in jüngeren Jahren gesundheitsbewusst zu verhalten. (Siehe Kapitel 2: »Die fünf Voraussetzungen für Jugendlichkeit«, ab Seite 32)

Übrigens: Der »Liebestod«, also ein plötzlicher Herztod während des Aktes, ist etwas sehr Seltenes. Und – aufgepasst! – er trifft Männer deutlich häufiger beim Fremdgehen als im Ehebett.

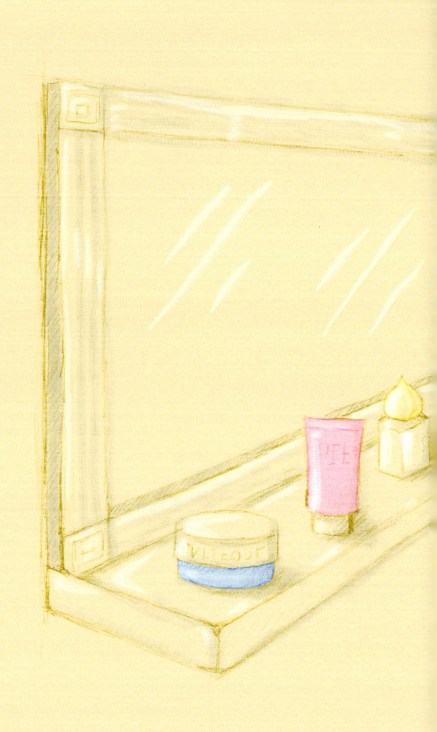

Muss ich schön bleiben – kann ich schön bleiben?

▶ Kosmetika: Der schöne Schein
▶ Beauty-Tipps
▶ Die neuen Methoden der Schönheitschirurgen
▶ Was, zum Teufel, heißt überhaupt Schönheit?

KAPITEL 6
MUSS ICH SCHÖN BLEIBEN?

Ich weiß nicht, wer zuerst das dumme Gerücht in die Welt setzte, dass nur die Schönen geliebt würden oder dass Schönheit und Liebe einander bedingten. Wobei die Ansichten darüber, was eigentlich »schön« sei, schon immer weit auseinander gingen.

Das fing bereits im Altertum an. Eris, die Göttin der Zwietracht, warf einen goldenen Apfel unter eine Hochzeitsgesellschaft der Götter, zu der man sie wohlweislich nicht eingeladen hatte. Auf dem Apfel stand: »Der Schönsten«. Den Streit um diesen »Zankapfel«, der dann prompt unter den Göttinnen ausbrach, sollte Paris, der Sohn des Königs von Troja, entscheiden. Schön waren sie wohl alle drei: Hera, die Mächtige, Athene, die Kluge, und Aphrodite, die Göttin der Liebe. Paris entschied sich für die Liebesgöttin – mit fürchterlichen Folgen.

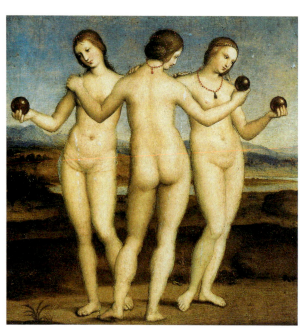

Raffael: Die drei Grazien

Als sie ihm nämlich später half, die schöne Helena zu entführen, entstand daraus der Kampf um Troja. Aber das ist eine andere Geschichte.

Tatsache ist, dass auch heute noch gesellschaftlich und beruflich (privat sowieso) leicht zum Außenseiter wird, wer nicht attraktiv genug ist. Frauen trifft es besonders schlimm. »Wird das Leben mit einem nicht perfekten Aussehen immer schwieriger?«, sorgte sich kürzlich die ›Süddeutsche Zeitung‹. Und veröffentlichte wenig später diese Meldung:

MUSS ICH SCHÖN BLEIBEN – KANN ICH SCHÖN BLEIBEN?

Nicole Jones, 26, britische Ehefrau und Mutter, hat sich gegen Hässlichkeit versichert. Nach einem Bericht des Londoner ›Daily Express‹ bekommt Jones laut Versicherungspolice 100 000 Pfund (rund 150 000 Euro), falls sie für ihren Mann Richard binnen der nächsten zehn Jahre nicht mehr attraktiv sein sollte. »Er macht immer Witze darüber, dass er mich verlassen wird, wenn ich älter und hässlicher werde«, sagt Jones.

Ob Nicole in zehn Jahren noch gut genug aussieht, soll dann eine Jury, bestehend aus zehn Bauarbeitern (!) entscheiden. Die wird sich Gedanken darüber machen, ob sie es noch verdient, dass man hinter ihr herpfeift ...

Oh, oh, denken Sie jetzt mit Recht. Oder: Dem Mann würde ich es zeigen! Aber solch irre Geschichten verändern die Situation nur zur Kenntlichkeit. Wir leben nun mal in einer Zeit, in der sich Mädchen zum 16. Geburtstag eine Busenvergrößerung wünschen oder eine Fettabsaugung, durch die sie ihr angefuttertes Übergewicht wieder loszuwerden hoffen. Sogar auf dem Arbeitsmarkt werden nicht nur die Älteren, sondern auch die Unansehnlichen diskriminiert. Das geht bis in die Management-Etagen, wo Bewerber meist chancenlos sind, wenn sie nicht jugendlich-dynamisch, faltenfrei und flachbäuchig daherkommen.

Die Kosmetikindustrie boomt, die Zahl der Praxen für Schönheitschirurgie hat sich verdreifacht. Die Qualität der Behandlungen leider nicht. Botox-Spritzen gegen Falten gibt es praktisch überall, sogar – man staune – beim Friseur. (Merkwürdige Vorstellung. Es handelt sich schließlich um eines der stärksten Nervengifte.) Und Lasergeräte, mit denen man die Haut samt Fältchen abschleifen kann, sind bei den Ärzten der Renner schlechthin.

Sind Sie auch ein Opfer des Schönheitswahns?

Es hat nicht viel Sinn, sich über den Jugend- und Schönheitswahn aufzuregen. Die einzige Frage kann eigentlich nur lauten: Wie gehe ich persönlich mit diesem Kult und mit diesen Ansprüchen um?

KAPITEL 6
MUSS ICH SCHÖN BLEIBEN?

Der schöne Schein

Wir können nur ahnen, was heutzutage in einem jungen Mädchen vorgeht, das den Schönheitsnormen nicht entspricht. Oder in einem Jungen mit abstehenden Ohren oder einer großen Nase. Gerade in der Zeit, in der sich das Selbstvertrauen entwickeln sollte und in der die Rolle, die man in seiner Clique spielt, über seelisches Wohl und Wehe entscheidet, kann das Gefühl, hässlich zu sein, zu einem Trauma werden und Reifungsprozesse gefährden. Schön sein ist inzwischen eben nicht mehr nur ein Wert für sich, sondern gleichsam ein Symbol: der Schlüssel fürs Dazugehören.

Schönheit ist ein Empfehlungsbrief, der Türen öffnet.

Psychologen empfehlen deshalb, stärkere Abweichungen von der Norm bei Jugendlichen rechtzeitig korrigieren zu lassen, damit diese keine bleibenden Schäden davontragen.

Auch wenn man das Fegefeuer der Pubertät überstanden und das Erwachsenenalter einigermaßen unbeschadet erreicht hat, gibt es natürlich keinen Grund aufzuatmen. Die nächste Krise kommt bestimmt. Gewichtsprobleme nach Schwangerschaften, der männliche Bierbauch, Geheimratsecken, die ersten Falten, die ersten grauen Haare – der Mensch ist, wenn man den Schönheitsexperten glauben darf, von erschreckender Unvollkommenheit. Was für ein Glück, sagen sie, dass man sich damit nicht abfinden muss. Und verweisen dabei auf sich und ihre teuren Prozeduren. Darauf kommen wir später noch.

Schöne Haut – kein Problem?

Seit jeher hat die Menschheit Wert auf eine schöne, reine, samtige Haut gelegt. Reiche Römerinnen badeten in Eselsmilch. Ägypterinnen hatten Geheimrezepte für Öle und duftenden Balsam. Sogar bei

DER SCHÖNE SCHEIN

Die Feinde Ihrer Haut

- **Rauchen Sie?** Dann hören Sie schon Ihrer Haut zuliebe damit auf! Lieber morgen als übermorgen. Nikotin zerstört die feinen Blutgefäße in der Unterhaut und verhindert dadurch die Ernährung der Zellen und ihre Regeneration. Außerdem werden durchs Rauchen die elastischen Fasern geschädigt, die für die Glätte und Spannung der Haut wichtig sind.

- **Wie steht's mit Sonnenbaden?** Ich fürchte, auf das wunderbare Gefühl von heißen Sonnenstrahlen auf der Haut müssen wir in Zukunft weitgehend verzichten. Zumindest sollte man nicht stundenlang in der Sonne liegen. Es ist dank des Ozonlochs einfach zu gefährlich geworden. Zum einen wegen der Krebsgefahr durch UVB-Strahlen, zum anderen wegen der UVA-Strahlen, die in die tieferen Hautschichten eindringen und auch durch stärkste Schutzcremes und »Blocker« nicht ausreichend abgehalten werden können. Gerade in den unteren Schichten der Haut richten sie einen immensen Schaden an. Dort verlaufen nicht nur die kleinen Blutgefäße, sondern von dort aus erneuern sich die Hautzellen. Wenn aber die so genannte Basalzellschicht geschädigt ist, dann kann sie alte Zellen nicht mehr ersetzen. Mit der Zeit wird so aus unserer einmal so samtigen Hautoberfläche eine unregelmäßige, fleckige, narbige Struktur. *Aktinische Keratose*, Verhornungsstörungen durch Strahlen, nennen das die Ärzte und sprechen auch von »sonnengeschädigter Altershaut«. Weitere Kommentare sind hier überflüssig, denke ich.

- **Trinken Sie genug?** Bevor Sie versuchen, mit allen möglichen Tricks und für teures Geld Feuchtigkeit von außen in die Haut einzuschleusen, sollten Sie sich fragen, ob Ihr Körper nicht ständig Wasser aus der Haut abziehen muss, weil Sie ihm nicht genügend über Magen und Darm zur Verfügung stellen. Heben Sie einmal ein Stückchen Haut des Unterarms mit Daumen und Zeigefinger der anderen Hand hoch und lassen Sie es dann los. Gleitet das Gewebe sofort wieder zurück in die Ausgangsposition? Bei Leuten mit einem Flüssigkeitsdefizit, wie es gerade für Ältere typisch ist, bleibt diese Falte eine Zeit lang stehen.

- **Kontrollieren Sie Ihre Haut regelmäßig?** Leberflecke, Muttermale, Warzen und andere Pigmentstörungen müssen genau beobachtet werden, am besten von einem Hautarzt. Er kann erkennen, welches dieser Male entarten und sich zu dem gefürchteten *malignen Melanom*, einem besonders bösartigen Hautkrebs, entwickeln könnte. Bevor Sie also Kosmetikerinnen oder bleichende Mittel an solche Stellen heranlassen, sollten Sie unbedingt zum Facharzt gehen!

KAPITEL 6
MUSS ICH SCHÖN BLEIBEN?

den frühen Christen gab es Salbungen als besonderen Luxus und bei bestimmten Ritualen.

Bevor wir jetzt die Schönheitssüchtigen in eine Drogerie oder Parfümerie zu den Balsamen von heute begleiten, müssen sie sich gefallen lassen, dass wir sie einem strengen Verhör unterziehen.

Es macht nämlich nicht viel Sinn, wenn man Unsummen für Cremes und Lotionen ausgibt und gleichzeitig alles tut, um eine schöne, weiche, glatte Haut in eine Schrumpelschwarte zu verwandeln.

Die verführerische Welt der Kosmetika

Der Schritt durch die Tür einer Parfümerie führt uns jedesmal in ein Traumland. Die Gerüche, die glitzernden Stände, an denen sich Lippenstifte und Nagellacke präsentieren, die Spiegel, die perfekt geschminkten Verkäuferinnen – so unwirklich wie Feen – und dazu all diese geheimnisvollen Namen: *Trésor, Féminité du bois, Fahrenheit, Dark Blue, Opium, Zen* – Düfte aus Tausendundeiner Nacht, komponiert, um uns unwiderstehlich zu machen. (Warum muss Unwiderstehlichkeit eigentlich so teuer sein?) Und dann die goldenen und silbernen Dosen der Hautcremes! Mit Honig, Kaviar, Palmenöl, Aloe vera und Seide (Seide?), lauter edlen Substanzen, die Falten verschwinden und unsere müde Haut aufleben lassen werden. Zwar sind auf den

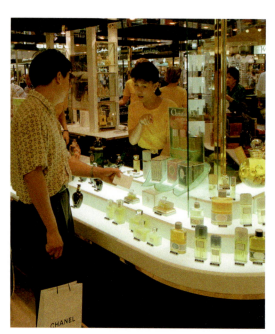

Verführerischer Glanz, betörende Düfte: Trauminsel Parfümerie

goldenen Schachteln auch noch ca. zwanzig Chemikalien aufgeführt, die man aber nicht gut lesen kann, weil man sie ganz winzig schreiben musste. Vermutlich, weil sie sonst nicht alle Platz gehabt hätten auf der Packung. Obwohl die auch schon fünfmal so groß ist wie das Töpfchen darin. Ach ja – und der Preis. Der ist natürlich hoch. Schließlich ist ja Kaviar in der Creme. Kaviar ist teuer, das weiß jeder.

Ach ja.

Die Marketingabteilungen, das Herz und Hirn der Kosmetikindustrie, werden von den kreativsten Köpfen der Branche geleitet. Entsprechend fantasievoll präsentieren sie ihre Produkte. Nämlich als unverzichtbare Mittel für all jene, die sich an der modernen Jagd nach Schönheit, Jugend und Glück beteiligen. Unverzichtbar heißt: Kaufen. Schönheit ist käuflich. Jugend ist käuflich. Glück ist käuflich. Jetzt. Hier. In dieser Parfümerie. Wer kann da widerstehen?

Was bewirken teure Kosmetika wirklich?

Wenn Hautärzte die Stirn runzeln

Was aber ist dran an all den Versprechungen? Können Cremes und Lotionen Falten vertreiben, Feuchtigkeit spenden und Zellen regenerieren?

Die Hautärzte sind da ziemlich hart in ihrem Urteil:
- Die meisten Produkte enthalten Glycerin, das Wasser anzieht. Das bewirkt – vorübergehend – eine gewisse Glättung der Hautoberfläche. Eine wirkliche Veränderung der Hautstruktur kommt dadurch nicht zustande.
- Die Regeneration der Zellen wird gefördert durch eine gute Durchblutung, und die wiederum durch viel Bewegung und frische Luft. Eventuell noch durch zarte Massagen. Irgendwelche wachstumsfördernden Substanzen können – und dürfen – gar nicht in Kosmetika enthalten sein.
- Hormone, zum Beispiel Östrogene, können den Wassergehalt der

KAPITEL 6
MUSS ICH SCHÖN BLEIBEN?

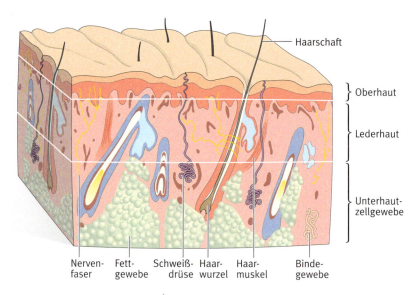

Schnitt durch die Haut. Sonne und Rauchen zerstören die feinen Strukturen der tieferen Schichten.

Haut verändern und diese fester und glatter erscheinen lassen. Aber auch Hormone darf man in Kosmetika nicht verarbeiten.
- Die Ernährung der Zellen erfolgt von innen. Das heißt, Ihre Haut spürt sehr wohl, ob Sie vitaminreich und chemiearm essen. Eine Ernährung von außen findet hingegen nicht statt.
- Bleiben Pflege und Schutz der Haut. Unter Pflege versteht man die Glättung der obersten Hornschicht, die durch Umwelteinflüsse rau und rissig werden kann. Und da sind eigentlich die meisten Pflegecremes, am besten solche mit Lichtschutz, empfehlenswert. Die Zusammensetzung der Creme sollte sich am Hauttyp orientieren, also daran, ob man eher trockene, empfindliche oder fettige Haut besitzt. Auch ein leichtes Make-up kann eine gute Schutzschicht gegen Wind und Wetter sein. Leute, die glauben, dass es das Beste für ihre Gesichtshaut sei, wenn sie gar nichts machen, die sozusagen an die absolute Natürlichkeit glauben, unterschätzen die Aggressivität von Sonne, Wind und Schadstoffen in unserer

Teure Kosmetika müssen nicht besser sein als billige.

Luft. Dass die teuersten Produkte nicht notwendigerweise die besten sind, ist bekannt. Man zahlt dann eben zusätzlich für den Markennamen, die Parfümierung und die raffinierte Verpackung. Und für das Vergnügen, sich etwas Edles gegönnt zu haben. – Das allerdings sollte man nicht gering achten.

Was darf es sein – Schälen, Schleifen, Ätzen, Glätten, Straffen oder Unterspritzen?

Die Bezeichnung »Schönheitschirurg« ist nicht geschützt. Jeder Arzt darf sich bei uns so nennen. Und selbst wenn jemand nachweisen kann, dass er Facharzt ist, zum Beispiel für Hautkrankheiten, Hals-Nasen-Ohren-Krankheiten, Kieferchirurgie oder für Plastische Chirurgie, dann sagt das noch nicht sehr viel über seine Fähigkeit, spezielle Verschönerungsoperationen perfekt zu beherrschen. Sogar ein Fachmann für Gesichtslifting muss nicht unbedingt ein toller Busenoperateur sein. Ästhetische Chirurgie, wie das Fachgebiet heißt, ist eine hohe Kunst, die außerordentliche Ansprüche an das handwerkliche Können, das Verantwortungsbewusstsein und das psychologische Geschick eines Arztes stellt. Die Zahl der Nichtskönner, die damit einen schnellen Euro verdienen wollen, ist leider hoch. Und entsprechend hoch ist die Quote der Enttäuschungen bei den Patienten. Von Verschandelungen und schweren Komplikationen einmal ganz abgesehen. Eine hundertprozentige Sicherheit gegen schlechte Ergebnisse bei Eingriffen jeder Art gibt es nicht. Auch nicht bei wirklichen Könnern. Man kann aber das Risiko minimieren, indem man nicht auf Marktschreierei und Angeberei von gewissen Kundenfängern reinfällt, sondern sich vorher so gut es geht informiert. Wie man das am besten macht, erkläre ich später noch (siehe Seite 138). Hier soll es jetzt zunächst um »harmlosere« Eingriffe, nämlich um die Veränderung der Hautoberfläche, gehen.

> Schönheitschirurgen müssen Künstler sein – sie sind es leider nicht immer.

KAPITEL 6
MUSS ICH SCHÖN BLEIBEN?

Alterungsvorgänge spielen sich vor allem in den unteren Hautschichten ab. Da, wo sich die elastischen Fasern, die Talg- und Schweißdrüsen befinden. Die Alterung beruht, wie überall im Körper, auf dem Nachlassen der Fähigkeit, alte Zellen durch neue zu ersetzen und beschädigte Areale wieder zu reparieren. Was davon sichtbar ist und vielen so großen Kummer macht, ist die Verminderung der Hautdicke und damit auch der Prallheit und Glätte der Hautoberfläche. Und natürlich die berühmten Falten, die wir zwar auch als Kinder und Jugendliche bei jedem Wechsel des Gesichtsausdrucks durch die Muskulatur produzieren, die aber beim Nachlassen von Elastizität und Festigkeit der Haut irgendwann einmal »stehen bleiben«. Reparieren kann man die Grundstruktur der Haut selbstverständlich nicht. Man kann nur die Beschaffenheit der Oberfläche verbessern und die Falten unterspritzen oder »lahm legen«. Folgende Verfahren werden angeboten:

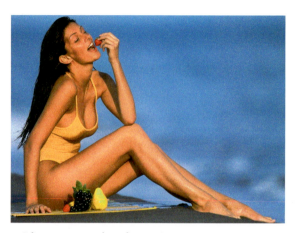
»Obst essen macht schön.« Stimmt.

Dermabrasio

Das Abtragen der obersten Hautschicht wird meist mit einer Diamantfräse durchgeführt. Die Selbstheilungskräfte des Körpers, die bei Verletzungen das Kommando übernehmen, erhalten dann die Nachricht »Riesige Wunde im Gesicht!« und versuchen, diese durch die Anregung des Zellwachstums sofort wieder zu schließen. Dadurch bildet sich zunächst ein Schorf, der in den folgenden acht bis zehn Tagen abfällt. Darunter hat sich die Hautoberfläche erneuert, kleine Fältchen und Unregelmäßigkeiten sind nicht mehr sichtbar.

Probleme: Die neue Haut ist meist wochenlang gerötet (in manchen Fällen auch über Monate) und sehr empfindlich. Man darf mindestens drei Monate lang nicht in die Sonne, auch nicht mit Sunblockern. Prinzipiell können bei zu tiefem Schliff oder bei Infektionen Narben entstehen.

Peeling

Die Ablösung der obersten Hautschicht durch chemische Substanzen – meistens verwendet man *Glykolsäure* – ist vergleichbar mit dem Abschleifen, nur handelt es sich hier um eine Verätzung. Je nach Konzentration der Säure betrifft die Verletzung der Haut (natürlich ist es eine richtige Verletzung!) entweder nur die oberflächlichen oder auch etwas tiefere Bereiche. Der Erfolg soll darin bestehen, die obersten verhornten Zellschichten zu entfernen und das Wachstum aus den tieferen Lagen anzuregen. Dadurch erhofft man sich eine Verminderung der kleinen Fältchen und eine Glättung der Hautoberfläche. Ein harmloseres Peeling (mit weniger konzentrierten Chemikalien) bieten auch Kosmetikinstitute an.

Probleme: Schuppungen und Juckreiz. Die Rötung der »neuen« Haut kann über mehrere Monate anhalten. Wichtig: Mindestens vier Monate lang nicht in die Sonne gehen, sonst kann es braune Flecken oder sogar Narben geben.

»Skin-Resurfacing« mit dem Laser

An Laserbehandlungen werden oft besonders hohe Erwartungen geknüpft. Im Grunde unterscheidet sich die Methode aber nicht so sehr von der Dermabrasio oder dem Peeling. Nur erfolgt das Abtragen der obersten Hautschichten hier durch Verdampfen der Zellen. Mit dem Laserstrahl, meist einem so genannten CO_2-Laser, lässt sich sehr präzise an bestimmten Stellen arbeiten – wenn man die Methode be-

KAPITEL 6
MUSS ICH SCHÖN BLEIBEN?

herrscht. Nichtskönner richten dabei schlimme Schäden an. Gleichzeitig erfolgt eine gewisse Straffung der Haut, weil die Kollagenfasern in der Hitze »zusammenschnurren«. Am besten geeignet für die Behandlung sind die Fältchen um die Augen und den Mund. Schäden durch Sonne, Narben oder Tätowierungen lassen sich ebenfalls mit Laserstrahlen entfernen.

Probleme: Die Behandlung des ganzen Gesichts ist ein großer Eingriff und muss in Vollnarkose durchgeführt werden; bei kleineren Stellen reicht meist eine örtliche Betäubung. Die Haut ist nach der Behandlung zunächst eine einzige Wunde und bleibt eine gewisse Zeit sehr empfindlich und anfällig für Infektionen. Danach ist sie meistens einige Monate lang gerötet. Konsequenter Sonnenschutz ist unabdingbar! Dennoch können sich Pigmentstörungen ergeben, vor allem bei Menschen mit dunklerer Haut.

Spezielle Faltenbehandlung

Ach, die schönen Falten! Manchmal verstehe ich nicht, warum Frauen ihre durch das Leben, durch Lachen, Zorn oder Anspannung ehrlich erworbenen Falten so sehr verachten. Und jetzt fangen auch schon die Männer damit an und glauben, in der Gesellschaft nicht mehr bestehen zu können, wenn sie über ihrem erfahrenen Körper nicht einen Kopf wie ein Babypopo spazieren tragen.

Es gibt zwei unterschiedliche Verfahren, um Falten verschwinden zu lassen: Einmal das Unterspritzen mit verschiedenen Bio-Substanzen oder das »Wegbügeln« durch eine Lähmung der Gesichtsmuskulatur.

- **Kollagen** wird seit vielen Jahren zum Auffüllen von Falten, zur Vergrößerung der Lippen oder zum Auspolstern der Wangen verwendet. Es wird aus der Haut von amerikanischen Rindern gewonnen – angeblich aus garantiert BSE-freien Beständen – und manchmal mit Zucker- oder Milchsäurekügelchen verstärkt. Dadurch soll die Wirkung länger als die sonst üblichen sechs bis acht

Monate anhalten. Wichtig ist, einige Wochen vorher testen zu lassen, ob man gegen die Substanz allergisch ist.
- **Eigenfett** aus den »Depots« an Bauch oder Po hat den Vorteil der guten Verträglichkeit, aber auch den Nachteil, dass es relativ rasch wieder abgebaut wird und dann eine neue Behandlung ansteht.
- **Hyaluronsäure** wird inzwischen von vielen Schönheitschirurgen geschätzt. Es wird wie Kollagen verwendet und eignet sich auch zur Unterpolsterung von Wangen, Hervorhebung von Backenknochen oder zur Lippenvergrößerung. Gute Verträglichkeit. Der Effekt hält ca. sechs bis neun Monate an.
- **Botox** oder Botulinumtoxin A, wie es offiziell heißt, ist derzeit der absolute Renner unter den Faltenkillern. Der Boom ist so groß, dass seriöse Ärzte dringend davor warnen, das Mittel in unqualifizierte Hände zu geben. Botulinumtoxin ist ein sehr stark wirksames Gift, das von einem Bazillus – *Clostridium botulinum* – produziert wird. Früher hat es damit häufiger tödliche Vergiftungen durch unzureichend konserviertes Fleisch oder Gemüse gegeben. Das Gift verhindert die Übertragung von Nervenimpulsen an die Muskeln und ruft dadurch schwerste Lähmungen, zum Beispiel der Atemmuskulatur hervor. Ein Hundertstel Milligramm im Essen oder drei Tausendstel Mikrogramm in der Blutbahn sind bereits tödlich. Inzwischen haben die Ärzte gelernt, die gefährliche Substanz zu bändigen, das heißt, sie in winzigsten Konzentrationen da einzusetzen, wo verkrampfte Muskeln gelockert werden sollen. Auch eine zu starke Schweißbildung kann man durch Injektionen mit Botox gut behandeln.

Aber zurück zu den Falten: Am besten funktioniert es bei den Zornesfalten über der Nase, bei den Querfalten auf der Stirn und den Falten zwischen Nase und Mundwinkeln. Werden die zuständigen Muskeln gelähmt, dann erscheint das Gesicht glatter und im Ausdruck freundlicher, sagen die Experten. Allerdings kann man dann die Stirn nicht mehr runzeln und auch die anderen Ausdrucksmöglichkeiten des Gesichts sind eingeschränkt. Wenn sich das Mienenspiel nach vier, fünf Monaten wieder normalisiert hat, dann sind auch die Falten wieder da und man muss die Prozedur wiederholen. In falschen Händen können Botox-Spritzen zur Lähmung von Augenlidern oder -brauen führen. Die Betroffenen sehen dann oft Doppelbilder oder leiden unter Trockenheit der Augen.

Bei stärkerer Faltenbildung, vor allem im Bereich von Wangen, Kinn und Hals kann ein befriedigendes Resultat nur durch eine Operation erreicht werden.

Schönheit als Leiden-schaft: Mit Skalpell und Fettabsauger

Gründe für die rasante Zunahme von Schönheitsoperationen dürften nicht nur der Trend zum perfekten Aussehen sein, sondern auch die immer besseren Methoden und die größere Sicherheit der Operations- und Narkosetechniken. Aber: Jede Operation und jede Narkose ist mit einem gewissen Risiko behaftet, eine Tatsache, über die Behandler die Patienten auch klipp und klar aufklären müssen. Das Risiko bezieht sich auf grundsätzliche Gefährdungen wie Herz-Kreislauf-Zwischenfälle während der Narkose, aber auch auf Störungen der Wundheilung durch Infektionen oder bei falschen Schnittführungen. Raucher und Diabetiker sind besonders gefährdet.

Von den vielen möglichen Techniken, die heute zur Verfügung stehen, um Gesicht und Körper zu vervollkommnen und Altersspuren zu reduzieren, möchte ich hier die wichtigsten vorstellen.

Facelifting

Die operative Straffung der Gesichtskonturen ist eines der ältesten Verfahren zur Beseitigung von Wabbelwangen, Truthahnhälsen und Tränensäcken. Was früher aber mit riesigen Schnitten (innerhalb der Haargrenzen) verbunden war, wird heute meist mit einer Kombination von kleineren Schnitten am und hinterm Ohr (manchmal zusätzlich am Kinn) und Schlüssellochtechniken (vor allem an der Stirn) durchgeführt. Man kann dabei nicht einfach das Hautgewebe nach hinten bzw. oben ziehen und wieder festzurren, sondern muss die obere Hautschicht erst einmal vorsichtig vom Unterhautgewebe ablösen. Dann wird »gestrafft«, das heißt, die

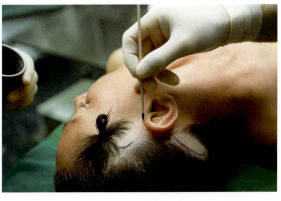

Schnittführung beim Gesichtslifting. Stirn und Kinn werden meist mit »Schlüsselloch-Technik« gestrafft.

überflüssigen Teile der Oberhaut werden entfernt, meist auch ein Teil des Unterhaut-Bindegewebes. Danach werden die beiden Schichten wieder zusammengefügt, das heißt, mit einem Spezialmittel geklebt und dann vernäht. Das klingt einfach, ist aber wirklich schwierig, denn der Operateur darf keine wichtigen Nerven verletzen, keine größere Blutung verursachen (was die Heilung behindern würde), und er muss dafür sorgen, dass die Wunde ohne größere Spannung heilen kann, sonst gibt es hässliche Narben. Vor allem aber muss er die späteren Gesichtskonturen so natürlich wie möglich gestalten. Dazu werden in manchen Fällen auch noch die Wangen mit Fett aufgepolstert, Fett am Kinn abgesaugt oder die Augenlider korrigiert. Der Fantasie der »bildenden Künstler« sind da keine Grenzen gesetzt.

Ein gelungenes Facelifting sieht man nicht! Man sieht danach nur besser aus.

Selbstverständlich kann man auch nur Teile des Gesichts, also Augenlider, Kinn oder Wangen korrigieren lassen. Gerade die Straffung der Augenlider gehört zu den häufigsten Schönheitsoperationen.

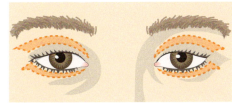

Schnittführung bei der Korrektur der Augenlider

KAPITEL 6
MUSS ICH SCHÖN BLEIBEN?

Goldmarie und Pechmarie

Bei einer anderen Methode werden Gore-Tex- oder Goldfäden unter der Haut gespannt. Mit ihnen lassen sich die Strukturen straffen und hochziehen. Der Körper empfindet die Fäden als fremdes Material und umspinnt sie nach und nach mit Bindegewebe. Gore-Tex kann allerdings Unverträglichkeitsreaktionen auslösen und muss dann wieder entfernt werden. – Pech für die Patientin.

Fett absaugen

Es klingt so verlockend: Keine Diät mehr, kein verzweifelter Blick zum Eisschrank, keine Wut, weil auch die neue Hose schon wieder spannt ...

Man legt sich einfach auf die Liege des Schönheitschirurgen, und wenn man wieder aufstehen darf, ist der böse Bauch weg, der Po wieder knackig und rund. Womöglich gleichen dann sogar die Oberschenkel denen, die man vor 20 Jahren einmal hatte.

So könnte es sein. Ist es aber nicht. Verantwortungsvolle Ärzte haben ein paar simple Regeln aufgestellt:

- Fett absaugen macht nur Sinn, wenn die Bauchhaut noch fest ist und nicht etwa wie eine Schürze nach unten hängt. In letzterem Fall wird eine operative Bauchdeckenplastik empfohlen. Je jünger der Patient oder die Patientin, desto wahrscheinlicher passt sich die Haut durch ihre Elastizität nach dem Absaugen dem neuen Umfang an.
- Große Speckmassen eignen sich überhaupt nicht für die Prozedur. Die besten Ergebnisse gibt es bei lokal begrenzten Problemen wie Kugelbäuchlein oder Hüftpolstern, sowie bei den »Reithosen« an sonst normalen Oberschenkeln.
- Die *Liposuktion*, wie die Methode im Fachjargon heißt, birgt auch Gefahren. Unschöne Narbenbildungen sind in einem guten Institut, das nach den neuesten Techniken arbeitet, weitgehend ausgeschlossen. Infektionen versucht man zu verhindern, indem man den

Patienten sechs bis acht Tage lang Antibiotika gibt. Eine Garantie gegen Infektionen ist dies allerdings nicht. Größtes Problem ist die Anästhesie, genauer gesagt, die große Menge eines lokalen Betäubungsmittels, das in die Aufschwemmflüssigkeit (siehe unten) hineingegeben wird. Patienten, die bereits eine Thrombose oder eine Embolie hatten, sollten unter keinen Umständen eine solche Fettabsaugung durchführen lassen, da immer wieder einmal tiefe Beinvenenthrombosen auftreten können. Eine weitere Gefährdung droht, vor allem wenn

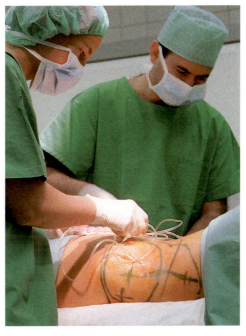

Schönheitschirurgen beim Fettabsaugen

größere Mengen abgesaugt werden sollen, durch die Wirkung des Betäubungsmittels auf Blutdruck und Herzschlag. Dabei ist es schon zu mehreren Todesfällen gekommen. Deshalb sollten sich nur wirklich gesunde Menschen dieser Behandlung unterziehen.

So wird es gemacht:
Die *Tumeszenz-Lokalanästhesie* – Tumeszenz heißt »Schwellung« –, die heute die Methode der Wahl bei Fettabsaugungen ist, besteht in der Zufuhr von einigen Litern gewebeverträglicher Kochsalzlösung, die man großflächig unter die Haut leitet. In der Flüssigkeit sind auch das Lokalanästhetikum und ein gefäßverengendes Mittel gelöst. Nach einer gewissen Zeit kann das so aufgeschwemmte Fettgewebe mit dünnen Röhrchen abgesaugt werden. Die Schmerzen danach werden unterschiedlich stark beschrieben. In jedem Fall muss man einige Wochen lang ein enges Mieder tragen. Gymnastische Übungen, ab ca. zwei Wochen nach der Operation verbessern das Ergebnis.

KAPITEL 6
MUSS ICH SCHÖN BLEIBEN?

Brustkorrekturen

Wenn eine Frau ihren Busen als hässlich empfindet, dann ist das ein echtes Problem für sie. Dabei spielt es leider keine Rolle, ob die Brust tatsächlich – nach allgemeinen Vorstellungen – unschön oder ob es eine nur eingebildete Unvollkommenheit ist. Einer Achtzehnjährigen wird niemand einreden können, ihr kleiner Busen sei wunderschön, wenn sie ständig mitbekommen hat, wie ihre Freundinnen stolz die prallen Möpse vorführen und die Freunde »Wow!« schreien. Das Argument, ein Riesenbusen würde relativ rasch welken, während ihre kleine, feste Brust dann noch immer bezaubernd wäre, wird sie nicht eine Sekunde lang interessieren.

> Die Brust ist geduldig – man kann alles Mögliche mit ihr anstellen.

Auch für ältere Frauen bedeutet ein nicht mehr perfekter Busen eine Verminderung ihres Selbstbewusstseins, da er eben Teil ihrer sexuellen Attraktivität ist und in der Liebe eine große Rolle spielt.

Die Problematik einer Krebsoperation und die Möglichkeiten der Wiederherstellung der Brust habe ich in meinem ›Gesundheitsbuch‹ ausführlich erläutert. Deshalb hier nur die Korrekturen, die die Ästhetische Chirurgie zur Verschönerung des gesunden Busens anbietet:

- **Bruststraffung**

Die meisten Chirurgen legen einen »Anker«-Schnitt, das heißt, einen bogenförmigen in die Brust-Umschlagsfalte, einen senkrechten von dort bis zur Brustwarze und einen kreisförmigen um den Warzenhof. Dadurch wird es einfach, überschüssige Haut zu entfernen, die Brustwarze schön hoch durch ein neues Loch in der Haut zu schieben und alles wieder glatt zu vernähen. Natürlich sieht man später die Narben. Aber normalerweise verblassen sie nach einigen Monaten.

- **Brustverkleinerung**

Bei besonders schweren Brüsten klagen Frauen nicht nur über ihre Unförmigkeit, sondern auch über starke Rückenschmerzen. Chirurgische Korrekturen sind dann oft auch aus medizinischen Gründen vernünftig (und werden manchmal sogar von der Kasse bezahlt). Die Prozedur verläuft ähnlich wie die Straffung. Allerdings wird der Arzt dabei nicht nur Haut, sondern auch Fett und Drüsengewebe mit entfernen. Zeichen einer

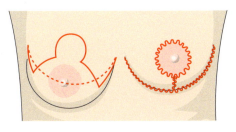

Bruststraffung: Ein halbmondförmiges Stück Haut wird entfernt, die Brustwarze nach oben verpflanzt.

gelungenen Operation ist die Symmetrie der Brüste danach. In letzter Zeit wendet man auch hier die Methode der Fettabsaugung an – angeblich mit recht guten Ergebnissen, wenngleich die Formgebung des Busens dabei nicht so gut zu beeinflussen ist.

- **Brustvergrößerung**

Die Möglichkeit, körpereigenes Gewebe zur Auspolsterung des Busens zu benützen, klingt zwar gut, ist in der Realität aber nicht immer ideal. Entweder entnimmt man das Material am Bauch oder am Gesäß, was aber dort ziemlich deutliche Narben hinterlässt. Oder man verwendet Fettgewebe, das

Lassen Sie vor einer Brustoperation unbedingt eine Mammografie zum Ausschluss einer Krebserkrankung durchführen!

vorher an anderer Stelle abgesaugt wurde. Doch dann steht man wieder vor dem Problem, dass das neue Gewebe im Busen mit der Zeit abgebaut wird oder dass sich Verkalkungen bilden. Damit aber begibt man sich der Möglichkeit einer späteren Krebsfrüherkennung durch die Mammografie, bei der es ja auf den Nachweis von winzigen Kalkspuren ankommt.

Deshalb bevorzugen fast alle ästhetischen Chirurgen die altbewährten Silikonkissen. Sie werden durch kleine Einschnitte unterhalb der Brust oder in der Achselhöhle eingeführt und zwischen Brustdrüse und -muskel geschoben und fixiert. Die Befürchtung, dass Silikon zu schweren Gesundheitsschäden führen könnte, ist wohl widerlegt. Es kann aber immer passieren, dass der Körper das

KAPITEL 6
MUSS ICH SCHÖN BLEIBEN?

Fremdgewebe mit einer starren Kapselfibrose umgibt. Dann fühlt sich die Brust so hart und unnatürlich an, dass man alles wieder herausnehmen muss.

Haartransplantationen

Was der Hängebusen bei der Frau, ist die Glatze beim Mann. Beide mindern Sexappeal und Selbstbewusstsein. Jahrzehntelang hat die Pharmaindustrie größte Anstrengungen unternommen, um Mittel zu entwickeln, die den natürlichen »androgenetischen« Verlust der Haarpracht vor allem an Schläfen und Stirn aufhalten könnten. Inzwischen gibt es dafür gerade mal zwei Medikamente: *Minoxidil*, Handelsname Regain®, ist eine Lotion zum Einreiben, die das Ausfallen der Haare zumindest eine Zeit lang verlangsamen soll. *Finasterid*, Handelsname Propecia®, ist eigentlich ein Mittel zur Verkleinerung der Prostata, das aber auch Wirkungen gegen Haarverlust gezeigt hat. Aber selbst die Hersteller bezeichnen das Präparat etwas kleinlaut als Hilfe für »frühe Stadien der androgenetischen Alopezie (= Haarverlust) bei Männern (...) Eine Wirksamkeit beim Zurückweichen des Haaransatzes (Geheimratsecken) wurde nicht nachgewiesen«. Dafür können als Nebenwirkung verminderte Libido und Erektionsstörungen auftreten.

Also vergessen Sie's.

Dafür haben die Schönheitschirurgen eine elegante Methode entwickelt, um den betrübten Männern mit der hohen Stirn zu helfen:

Sie entnehmen am Hinterkopf, wo die Haare meist noch dicht sind, einen Hautstreifen mit den dazugehörigen Haaren samt Wurzeln, zerteilen diesen Streifen in winzigste Stückchen mit je zwei bis vier Haaren (Fachausdruck *Mikro-Grafts*) und implantieren diese dann in kleine, unregelmäßig angebrachte Löcher oder Schlitze, die sie in die kahle Partie am Vorderkopf gestanzt haben. So wie ein Gärtner Krokuszwiebeln in ein Beet steckt. (Die Lücke am Hinterkopf wächst wieder zu.) Wenn sauber gearbeitet wurde, wachsen die meisten Haarwurzeln an und das Ganze sieht danach ziemlich natürlich aus. Nach vier, fünf Monaten kann man die nächste Portion umpflanzen. Sie merken aber schon: Die Sache nimmt viel Zeit in Anspruch und ist damit entsprechend kostspielig.

Übrigens: Die neu gepflanzten Haare sind, weil sie aus einem anderen Teil des Kopfes kommen, nicht mehr so empfindlich gegen die männlichen Hormone, die die ersten Haare so gnadenlos beseitigt haben.

Von Preisen und anderen Problemen

Was kosten all diese Verschönerungsoperationen? Und wie finde ich einen wirklich guten Fachmann? An diesen zwei Fragen hängt für viele die Entscheidung, ob sie eine Korrektur ihres Aussehens wagen sollen oder doch lieber nicht.

Tatsächlich gehen die Angaben über Preise bei den Experten ziemlich auseinander. Und ich denke, dass weniger seriöse Anbieter die finanziellen Möglichkeiten ihrer Klienten erst einmal kühl abschätzen, bevor sie Zahlen nennen. Selbstverständlich können im Lauf einer Behandlung immer einmal Umstände eintreten, die den Rahmen einer finanziellen Absprache sprengen. Sie sollten deshalb unbedingt auch eventuell nötige Korrekturen der Korrektur und ihren Preis vorher ansprechen.

Die Kosten für Verschönerungen bewegen sich zwischen ca. 350 Euro pro Botox-Spritze über Fettabsaugen am Bauch für ca. 5 000 Euro und Brustkorrekturen für 5 000 bis 8 000 Euro (siehe auch Tabelle Seite 143).

Die teuersten Ärzte sind übrigens nicht unbedingt die besten! Die billigsten allerdings auch nicht. Für Botox-Spritzen genügt es, wenn Sie sich einem guten Neurologen (die können meist sehr gut mit dieser Substanz umgehen) oder einem Hautarzt anvertrauen. Bei größeren Eingriffen wird es schwieriger. Dafür müssen Sie einen seriösen, begabten, geübten, verantwortungsbewussten und Ihnen sympathischen Schönheitschirurgen finden. Meiden Sie Leute, die sich

KAPITEL 6
MUSS ICH SCHÖN BLEIBEN?

strahlend in Illustriertenannoncen empfehlen! Hören Sie sich lieber im Freundes- und Bekanntenkreis um. Oft ahnt man nicht, wie viele Leute schon entsprechende Erfahrungen gemacht haben. Auch die Fachgesellschaften, zum Beispiel die Vereinigung der Deutschen Plastischen Chirurgen oder die Deutsche Gesellschaft Ästhetisch-Plastischer Chirurgen (Adressen Seite 143) geben Auskunft über ihre Mitglieder. So kommen Sie an Adressen von Ärzten, die zumindest eine solide Ausbildung haben. Mehr erfahren Sie dort allerdings nicht. Deshalb hier ein kleiner Fragenkatalog, den Sie ohne Hemmungen beim Erstgespräch mit Ihrem zukünftigen Verschönerer durchgehen sollten.

Fragen an Ihren Schönheitschirurgen

- **Ausbildung?** Hat er nach der eigentlichen Facharztprüfung zum Plastischen Chirurgen, zum HNO-, Hautarzt oder Kieferchirurgen noch eine zwei- bis dreijährige Zusatzausbildung für Schönheitschirurgie gemacht? Wo?
- **Wie viele Operationen** wie die geplante hat er schon durchgeführt? Wie viele pro Jahr? Ist dies sein Spezialgebiet? Oder eher ein anderes?
- **Wie beurteilt er Ihre Chancen**, durch den geplanten Eingriff auch das von Ihnen gewünschte Ergebnis zu erzielen? – Vorsicht, wenn er Sie lächelnd vom sicheren Erfolg zu überzeugen versucht, ohne Sie, Ihre Haut und Ihr Gewebe gründlichst untersucht und Sie nach Krankheiten, Ihrem Alkohol- und Zigarettenkonsum befragt zu haben.
- **Wie schätzt er Risiken und mögliche Komplikationen ein?**
Spricht er sehr offen und klar darüber? Oder bagatellisiert er diese Dinge als »total unwahrscheinlich«?
- **Interessiert er sich für die Motive,** die Sie zu einer Schönheitsoperation veranlassen? Erörtert er auch die Möglichkeit, die Sache bleiben zu lassen, nämlich dann, wenn Sie sich zu viel davon versprechen oder ein erhöhtes Risiko vorhanden wäre?

Achtung: Ziehen Sie die Sache bloß nicht durch, wenn Sie nach einem solchen Gespräch unsicher geworden sind! Konsultieren Sie lieber vorher noch einen anderen Experten!

Toll siehst du aus!

Hoffentlich habe ich Ihnen mit diesen Schilderungen der Details und Probleme der Schönheitschirurgie nicht zu viel Angst vor solchen Eingriffen gemacht. Denn selbstverständlich können die Ärzte auf diesem Gebiet auch außerordentlich viel Gutes bewirken. Beispiele: der 13-Jährige mit den abstehenden Ohren, der es vor der Behandlung nicht gewagt hat, ein Mädchen anzusprechen, weil er den üblichen Spott fürchtete. Oder die 19-Jährige mit einer Höckernase, die glaubte, trotz Traumfigur auf eine Model-Karriere verzichten zu müssen. Die junge Mutter, die brav ihre drei Kinder gestillt hat und jetzt ihren Busen wieder für andere Zwecke gebrauchen will. Oder der Schauspieler, der vor jeder Großaufnahme zittert, weil er weiß, wie gnadenlos die Kamera seine Falten zeigen wird. Und selbstverständlich haben gerade auch ältere Menschen das Recht auf Verschönerungen, wenn sie sicher sind, sich damit mehr Lebensfreude oder eine bessere Position an ihrem Arbeitsplatz zu erkaufen.

Überhaupt: Berufsmöglichkeiten und Aussehen. Hören Sie sich mal in großen Firmen um, welche Qualifikationen von Frauen verlangt werden, die es in die höheren Managementetagen schaffen wollen. Eine Bewerberin, die nicht mehr die Jüngste ist, vielleicht etwas rundlich und grauhaarig, hat wahrscheinlich keine Chancen. Auch wenn sie dreimal so gescheit, fünfmal so kompetent und zehnmal so erfolgreich ist wie der männliche Konkurrent (von dem man allerdings inzwischen auch erwartet, dass er einigermaßen fit und dynamisch aussieht). Eine »Visitenkarte der Firma« sollen die höheren Angestellten sein, heißt es da oft offiziell. In Wirklichkeit geht es um den längst verinnerlichten Grundsatz: *Jung und schön = erfolgreich*. Und diese Tendenz beeinflusst inzwischen zunehmend auch die Personalauswahl auf den unteren Ebenen. Kein Wunder also, dass die Verschönerungspraxen boomen, und die Fitnessstudios, die sich auf »Body-Shaping« spezialisiert haben, ihre Öffnungszeiten verlängern müssen.

KAPITEL 6
MUSS ICH SCHÖN BLEIBEN?

Nun gibt es eine Menge Leute, zu denen auch ich gehöre, die von dem ganzen Verschönerungsquatsch nichts wissen wollen. Zumindest nicht von den blutigen Methoden der Chirurgie. Die keine Lust haben, nach einem Lifting vielleicht glatt, aber nicht mehr wie sie selbst auszusehen. Denen die ehrlich erworbenen Zornesfalten sogar ganz gut gefallen, als nützliches Signal an die Umgebung: Vorsicht – ich bin nicht so sanft, wie ihr vielleicht denkt! Und die beschlossen haben, das nach all den Jahren von Gedanken, Freude, Leid und der Zeit geformte Gesicht so zu akzeptieren, wie es eben ist.

Seien Sie souverän! – Man muss nicht perfekt aussehen, um glücklich zu sein.

Viele dieser Leute haben von ihren Eltern vielleicht erfreuliche Gene geerbt, sodass sie auch noch mit 60 oder 70 Jahren toll aussehen. Andere besitzen womöglich nicht die Mittel, um die geforderten Wahnsinnspreise für eine Schönheitsoperation zu bezahlen. Und wieder andere führen ein so interessantes, erfülltes Leben, dass sie gar keine Zeit haben, sich über jedes neue Fältchen aufzuregen. Das sind die Glücklichen, die gelassen bleiben, wenn sie nicht mehr ganz so taufrisch aussehen wie früher. Und die sich nicht diesem Perfektionswahn unterwerfen, den der Zeitgeist ihnen diktieren möchte.

Für alle Interessierten habe ich hier ein paar Vorschläge, wie man billig und schmerzlos das normale Bedürfnis nach gutem Aussehen unterstützen kann.

Meine persönlichen Beauty-Tipps

1. **Korrigieren Sie das Licht in Ihrem Badezimmer.** Wenn Sie in Ihren Spiegel schauen, wollen Sie nicht wie Herr oder Frau Frankenstein aussehen. Weiches, diffuses Licht hilft Ihnen, sich auch nach Party-Nächten oder anderen Überstunden attraktiv zu finden. Und darauf kommt es an.
Nach Aufenthalten in Hunderten von Hotels kann ich Ihnen folgende Beleuchtung als ideal empfehlen: Je eine Lampe links und

rechts vom Spiegel, ungefähr 50 cm über Augenhöhe. Am besten sind kugelige oder eiförmige Beleuchtungskörper aus ungefärbtem Glas, in das viele kleine Tropfen oder Blasen eingeschmolzen sind. An denen bricht sich das Licht, der Effekt ist traumhaft.

Sie nennen das Mogelei? Und wollen lieber der Realität in die (müden) Augen schauen? Zum Teufel damit. Die gute Laune, die Ihnen ein erfreuliches Spiegelbild schenkt, macht Sie schöner als ein Dutzend Gesichtsmasken.

2. **Auch wenn Sie es morgens noch so eilig haben: Waschen Sie Ihre Haare.** Zumindest jeden zweiten Tag. Nichts hebt Ihre Stimmung und die der Leute, denen Sie begegnen, so sehr, als wenn Ihre Haare locker sind, schwingen und glänzen. Natürlich müssen Sie von Zeit zu Zeit Geld in einen wirklich guten Friseur investieren. Der Ihnen nicht nur einen Schnitt und womöglich eine Dauerwelle verpasst, die »möglichst lange halten« sollen, sondern der alles tut, um die Schönheit Ihrer Haare zur Geltung zu bringen. Das gilt übrigens für 30-Jährige genauso wie für 70-Jährige.

3. **Auch wenn Sie abends noch so müde sind: Reinigen Sie Ihre Gesichtshaut.** Und zwar gründlich mit einem milden Öl und anschließend ganz viel kaltem Wasser. Die Schadstoffe, die sich tagsüber in die feinen Poren der Haut legen, müssen entfernt werden. Danach eine Pflegecreme, je nach Hauttyp.

4. **Betrachten Sie Ihr Gesicht und entscheiden Sie sich für ein Detail darin, das Ihnen am besten gefällt.** Meistens werden das die Augen oder der Mund sein. Diesen speziellen Teil sollten Sie immer besonders betonen. Bei den Augen kann man mit Lidschatten interessante Hell-Dunkel-Effekte erzeugen. (Bestes Beispiel dafür war übrigens Greta Garbo, die in die Umschlagfalte ihrer Oberlider so dunkle Striche malte, dass die Augen wie aus geheimnisvollen Höhlen hervorleuchteten.) Mögen Sie Ihren Mund am liebsten, dann richten Sie mit raffinierten Lip-Linern, kühnen Farben und Glanzstiften die Aufmerksamkeit auf ihn. Auf keinen Fall sollten Sie beides, Augen *und* Mund, hervorheben. Das sieht billig aus.

KAPITEL 6
MUSS ICH SCHÖN BLEIBEN?

5. **Gewöhnen Sie sich an Heiß-Kalt-Duschen.** Nichts hebt die Lebensgeister so rasch wie Wechselduschen in der Früh, wobei Sie immer ganz lange das heiße, dann aber auch nicht allzu kurz das eiskalte Wasser »genießen« sollten. Keine Duschgels verwenden (die trocknen die Haut aus). Mit kalt aufhören, gründlich abrubbeln und den Körper mit einer guten Lotion eincremen. Fabelhaft fürs Immunsystem. Ersetzt fast die Sauna.
6. **Tun Sie was für Ihre Venen.** Gewöhnen Sie sich an – vor allem, wenn Sie gerne Hosen anziehen –, feste Stützstrümpfe zu tragen. (Im Sommer werden sie allerdings zu heiß sein.) Meist reichen solche, die gerade übers Knie gehen. Gute Marken erkennt man daran, dass sie nie in die Haut einschneiden. Wenn man den ganzen Tag unterwegs ist, womöglich noch ständig stehen oder sitzen muss, helfen diese Strümpfe dem Fluss des Venenblutes nach oben. Dadurch vermeidet man schwere, dicke Beine, verhindert Krampfadern und hält die Beine auf Dauer schlank.
7. **Die anderen Tipps kennen Sie bereits:** Viel Bewegung, gesunde, vitaminreiche Ernährung, kein Nikotin, viel Trinken, wenig Alkohol.
8. **Liebe macht schön, kein Zweifel.** Da sich die Liebe aber nicht immer herbeizaubern lässt, wenn man sie bräuchte, sollte man sich angewöhnen, sich selbst zu mögen. Diese Art der Zuneigung steht immer zur Verfügung und hilft dem Aussehen fast so sehr, als wenn man von seinem Liebsten angehimmelt wird.

TOLL SIEHST DU AUS!

Das kostet die Verschönerung

- Faltenbehandlung mit Laser, pro Zone   ca. 1 000 EUR
  Gesamtes Gesicht   4 – 5 000 EUR
- Faltenbehandlung mit Botox pro Spritze   ab ca. 350 EUR
- Faltenunterspritzung z.B. mit Kollagen   ab ca. 400 EUR
- Augenlid-Korrekturen   2 – 3 500 EUR
- Facelifting   7 – 10 000 EUR
- Brustkorrektur   5 – 8 000 EUR
- Fettabsaugen pro Zone (z.B. Bauch)   3 – 6 000 EUR
- Eigenhaar-Transplantation pro Sitzung   3 – 4 000 EUR

Dazu kommen meist noch Kosten für Narkose und eventuell für einen Klinikaufenthalt.

Weitere Auskünfte bei:

Vereinigung der Deutschen Plastischen Chirurgen
Bleibtreustraße 12a
10623 Berlin

Deutsche Gesellschaft für Ästhetisch-Plastische Chirurgie
Beiertheimer Allee 18b
76137 Karlsruhe

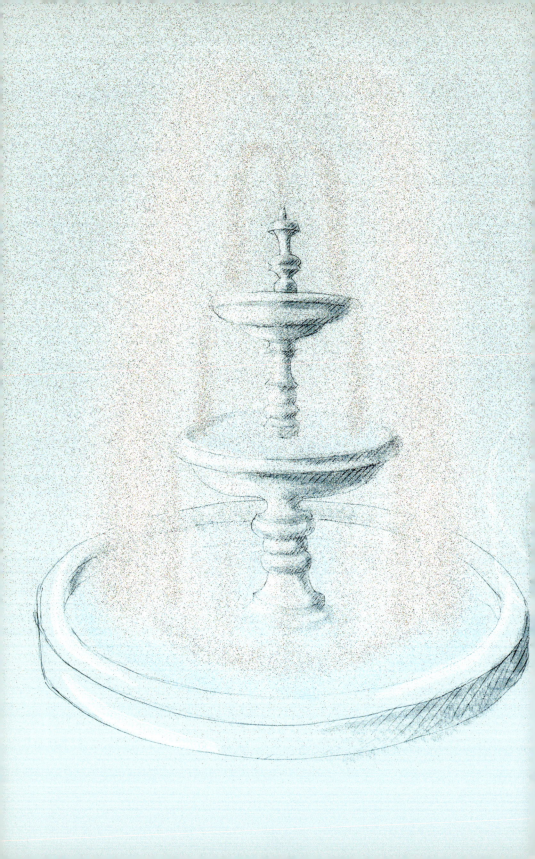

7

**Wellness zwischen Genuss und Geschäft:
Bringt die weiche Welle, was sie verspricht?**

▶ Von Ayurveda bis Yoga
▶ Innehalten in der Hektik des Alltags
▶ Welcher Wellness-Typ sind Sie?

KAPITEL 7
WELLNESS ZWISCHEN GENUSS UND GESCHÄFT

Da liegt man nun seit über einer Stunde unter dem weichen Laken in einem dämmrigen Raum. Mit geschlossenen Augen, umweht von Weihraucharoma und Rosenduft, lauscht dem monotonen Kling-Klang von tibetanischen Tonschalen, das heißt, eigentlich hört man überhaupt nichts mehr. Man ist längst versunken, abgedriftet in eine Art Nirwana und spürt kaum noch, dass die Hände der sanften Fee, die einen seit einer kleinen Ewigkeit massieren, jetzt die Muskeln am linken Fuß kneten und streicheln, immer wieder, immer ein wenig anders, bestimmt schon seit zehn Minuten. Ein einziger Wunsch formt sich im sonst abgeschalteten Gehirn: Es soll nicht aufhören!

Tut es aber doch, nach fast zwei Stunden, und danach hat man das Gefühl, irgendwie ein besserer Mensch geworden zu sein.

So viel zu meiner bisher einzigen persönlichen Erfahrung mit *Wellness*. In einem kleinen Hotel an der mexikanischen Pazifikküste, wohin mich Freunde für ein langes Wochenende eingeladen hatten.

Das hätte ich zu Hause auch haben können, werden Sie denken.

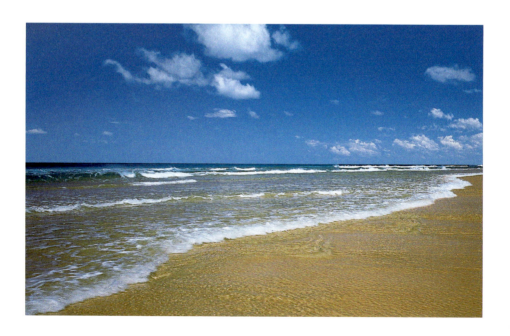

Stimmt. Seit Jahren schießen die Wellness-Tempel aus dem Boden, meist in Hotels, die sich damit einen neuen Kundenkreis erschließen wollen: Die weiche Welle des Wohlfühlens hat sich zu einer regelrechten Flut entwickelt. Entspannungsübungen, Aromatherapie, Massagen, Qigong, Körperpeeling, Heilfasten, Meditation, Thalassotherapie – es gibt nichts, was nicht angeboten wird an Behandlungen, die uns helfen sollen, dem Alltagsärger für Stunden oder Tage zu entfliehen. Dazu kommen die unzähligen Pülverchen und Öle, die Wohlfühl-Tees, die Masken und Düfte, die das neue Behagen auch in den häuslichen Bereich tragen sollen. Alles in allem ein Geschäft von gigantischem Ausmaß. Mindestens 20 Milliarden Euro setzt die Wellness-Branche pro Jahr allein in Deutschland um. Für die Anbieter all der Verwöhnprodukte scheint es sich also zu lohnen. Für die Konsumenten auch?

Innehalten in der Hektik des Alltags

Es ist wohl kein Zufall, dass die neue Wellness-Woge bei uns zu einem Zeitpunkt ankam, als zwischenmenschliche Beziehungen immer mehr vom Gebrauch der Ellenbogen, und die Atmosphäre am Arbeitsplatz zunehmend von Leistungsdruck und Mobbing geprägt waren. Dadurch kam vielen die Fröhlichkeit im Alltag abhanden, und der Frust wurde zum täglichen Begleiter. Die Wellness-Industrie mit ihren Versprechungen von Harmonie und Gelassenheit schien da die richtige Hilfe für die verspannten Gemüter zu bringen.

»Wellness«, sagt ein Lifestyle-Kritiker, »besteht zu neunzig Prozent aus Geschäftemacherei und zu zehn Prozent aus Hilflosigkeit der Leute. Vor allem Frauen glauben, sie könnten die Tretmühle, in der sie dank Berufsbelastung plus Familienstress stecken, durch das Begossenwerden mit Ayurveda-Öl für ein paar Momente anhalten.«

Ist das wirklich so?

KAPITEL 7
WELLNESS ZWISCHEN GENUSS UND GESCHÄFT

Guter Stress, böser Stress

Stress kann gefährlich sein.

Es gibt keinen Zweifel, dass wir gegen Dauerstress etwas unternehmen müssen, weil er uns sonst krank macht. Nicht der positive Stress. Den erleben wir, wenn wir zwar vor einer Fülle von Aufgaben stehen, aber überzeugt sind, sie mit Hilfe unserer Energie und Erfahrung bewältigen zu können. »Guter« Stress ist damit ein Motor für die Weiterentwicklung von Fähigkeiten, die es uns ermöglichen, eine Situation unter Kontrolle zu halten.

Hilfe! Wie krieg ich Beruf und Familie unter einen Hut?

Negativer Stress dagegen definiert sich durch das Gefühl der Ohnmacht. Wenn man unter ständigem Druck steht und dabei keine Chance sieht, die Dinge aus eigener Kraft in den Griff zu bekommen, wenn, mit anderen Worten, die Situation ausweglos erscheint, dann verspannt sich nicht nur die Seele, sondern auch der Körper. Ein solcher Druck kann zum Beispiel durch Mobbing am Arbeitsplatz oder Furcht vor Entlassung entstehen. Man hat nachgewiesen, dass negativer Stress tatsächlich besonders die Frauen trifft, die sich gezwungen sehen, zwischen Kindergarten und Schule, Arbeitsplatz und Einkaufen und nochmal Kindergarten und Haushalt und Ehemann und weiß der Himmel was sonst noch allem, irgendwie zu funktionieren.

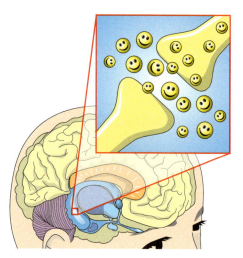

Tief im Inneren des Gehirns, im »limbischen System«, entstehen die Glücksgefühle.

INNEHALTEN IN DER HEKTIK DES ALLTAGS

Neues aus der Wissenschaft

Bei chronischer Überlastung kommt es zu einer länger anhaltenden Erhöhung von Stresshormonen im Blut, vor allem von Kortison. Eine Folge davon sind Funktionsstörungen wichtiger Organe des Körpers, die zu Dauerschäden führen können.

- Die **Blutgefäße**, besonders die Arterien, weisen unter Stress eine höhere Spannung auf. Das heißt, sie werden enger – ein Zustand, der auf Dauer zu erhöhtem Blutdruck und später zu Arteriosklerose führt.

- Die Funktion des **Immunsystems** wird durch den erhöhten Kortisonspiegel im Blut unterdrückt. So hat man nachgewiesen, dass die Zahl der wichtigen Immunzellen abnimmt, wenn Menschen unter geheimen Ängsten leiden oder sich hilflos und depressiv fühlen. Ein geschwächtes Immunsystem bedeutet aber nicht nur höhere Anfälligkeit für Infektionskrankheiten, sondern auch für Krebs.

- Im **Magen** verschiebt sich das Gleichgewicht zwischen der produzierten Magensäure, die man ja zur Verdauung braucht, und der schützenden Schleimschicht, die die Zellen der Magenwände davor bewahrt, selbst durch die Säure angegriffen zu werden. So können schmerzhafte Entzündungen und Geschwüre entstehen. Menschen, die »alles in sich hineinfressen«, also Konflikte nicht offen austragen, sind besonders gefährdet.
Außer der erhöhten Kortisonproduktion bewirkt chronischer Stress auch Belastungen des Nervensystems und da vor allem

- **Spannungskopfschmerzen**. Die dumpfen, wie ein eiserner Reif um Stirn und Nacken drückenden Schmerzen befallen fast immer Menschen, die sich durch ihre Lebensumstände chronisch überfordert fühlen.

- **Tinnitus**, also ständiges Rauschen oder Pfeifen im Ohr, steht in vielen Fällen in unmittelbarem Zusammenhang mit starken Anspannungen oder Ängsten. Er kann durch Verhaltenstherapie und andere belastungsmindernde psychologische Heilmethoden noch am besten behandelt werden.

- Klassisches Organ für die Stress-Krankheit ist der **Rücken**. Die Muskelspannung steigt, und Muskelgruppen im Nacken und an der Lendenwirbelsäule verkrampfen sich und blockieren Wirbel und Gelenke.

KAPITEL 7
WELLNESS ZWISCHEN GENUSS UND GESCHÄFT

Zeit zum Entspannen

Ich erinnere mich an einen meiner Patienten, einen Manager, der in einer bekannten Consulting-Firma an leitender Stelle tätig war. Er wirkte nach außen hin gelassen und souverän. Nur wenn man ihn besser kannte, entdeckte man an ihm Zeichen einer großen inneren Anspannung. Er hatte eine lange Leidenszeit durch immer wieder auftretende Entzündungen der Magenschleimhaut hinter sich. Mit damals neuen Medikamenten konnten wir dieses Problem sehr gut in den Griff bekommen, die Schmerzen traten nicht mehr auf. Dafür kam er aber eines Tages mit Symptomen in die Sprechstunde, die für ihn genauso schlimm gewesen sein müssen: Er klagte über plötzlich aufgetretene Ohrgeräusche, die ihn tagsüber und oft auch nachts quälten. Zusammen mit einer Psychologin fanden wir heraus, dass seine Position in der Firma und der gnadenlose Erfolgsdruck, unter den ihn sein Chef setzte, bei seinen Beschwerden eine entscheidende Rolle spielten. Daraufhin entschloss er sich, die Firma zu verlassen und einen Neuanfang zu wagen, um wieder mehr Ruhe und Gelassenheit in sein Leben zu bringen.

Damals entwickelten wir einen einfachen, aber wirkungsvollen Plan, der heute wie aus einem aktuellen Wellness-Programm zu kommen scheint (und der übrigens auch bei anderen Patienten gute Erfolge brachte):

Wir verabredeten, dass der viel beschäftigte Mann einen halben Tag in der Woche – und das war für ihn schon viel – weder seiner Firma noch seiner Familie noch sonst irgendjemandem zur Verfügung stehen würde. Kein Zeitplan, keine Termine, kein Telefon. Dieser halbe Tag gehörte ihm allein. Er durfte ihn nach Belieben ausfüllen. Mit Lesen, Wandern, Schwimmen, Massagen oder Fitness-Training, Golf, Musik hören oder einfach im Café – worauf er eben Lust hatte. Wichtig war, dass er sich treiben lassen konnte und keinen Gedanken an seine Probleme zuließ.

> INNEHALTEN IN DER HEKTIK
> DES ALLTAGS

Zwischen Himmel und Erde

Die Idee, von Zeit zu Zeit abzuschalten, dem Geist und dem Körper Ruhe zu gönnen, »die Seele baumeln zu lassen«, wie es so schön heißt, und nur die Sinne sanft zu stimulieren, ist nicht neu.

Im Laufe von Jahrtausenden haben gerade die fernöstlichen Kulturen – in China, Japan, Indien und Tibet – eine Kunst daraus entwickelt, die Menschen in einen Zustand der Harmonie mit sich und ihrer Umgebung zu versetzen. Im Mittelpunkt steht bei fast all diesen Methoden der Versuch, die Energie, die den Menschen belebt und seinen Körper und Geist durchdringt, bewusst werden zu lassen und auf die Organe zu richten, deren Funktionen in ein Ungleichgewicht geraten sind. Die reine Meditation, die auf der Fähigkeit zur Selbstversenkung beruht und Selbstheilungsprozesse in Gang setzen kann, wird ergänzt durch eine fast unüberschaubare Zahl anderer Techniken: heilgymnastische Bewegungsformen, Atemübungen, spezielle Berührungs- und Massagebehandlungen, Wasseranwendungen, Öle, Licht, Düfte, Klänge. Vieles davon hat oder hatte eine religiöse oder, besser gesagt, spirituelle Komponente, die uns Mitteleuropäern meist verschlossen bleibt.

> ... Und meine Seele spannte
> Weit ihre Flügel aus,
> Flog durch die stillen Lande,
> Als flöge sie nach Haus.
> *Joseph von Eichendorff*
> ›Mondnacht‹

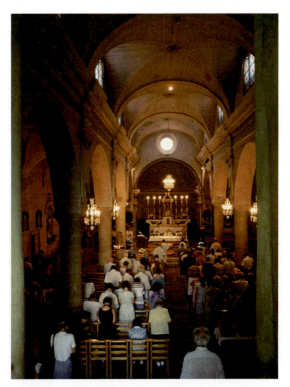

Religiöse Riten bedeuten auch Innehalten im Alltag.

KAPITEL 7
WELLNESS ZWISCHEN GENUSS UND GESCHÄFT

Dabei werden auch bei uns seit Jahrtausenden Rituale gepflegt, die die Versenkung des Menschen in sich selbst und das Strömen neuer Energien versprechen. Haben Sie einmal in einer dämmrigen Kirche einer katholischen Maiandacht gelauscht, dem monotonen Singsang der Litaneien, zum Duft von Flieder und Weihrauch? Da ist die Rede davon, dass die »Herzen erhoben« werden, dass Trost und Zuversicht einkehren werden in die Seelen der Menschen. Was das mit Wellness zu tun hat? Viel, meine ich, da es doch ebenfalls um ein Innehalten und um Heilung geht, wenn auch im übertragenen Sinn.

Von Ayurveda bis Yoga:
Seelentrost und Sinnesfreuden

Von Sprudelbädern und Walgesängen

Wellness hat also dem, der auf der Suche nach Bewusstseinserweiterung, nach seelischen Erlebnissen ist, jede Menge Mystik und geheimnisvolle Rituale zu bieten, wobei die Grenzen zu Esoterik, Humbug und Hokuspokus nicht immer klar zu definieren sind. Was sagt Ihnen zum Beispiel der Begriff »Liquid Sound Pool«? Hier die Definition: »Entspannung durch das Schweben des Körpers in 35 Grad warmem Salzwasser, gehalten von Schaumstoffkissen und begleitet vom Gesang der Wale.« Klingt das interessant für Sie?

Wem Walgesang, Farbtherapie und ähnliche psychedelischen Reize zu nebulös erscheinen, oder wem es hauptsächlich auf körperliche Regeneration ankommt, der wird sich aus dem breiten Angebot wahrscheinlich eher etwas aussuchen, das weniger Seelentrost, dafür aber mehr Fitness verspricht. Und auch diejenigen, denen es um die pure Sinnesfreude geht, dürften in der großen Auswahl etwas finden.

Nehmen wir an, Sie haben beschlossen, Ihre Sinne und Ihr Portemonnaie weit zu öffnen und sich von den Anbietern der Wellness-

VON AYURVEDA BIS YOGA:
SEELENTROST UND SINNESFREUDEN

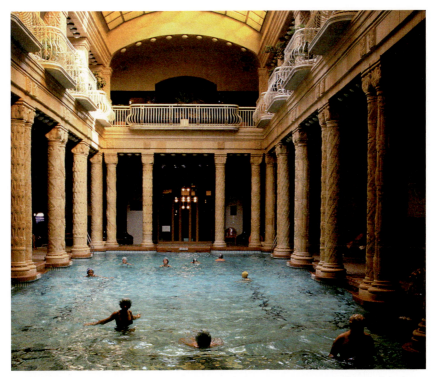

Die Kraft des Wassers und des Lichtes soll den Gestressten ein neues Lebensgefühl vermitteln.

Kultur verführen zu lassen. Dann sollten Sie als Erstes herausfinden, worauf es Ihnen ankommt. Und genau prüfen, was in den einzelnen Wohlfühl-Oasen angeboten wird. Sonst endet ein teures Wochenende womöglich mit Enttäuschung statt mit Erholung.

Welcher Wellness-Typ sind Sie?

1: Die Sportlichen

Sie sind relativ jung oder jung geblieben und fühlen sich gesund. Normalerweise wären Sie jetzt auf dem Mountainbike unterwegs. Aber an diesem Wochenende soll es mal was anderes sein. Also auf

KAPITEL 7
WELLNESS ZWISCHEN GENUSS UND GESCHÄFT

in ein Wellness-Hotel oder »Spa«. (Das Wort Spa kommt angeblich vom lateinischen *Sanus per aquam* – gesund durch Wasser – und bezeichnet die moderne Nachahmung antiker römischer Bäder, mit kalten und heißen Wasserbecken, Sauna, Fitness- und Ruheräumen.)

Geeignete Aktivitäten:

- **Aqua-Gymnastik**

Macht großen Spaß. Im brusthohen Wasser joggen, strampeln, stretchen, Ball spielen, Hanteln schwingen, hoch springen – die Konditionsübungen können ganz schön anstrengend sein, weil die Muskeln ja gegen den Widerstand des Wassers arbeiten müssen. Dafür werden die Gelenke und Bänder geschont.

Aqua-Gymnastik gibt es übrigens auch als Kurs an vielen Volkshochschulen.

- **Sauna**

Viele Varianten, je nach Ausstattung des Spa. Finnische Sauna, Dampfbäder, 40 Grad warme Aufwärmliegen (im so genannten *Tepidarium*). Manche Einrichtungen bieten dazu noch Ganzkörper-Packungen oder, im »Hamam«, dem traditionellen türkischen Bad, ein volles Programm mit Reinigungs-, Schwitz- und Ruheräumen. Übrigens: Ein gutes Wellness-Hotel sollte in allen Abteilungen genügend frische Handtücher, Mineralwasser und Obst bereit halten.

- **Massagen**

Außer Teil-, Ganz-, asiatischen und Fußreflexzonen-Massagen, um nur die gängigsten zu nennen, gibt es noch ungefähr tausend andere Varianten aus so ziemlich allen Ländern der Welt. Man sollte hier ruhig die Spezialität des Hauses ausprobieren. Oft arbeiten in den Abteilungen besonders ausgebildete Masseure und Masseurinnen aus exotischen Ländern.

> VON AYURVEDA BIS YOGA:
> SEELENTROST UND SINNESFREUDEN

2: Die Verspannten

Zu diesem Typus muss man all die Stress-Geplagten und Frust-Gequälten rechnen, die einfach mal raus und total abschalten wollen. Ihr Tag könnte anfangen mit einem

- **Bad in Meeresalgen**

Die *Thalassotherapie* (thalassa = Meer) nutzt die heilenden Kräfte des Meeres. An der Ost- und Nordsee (und natürlich auch am Mittelmeer, zum Beispiel an den Küsten Griechenlands, Frankreichs und Marokkos) gibt es mehrere Zentren, die die Kombination aus Algenpackungen, warmen Salzwasser-Sprudelbädern, Wasserstrahlmassagen, Atemübungen und Gymnastik anbieten. Eine sehr stark stimulierende Behandlung, die man, wenn auch in etwas dürftiger Form, sogar zu Hause in der Badewanne mittels Algen aus der Tube fortführen kann.

- **Reiki**

Eine japanische Form der Massage, bei der die Hände des Therapeuten »göttliche Energie« vermitteln sollen. Die Patienten verspüren angeblich eine wohlige Wärme in ihrem Körper, die Verspannungen und seelische Blockaden löst.

- **Autogenes Training**

Die Kunst, sich innerhalb von wenigen Minuten in einen völlig gelösten, tranceähnlichen Zustand zu versetzen. Man braucht allerdings mehrere Übungsstunden, bevor man die Technik beherrscht. Durch die Kontrolle des Atems und die allmähliche Entspannung aller Körperteile, von den Zehenspitzen bis zur Gesichtsmuskulatur, kann man willkürlich Probleme, Schmerzen und Verkrampfungen ausblenden. Nach einiger Zeit »erwacht« man dann wieder und fühlt sich erfrischt. Autogenes Training wird auch in vielen Volkshochschulen und Psychologen-Praxen gelehrt.

KAPITEL 7
WELLNESS ZWISCHEN GENUSS UND GESCHÄFT

- **Fußreflexzonenmassage**

Angeblich – die Schulmedizin ist da allerdings skeptisch – besteht eine direkte Verbindung zwischen bestimmten inneren Organen und der Fußsohle. Die Massage von genau definierten Zonen des Fußes soll über Nervenbahnen diese Organe und ihre Funktionen positiv beeinflussen. Aber man muss nicht an eine Wirkung auf Leber oder Nieren glauben, um diese Form der Fußmassage als äußerst angenehm zu empfinden.

3: Die Schmerzgeplagten

Wer sich schon am Morgen mit allen möglichen Zipperlein aus dem Bett wälzt; wer ständige Beschwerden im Rücken, an den Kniegelenken oder in den Schultern spürt; wer an Verdauungsstörungen oder an häufigen Atemwegserkrankungen leidet, der könnte die Gelegenheit nutzen, sich auf bewährte alternative Behandlungsweisen einzulassen. Manche zählen sie zu den Wellness-Methoden, auch wenn sie teilweise längst zur modernen westlichen Medizin gehören.

- **Akupunktur**

Wichtigste Voraussetzung für eine wirksame Behandlung ist die erstklassige Ausbildung des Therapeuten. Ein guter Akupunkteur braucht mindestens 350 Lehrstunden und weitere 800 in Traditioneller Chinesischer Medizin, um wirklich Herr seiner silbernen Nadeln zu sein. Vergewissern Sie sich also, bevor Sie eine Behandlung buchen, dass Sie nicht an einen Scharlatan ge-

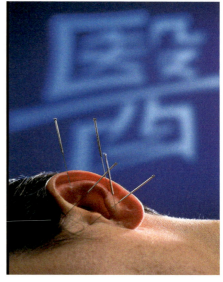

Akupunktur

VON AYURVEDA BIS YOGA: SEELENTROST UND SINNESFREUDEN

raten.[1] Akupunktur orientiert sich an den so genannten Meridianen, Kraftlinien, die nach der Vorstellung chinesischer Ärzte den Körper durchziehen und in denen seine Lebensenergie fließt. Wo der Energiefluss gestört ist, hilft der Stich der Nadeln, ihn wieder in Bewegung zu setzen. Westliche Wissenschaftler haben dabei die Wirkung auf entsprechende Gehirnzentren registrieren können, von denen dann vermehrt Botenstoffe, etwa das schmerzdämpfende *Endorphin,* ausgeschüttet werden.

- **Shiatsu**

Bei dieser japanischen Massagetechnik soll – ähnlich wie bei der Akupunktur – der Energiefluss im Körper harmonisiert werden. Nur tritt hier der Druck der Hände an die Stelle der Stimulation durch die Nadeln. Die Therapeuten arbeiten mit Fingerkuppen, Daumen, Handflächen, aber auch mit Ellenbogen und Knien. Angeblich nicht ganz so wirksam wie die Akupunktur, aber oft erfolgreich bei Verspannungen und Schmerzen.

- **Lymphdrainage**

Eine bewährte Massageart, die bei Bedarf auch verschrieben werden kann. Sie dient dazu, Gewebe zu entstauen und Stoffwechselabfall zu beseitigen, der sich zwischen den Muskeln und der Haut eingelagert hat. Sehr wirksam bei schweren Beinen und nach Brustoperationen.

- **Progressive Muskelentspannung**

Auch dies ist eine Technik, die im medizinischen Bereich angewandt wird. Speziell bei chronischen Schmerzen hilft das sowohl bei Psychologen als auch bei Physiotherapeuten trainierte langsame, bewusste Anspannen und Entspannen von ganzen Muskelgruppen, um das körperliche und seelische Gleichgewicht wiederherzustellen.

---

[1] Auskünfte über: SMS/Internationale Gesellschaft für Chinesische Medizin, www.tcm.edu

KAPITEL 7
WELLNESS ZWISCHEN GENUSS UND GESCHÄFT

• **Heubäder**
Das heiß-feuchte Heu lindert vor allem Gelenkschmerzen und entspannt die Muskulatur. Auch bei Atemwegskrankheiten empfohlen – sofern man nicht allergisch gegen Gräser ist!

• **Thalassotherapie**
Warmes salziges Meerwasser, angereichert mit Sauerstoff und Algen, sprudelt aus hunderten von Düsen und lässt vor allem die Atemwege freier werden. Gut auch für Haut und Muskeln.

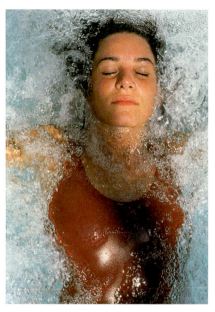
Im Sprudelbad

4: Die Sinnlichen

Wer im Nebel schwerer Düfte und im Licht wechselnder Farbspiele Entspannung findet, kann seine Sinne durch exotische Methoden aus Fernost oder Ozeanien anregen lassen. Über den nachhaltigen gesundheitlichen Nutzen schweigen sich die Experten aus. Aber angenehm ist es allemal ...

• **Aromatherapie**
Ätherische Düfte in Form von Nebeln, Badezusätzen oder Massageölen hüllen die Entspannungsuchenden ein. Meist kann man unter vielen Essenzen – Zitrus, Lavendel, Rosenblättern, Kräutern, Weihrauch oder Baumharzen – den persönlichen Lieblingsduft wählen.

• **Farblichttherapie**
Aus der Psychiatrie weiß man, dass Helligkeit oder Dunkelheit eine starke Wirkung auf die Produktion der Botenstoffe im Gehirn und

damit auf die Psyche ausüben. So therapiert man depressive Patienten, indem man sie mehrmals in der Woche in einen Raum bittet, wo starke Lampen gleißende Helligkeit verbreiten. Welche unterschiedlichen Wirkungen die einzelnen Farben des Sonnenspektrums auf unser Wohlbefinden haben, ist wissenschaftlich noch nicht eindeutig erforscht. Dass das Gehirn auf solche Farberlebnisse reagiert, hat man aber bereits bewiesen.

- **La-Stone-Therapie**

Eine Form der Massage, bei der heiße Lava- und eiskalte Marmorsteine nach einem bestimmten Muster und je nach Beschwerden eingesetzt werden. Die kühle Variante gilt Entzündungen in den Gelenken oder Muskeln, die warme der Entspannung.

- **Lomi-Lomi-Massage**

Von polynesischen Inseln soll diese Variante der Ganzkörper-Duftölmassage kommen, bei der die Muskeln mit starken Streichbewegungen bearbeitet werden. Wie alle exotischen Massagen dauert sie lange, oft über eine Stunde. Das macht auch Sinn, weil die Wirkung auf die Gehirnbereiche, die Glückshormone ausschütten, erst ca. 20 Minuten nach Behandlungsbeginn einsetzt.

5: Die Harmoniebedürftigen

Sie suchen etwas, das nicht nur ein Wochenende, sondern ihren Alltag verzaubert. Etwas, das ihrer normalen Existenz als Rechtsanwältin oder als Kuchenverkäuferin, als Sachbearbeiter oder Heizungstechniker etwas Glanz und Tiefe gibt. Etwas, das Stress abbaut, das Körperbewusstsein erweitert und die Seele befriedet.

- **Qigong**

Die Heilgymnastik Qigong (wird *Tschi-gung* ausgesprochen) gilt den Chinesen als die Methode, die den Geist erfrischt und die Energie wieder in die richtigen Bahnen lenkt. Die Punkte am Körper, die auch für die Akupunktur wichtig sind, werden durch Atemtechnik und langsame Bewegungsabläufe mit so schönen Namen wie »Wolkentor« oder »Sagenvogel« stimuliert. Damit bringt man das »Qi«, die Lebensenergie, wieder in Fluss. Tatsächlich haben auch westliche Ärzte Vertrauen zu der Methode gewonnen, da sie nachweislich den Blutdruck senken und das Immunsystem anregen kann. Fachleute sagen, dass 10 Stunden das Minimum sind, um die Kombination von Atmung und harmonischer Bewegung so weit zu erlernen, dass erste Erfolge spürbar werden. Millionen von Chinesen halten sich mit solchen täglichen Übungen fit – vielleicht demnächst auch Sie?

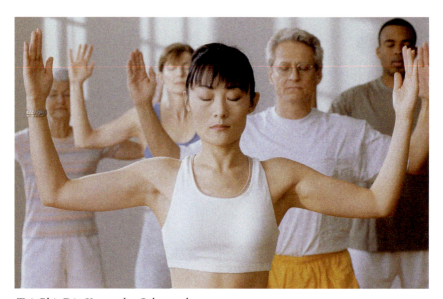

Tai-Chi: Die Kunst des Schattenboxens

- **Tai-Chi**

Ähnlich wie Qigong, also auch eine chinesische Form der Gymnastik. Sie ahmt die Rituale des fernöstlichen Kampfsports nach, in extrem langsamen, fließenden Bewegungen, sozusagen in Zeitlupe. Bei uns wird Tai-Chi auch als »Schattenboxen« bezeichnet. Es soll nach den gegensätzlichen Prinzipien von Yin und Yang ein ewiges Vor-

> VON AYURVEDA BIS YOGA:
> SEELENTROST UND SINNESFREUDEN

wärts und Rückwärts, ein Heben und Senken, ein Angreifen und Zurückweichen geben. Gut gegen Nervosität und Schlafstörungen. Ein sanftes, aber wirkungsvolles Training der Muskulatur, vor allem der Rückenmuskeln.

- **Yoga**

Hier wird es deutlich komplizierter, denn die schwierigen Bewegungs- und Atemübungen sowie die berühmten Yogastellungen erfordern ein langes, ziemlich intensives Training. Also keine Beschäftigung für ein Wohlfühl-Wochenende. Wer regelmäßig Yogaübungen macht, fördert seine Konzentrationsfähigkeit, stärkt seine Muskeln und Gelenke und hält die Wirbelsäule beweglich.

6: Die Bekümmerten

Abgesehen von einer Depression, die eine echte Krankheit ist und die man unbedingt behandeln sollte, sind Traurigkeit und seelische Tiefs etwas Normales, das zum Leben dazugehört. Dennoch: Der, den es trifft, braucht Zuwendung und Trost. Ob es ihm in einer solchen Situation gut tut, Zuflucht bei sanften Wellness-Methoden zu suchen, muss jeder selbst entscheiden. Die folgenden Angebote sollen jedenfalls mehr sein als ein flüchtiges Seele-Streicheln.

- **Meditation**

Die Kunst des In-sich-selbst-Versenkens kommt aus dem Hinduismus und Buddhismus und sollte ursprünglich zu einer intensiven Selbsterkenntnis des Menschen führen. Durch die tiefe Konzentration weg von den Problemen oder Schmerzen des Alltags, hin zu einem Bewusstseinszustand, der Körperfunktionen nur noch ahnen lässt und dafür den Geist in den Mittelpunkt stellt, gelingt es, Ruhe zu spüren und Kraft zu schöpfen. Ich habe in meinem Bekanntenkreis miterlebt, wie ein schwer Krebskranker mit Hilfe von Meditationsübungen nicht nur auf alle Schmerzmittel verzichten, sondern auch mit größter Ruhe und Leichtigkeit sterben konnte.

KAPITEL 7
WELLNESS ZWISCHEN GENUSS UND GESCHÄFT

Selbstverständlich hilft Meditation auch gegen weniger ernste seelische und körperliche Leiden. Man kann die Technik allerdings nicht von heute auf morgen erlernen und man braucht dazu einen guten Lehrer.

- **Ayurveda**

Die über 3000 Jahre alte indische Heilkunst besteht aus einem ganzen System von Therapien. Sie beruht auf der Annahme, dass Lebensweise, Ernährung und seelische Befindlichkeit in einem Gleichgewicht sein sollten. Durch eine individuell verordnete Kombination von Reinigungskuren, Medikamenten aus speziellen Heilpflanzen und Mineralien, Massagen und Ernährungsumstellung sollen körperliche Störungen und psychische Probleme beseitigt werden. Die normale Behandlung dauert ca. zehn Tage. Man kann aber auch nur einen Ayurveda-Nachmittag mit Massage, Öl-Stirngüssen und einer Ganzkörperpackung buchen. Auch das soll angeblich schon eine intensive Produktion von körpereigenen Glückshormonen auslösen.

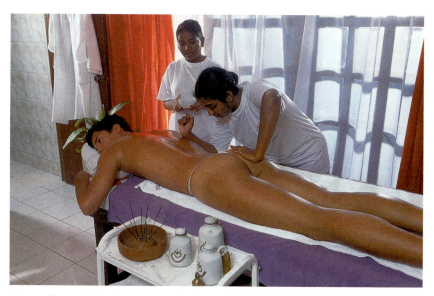

Ayurveda verbindet Massagetechniken mit Beratungen über Ernährung und Lebensweise.

VON AYURVEDA BIS YOGA: SEELENTROST UND SINNESFREUDEN

7: Die Schönheitssucher

Ein Wochenende für die Schönheit – welche Möglichkeiten tun sich da auf! Hier ist die Wellness-Bewegung so richtig in ihrem Element. Whirlpool, Gymnastik, Ernährungsberatung, Gesichtsmasken, Maniküre, Pediküre, Massagen – die Liste ist lang, die Erwartungen sind gewaltig, die Preise meist auch. Hier noch ein paar Spezialitäten:

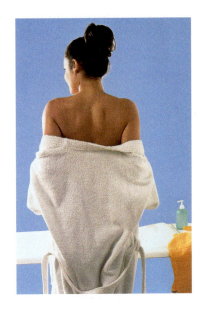

- **Kleopatrabad**
Milchpulver und ätherische Öle verwandeln gewöhnliches Badewasser in eine sanfte, samtige Flüssigkeit, die als zarte Schicht auf der Haut haftet, wenn man dem Bad entsteigt. Eine schöne Abwechslung zu den Duschgels, die man vielleicht sonst verwendet und die die Haut so unangenehm austrocknen.

- **Peeling**
Von der obersten Hautschicht werden die abgestorbenen Zellen mithilfe von Luffaschwämmen, groben Sandkörnern, Öl und Salz vorsichtig abgerubbelt. Die darunter liegende Haut fühlt sich dann jung und weich an. Es kann Rötungen geben, die aber meist nach ein paar Tagen verschwinden.

- **Body-Wrapping**
Der ganze Körper wird mit Algen oder Fango bestrichen und dann in warme Tücher gepackt. Nach dem Schwitzen folgen lauwarme Güsse. Anschließend soll man 15 Minuten ruhen.

- **Cellulite-Behandlung**
Spezielle Massagetechnik, die auf das Unterhaut-Zellgewebe gerichtet ist und die ungeliebte Orangenhaut glätten soll.

KAPITEL 7
WELLNESS ZWISCHEN GENUSS UND GESCHÄFT

Was darf ich, wenn ich sechzig bin?

Selbstverständlich spricht nichts dagegen, dass Sie sich wie eine Zwanzigjährige in ein Kleopatrabad gleiten lassen – sofern Sie nicht zu lange im heißen Wasser bleiben, weil Sie dadurch Ihren Kreislauf zu sehr belasten. Aber eigentlich würde ich diese passiven Plantschereien den Jüngeren überlassen. Auch Massagen sind vielleicht angenehm, bringen Sie gesundheitlich aber nicht weiter.

Die idealen Programme für ältere Menschen sind die, die ein gemäßigtes körperliches Training mit Atemübungen verbinden und dabei Gelenke und Wirbelsäule nicht überlasten.

- Wassergymnastik ist hervorragend, weil die Muskeln stark gefordert werden und sich dabei kräftigen können. Die Gewichtsverminderung durch das Wasser schont Rücken, Hüft- und Kniegelenke. Gilt auch als Vorbeugung gegen Osteoporose.
- Qigong ist die ideale Heilgymnastik, gerade auch für Ältere. Durch die ruhigen, kontrollierten Bewegungen werden Körperblockaden gelöst, die Atemtiefe nimmt zu, sodass bis zu 20 Prozent mehr Sauerstoff ins Gewebe gelangt. Blutdruck und Immunsystem werden positiv beeinflusst. Da die chinesische Gymnastik auch an Volkshochschulen gelehrt wird, ist sie für jedermann und jedefrau zugänglich.
- Die Thalassotherapie mit ihren Jet-Duschen, Algenpackungen und Sprudelbädern ist gut für Atemwege und Gelenke, kann aber Herz und Kreislauf überfordern. Besser vorher den Arzt fragen!

Schöner? Jünger? Glücklicher?

Wird man durch Wellness schöner?

Schwierige Frage. Nein, ich fürchte, schöner wird man nicht, wenn man einen Tag im Beautyclub verbringt. Vermutlich *fühlt* man sich dann schöner – und das ist ja eigentlich das Wichtigste.

Wird man jünger?

VON AYURVEDA BIS YOGA: SEELENTROST UND SINNESFREUDEN

Sicher nicht dadurch, dass man den häuslichen Stress gerade mal ein Wochenende lang hinter sich lässt. Auch wenn man sich danach wie neugeboren vorkommt. Um tatsächlich eine fühlbare Erneuerung des Körpers zu erreichen, muss man sich dazu entschließen, Wellness in den Alltag zu integrieren. Das heißt, sich zum Beispiel täglich Zeit für Atemübungen und Heilgymnastik zu nehmen.

Wird man ärmer?

Mit Sicherheit. Wellness ist personalintensiv und daher teuer. Die Hotels haben heftig in ihre Spa-Abteilungen investiert und wollen jetzt Rendite sehen. Und die unzähligen duftenden Mittelchen, die man Ihnen so dringend zur häuslichen Nachbehandlung empfiehlt, kosten obendrein ein Vermögen.

Wird man glücklicher?

Kommt drauf an. Die Erkenntnis, die einen überfällt, wenn man im heißen Heu döst oder mit kühlen Marmorsteinen bearbeitet wird, lautet ja zunächst: Hey, es gibt noch etwas anderes im Leben als Gefordert-Sein und Funktionieren in einer verdammt kalten Welt. Auch die Glückshormone, die der Körper beim Fitnesstraining oder bei einer der langen asiatischen Massagen ausschüttet, empfinden manche als ganz neu, als Vorgeschmack auf die Gefühle, die man regelmäßig haben könnte, wenn – nun ja, wenn man seine Lebensgewohnheiten verändern würde: nicht mehr rauchen, bewusster essen, weniger Alkohol trinken und mehr auf den eigenen Körper hören. Tatsächlich haben viele Leute durch solche Wohlfühl-Erlebnisse wieder ein Gespür für ihre eigentlichen Bedürfnisse bekommen und eine neue Gelassenheit in ihren Alltag gebracht. Bei ihnen zumindest hat sich das teure Wellness-Programm gelohnt.

Vielleicht fragen Sie sich, warum ich nach meinem wunderbaren mexikanischen Massage-Erlebnis nicht ständig in Wellness-Oasen zu finden bin. Ich fürchte, ich bin mehr der aktive Typ. Ich fühle mich besser, wenn ich täglich mit meinen beiden Hunden über die Hügel oder am See entlanglaufe. Das hält mich fit und schützt vor Herz-Kreislaufkrankheiten und Osteoporose. Die Glückshormone gibt es dabei gratis.

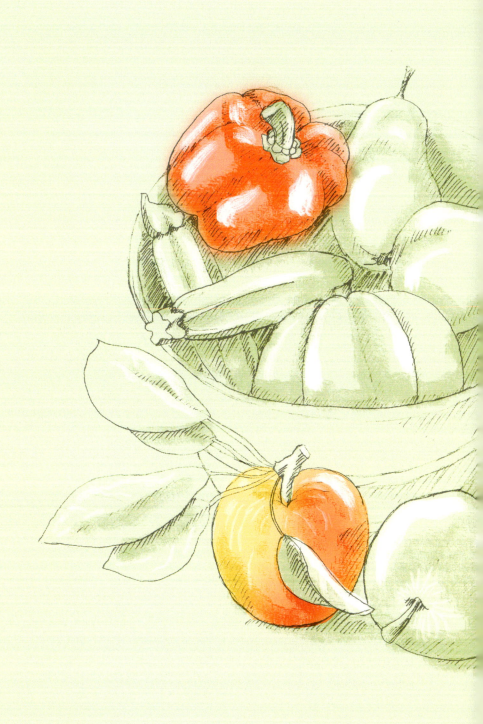

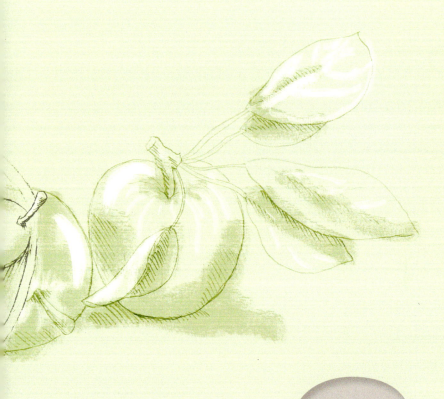

8

Gesund essen – nichts leichter als das, nichts schwerer als das

- In der Chemie-Falle
- Wer jung bleiben will, muss sich richtig ernähren
- Gesundheit für Feinschmecker
- Was brauche ich an Vitaminen?

KAPITEL 8
GESUND ESSEN

Sie wollen sich und Ihre Familie gesund ernähren? Gut so! Aber machen Sie sich darauf gefasst, dass das keineswegs so einfach ist. Oder besser gesagt: Sie werden es nur schaffen, wenn es Ihnen gelingt, den Angriff der Nahrungsmittelindustrie auf Ihre Essgewohnheiten abzuwehren. Die Chancen dafür stehen nicht gerade günstig.

Ich denke, wir alle – auch die Ärzte – haben viel zu lange ignoriert, welche Bedeutung die Ernährung für unsere Gesundheit hat, und wir haben zugelassen, dass das Wissen um normale, gesunde Essgewohnheiten verdrängt wurde von so fragwürdigen Werten wie »Bequemlichkeit« oder »Zeitersparnis« oder »Verbraucherfreundlichkeit« und wie die Schlagworte alle heißen, die unseren kollektiven Verstand vernebelt haben. Denn seien wir ehrlich – wir stellen unsere Mahlzeiten meist nicht mehr aus frischen Zutaten mit ihrem natürlichen Gehalt an wichtigen Nährstoffen und Vitaminen zusammen, sondern sind mehr und mehr dazu übergegangen, Fertigprodukte als wohlschmeckend, praktisch und preiswert zu akzeptieren und unseren Hunger damit zu stillen.

Vorsicht, Falle: Der schöne Schein trügt

Industrienahrung hat sich stetig und unaufhaltsam den Weg in die Regale der Supermärkte und auch der Tante-Emma-Läden erkämpft. Wie tausendarmige Kraken eroberten die Produkte in den bunten Verpackungen die Kioske der Schulen, die Küchen der Restaurants und die Tische und Teller der Familien (die der Singles sowieso). Heute überziehen diese aggressiv beworbenen, in den meisten Fällen aber minderwertigen, chemiebeladenen Waren das ganze Land – und jedes Jahr kommen tausende von neuen Angeboten dazu. Sie füllen die Einkaufstaschen, sie füllen die Mägen und nebenbei haben sie sich auch noch fest in die Köpfe der Erwachsenen und der Jugendlichen gefressen. Wieso? Weil sie deren Geschmackssinn geprägt

VORSICHT, FALLE:
DER SCHÖNE SCHEIN TRÜGT

haben. Gehen Sie mal mittags in der Nähe einer Schule in einen Supermarkt und beobachten Sie die Zehn- bis Sechzehnjährigen, wie sie in der Pause nach Chips-Tüten, nach Pommes frites, nach Schokoriegeln, Cola und anderen Softdrinks greifen. Kein Wunder: Ihre Geruchs- und Geschmacksnerven haben längst die charakteristischen Aromen der Fertigwaren – fett, süß, künstlich – als »prima« im entsprechenden Zentrum ihres Gehirns programmiert. Wenn sie Hunger haben, versuchen sie automatisch, dieses gespeicherte Geschmacksmuster zu befriedigen. Äpfel oder Vollkornbrote? Darauf haben sie keine Lust. Richtig: Keine Lust, denn gerade das Lustgefühl, der Appetit, wird ja gesteuert von den bisher als positiv bewerteten Sinneserfahrungen. Deshalb sprechen Experten bei diesem Verhalten sogar von einer Art Abhängigkeit, einer Sucht also. Und natürlich ist den Herstellern der Fertigwaren nichts lieber, als Abhängigkeit von ihren Produkten zu erzeugen.

Macht Industrienahrung süchtig?

Dazu kommen die fabelhaften Marketingmethoden der Industrie: Sportidole, lachende Kids und glückliche Kühe, freundliche Familien, verliebte Paare strahlen uns in den 30-Sekunden-Spots im Fernsehen an. Sie alle scheinen uns sagen zu wollen, dass Pizza X oder Tüten-

---

Neues aus der Wissenschaft

Im Rahmen einer Studie hat man 7- bis 12-jährigen Kindern jeweils zwei Becher mit Fruchtjoghurt vorgesetzt. Im einen war industriell gefertigter »Fruchtjoghurt mit Erdbeeren«, wobei die darin enthaltenen »Erdbeeren« natürlich keine echten Erdbeeren, sondern aus Fruchtmark, Verdickungsmitteln, künstlichen Aromen und Farbstoff imitierte »Fruchtstücke« waren. Das Ganze war noch dazu kräftig gezuckert und mit Konservierungsstoffen haltbar gemacht. Im anderen Becher befand sich reiner Naturjoghurt, in den man frische Erdbeeren geschnitten hatte. Die Kinder sollten sagen, was sie für schmackhafter und besser hielten.
Mit wenigen Ausnahmen entschieden sie sich für das Industrieprodukt und nannten als Begründung dieser Wahl Begriffe wie »echter«, »frischer«, »natürlicher«.
So viel zur Programmierung unserer Geschmacksnerven.

KAPITEL 8
GESUND ESSEN

Tütensuppe gegen Familienstreit?

suppe Y diese Wunder an Spaß und Harmonie bewirken kann. Selbstverständlich ist niemand so naiv, das für bare Münze zu nehmen. Doch im Unterbewusstsein setzt sich der erwünschte Effekt fest – Produkt X hat was mit Glücklichsein zu tun –, und so greifen wir beim nächsten Einkauf dann doch ins entsprechende Regal, denn glücklich sein will schließlich jeder.

Lebensmittel-Designer kennen keine Skrupel

Ich will nicht bestreiten, dass es nicht auch Hersteller von Fertigwaren gibt – meist sind es kleinere Firmen –, die seriös arbeiten, das heißt, anständige Produkte aus einwandfreien Zutaten anbieten. Die irgendwie noch eine Art von Berufsethos besitzen und an die Ernährungsbedürfnisse der Käufer denken. An die Käufer denken die großen Lebensmittelkonzerne natürlich auch. Aber auf andere Weise. Oder dachten Sie im Ernst, die Multis stellten ihre Waren her, um Sie gesund zu ernähren? Ich fürchte, es geht da um etwas ganz anderes: Um die Zufriedenheit der Aktionäre, also um den größtmöglichen Umsatz und Gewinn. Und den erreicht man, wenn Sie, die Kunden, immer mehr von diesen Waren kaufen. Und damit Sie sie kaufen, müssen sie billig sein, schön ausse-

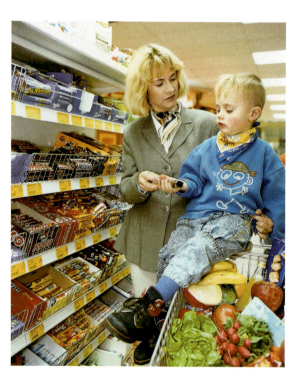

Industrienahrung hat sich durchgesetzt.

hen, gut riechen und mit allen Werbetricks der Welt vermarktet werden, also mit Fußballhelden und Heile-Welt-Familien und Omas Spitzentüchlein überm Deckel – kurz, mit allem, was der Käufer mit positiven Gedanken verbindet.

Das mit dem Schön-Aussehen und Gut-Riechen ist kein Problem. In den riesigen Labors der Konzerne weiß man, welche chemischen Stoffe gemixt werden müssen, um Erdbeer- oder Himbeeraroma oder den Geruch von frischer Leberwurst perfekt zu imitieren (für den Himbeergeschmack nimmt man übrigens oft Extrakt von Holzölen). Genauso einfach ist es, ein lang anhaltendes, schönes, scheinbar natürliches Aussehen der Ware mit chemischen Mitteln zu erreichen – die Lebensmittel-Ingenieure erweisen sich darin als wahre Künstler. Etwas schwieriger dürfte die Preisgestaltung sein, denn Verpackungs- und Werbekosten sind verdammt hoch. Und so bleibt für den eigentlichen Inhalt eben nur noch – »Junk«: Ein vitamin-, nährstoff- und ballaststoffarmes Etwas, von dem man in vielen Fällen besser nicht so genau wissen sollte, woraus es besteht. Sonst würde einem der Appetit vergehen.

Tatort Schule

Inzwischen sind die Konkurrenzverhältnisse zwischen den Lebensmittelkonzernen ziemlich angespannt und die Vermarktungsmethoden noch ein wenig rauer geworden. Deswegen sollten Sie sich nicht wundern, wenn man Aktionen, wie sie aus den USA gemeldet werden, demnächst auch bei uns versucht:

Eine Schule am Rand einer 20 000-Einwohner-Vorstadt im District New York. Es ist Pause. Die Kinder laufen zum Kiosk, um sich etwas zum Trinken zu holen. Milch? Kakao? Obstsäfte? Mineralwasser? Alles Fehlanzeige. Es gibt ab sofort nur noch eine bestimmte süße Limonade, in drei Geschmacksrichtungen. Sonst nichts. Nach ein paar Tagen fragen einige Eltern nach. Die Direktorin windet sich ein wenig. Ja, es täte ihr zwar Leid, und ihr sei klar, dass die Kinder

KAPITEL 8
GESUND ESSEN

und Jugendlichen eigentlich etwas Gesünderes bräuchten, aber sie habe keine Wahl – sie befolge nur die Anweisungen der Behörde. Die Nachfrage bei der Schulbehörde ergibt folgende Situation: Die Getränkefirma XY hat eine höhere Summe für dringende Renovierungsarbeiten an der Schule gespendet. Man kann jetzt endlich auch den Hof pflastern und ein paar Blumentröge aufstellen. Einzige Bedingung der Firma: Auf dem Schulgelände dürfen als Getränke nur noch die von ihr produzierten Limonaden angeboten werden.[1]

> **Kinder müssen Milch trinken, um feste Knochen zu bekommen.**

Neues aus der Wissenschaft

Übergewicht bei Kindern wird in den USA, inzwischen aber auch bei uns, als ein ganz großes künftiges Problem für die Gesundheit der gesamten Bevölkerung angesehen. Dicke Kinder werden dicke Erwachsene – so das eindeutige Fazit aus vielen Untersuchungen. Oft braucht man aber gar nicht bis zum Erwachsenenalter zu warten, um die ungünstigen Auswirkungen falscher Ernährung hautnah zu erleben. Diabetes, Gelenkbeschwerden und Kreislaufkrankheiten beginnen in immer früherem Alter.
Ursache dieser Entwicklung ist zum einen Bewegungsmangel, zum anderen aber die Ernährung mit zu viel Fast Food. In großen Studien in England und Australien hat man festgestellt, dass es vor allem auch die stark zuckerhaltigen Softdrinks wie Cola, Fanta und andere Limos sind, die große Mengen von zusätzlichen Kalorien liefern und damit die Fettbildung begünstigen – ohne dass dabei auch nur die geringste Menge an Nährstoffen in den Kinderkörper gelangt.

Also: Gebrauchen wir unsere Intelligenz und denken wir darüber nach, was wir, was unsere Kinder essen sollten. Auch im Hinblick auf das Ziel, möglichst lange gesund zu bleiben. Denn wie soll man noch im Alter feste Knochen haben, wenn sie in der Jugend nie wirklich fest geworden sind? Weil man da statt kalziumreichen Milchprodukten die Limonaden und Colas bevorzugt hat, die neben dem er-

---

[1] Details: Marion Nestle: Food Politics, University of California Press, Berkeley, Los Angeles, London, 2002

> VORSICHT, FALLE:
> DER SCHÖNE SCHEIN TRÜGT

wähnten Zucker ausgerechnet auch noch Mengen von knochenfressenden Phosphaten enthalten. Oder: Wie soll man sich im höheren Alter davor schützen, hohen Blutdruck zu bekommen, wenn man bereits mit 15 Jahren stark übergewichtig ist? Übergewicht, siehe oben, ist das sicherste Mittel, um an Hochdruck und Diabetes zu erkranken.

Arme alte Dame, armer alter Herr

Natürlich sind nicht nur die Jugendlichen Opfer der neuen Ernährungsgewohnheiten. Genauso schlimm trifft es die älteren Leute.

Als ich noch im Krankenhaus arbeitete, haben wir im Bereitschaftsdienst oft alte Leute aufgenommen, die gestürzt waren, die Herzprobleme oder sonstige akute Leiden hatten. Es war manchmal erschreckend zu sehen, in welch schlechtem Zustand viele dieser Menschen bei uns eingeliefert wurden: schlaffer Körper, graue Haut, aufgedunsener Leib, Hände und Füße schlecht durchblutet. Die Diagnose war ganz klar: Die Patienten litten unter einer schweren Mangelernährung, ein Zustand, der mit ihren akuten Problemen nichts zu tun hatte. Wenn wir die Angehörigen darauf aufmerksam machten, zeigten die sich dann regelmäßig erschüttert. Die Patientin oder der Patient, sagten sie, bekäme eine gute Rente und hätte sich selbst bestens versorgen können. Aber wenn man nachfragte, was so eine alte Dame oder ein alter Herr zu sich nahm, dann kam eben heraus: kein frisches Gemüse, kein Salat, kaum Obst, dafür Fertiggerichte, Wurstbrote ... Wir haben dann sogar eine wissenschaftliche Arbeit gefunden, die bewies, dass 60 Prozent aller Patienten über 70 Jahre, die in stationäre Behandlung kommen, Zeichen einer schweren Fehlernährung zeigen: Vitaminmangel, ungenügende Versorgung mit Spurenelementen wie Zink, Selen, Magnesium, dazu meist noch ein Mangel an Flüssigkeit. Die Betroffenen wissen nicht, dass sie sich durch die falsche Zusammensetzung ihrer Nahrung selbst um Jugendlichkeit und Gesundheit bringen.

KAPITEL 8
GESUND ESSEN

Sage mir, was du isst, und ich sage dir, wie alt du wirst ...

Älter werden heißt nicht nur, dass ein paar – lächerliche – Falten im Gesicht zu sehen sind. Es heißt auch, dass der Körper verschiedene Funktionen mühsamer und langsamer bewältigt. Das betrifft fast alle Organe. Einige aber sind besonders gefährdet und an ihnen zeigt es sich, ob jemand biologisch alt ist oder nicht. Am stärksten betroffen sind das Immunsystem, die Blutgefäße, vor allem aber die Zellen selbst.

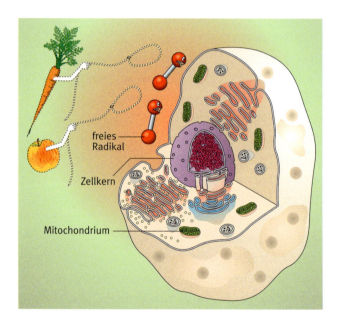

Freie Radikale sind Abfallprodukte des Zellstoffwechsels. Obst und Gemüse helfen den Zellen, sich davon zu befreien.

Freie Radikale – die Zellenmörder

Jede unserer Milliarden von Körperzellen arbeitet selbstständig, obwohl sie erst zusammen mit anderen ihre jeweilige Aufgabe in der Haut, im Herzmuskel, im Gehirn oder wo auch immer erfüllen kann.

SAGE MIR, WAS DU ISST, UND ICH SAGE DIR, WIE ALT DU WIRST

Das bedeutet, dass sie neben dem Zellkern, der die genetischen Informationen enthält und die Funktion der Zelle steuert, eigene kleine Kraftwerke besitzen, die Mitochondrien. In ihnen werden Nährstoffe und Sauerstoff in Energie verwandelt. Bei dieser Umwandlung entstehen allerdings Abfallprodukte, die so genannten freien Radikale, aggressiver Müll, der die Zelle schädigt, ihre Sauerstoffaufnahme verhindert und sie zum vorzeitigen Altern und Absterben bringt. Je mehr die Nahrung, die ein Mensch zu sich nimmt, mit Chemie belastet ist und je stärker der Körper Umweltgiften – auch dem Nikotin – ausgesetzt ist, desto größer wird die Zahl der freien Radikale und desto schwieriger ist es für die Zellen, sich von ihnen zu befreien.

> **Das biologische Alter, nicht das Geburtsdatum zählt.**

Wir haben allerdings die Möglichkeit, unsere Körperzellen regelmäßig zu »entrümpeln« und sie wieder frei atmen zu lassen, und zwar durch unsere Ernährung. Frische Gemüse, Salate, Obst, hochwertiges Pflanzenöl und Nüsse enthalten die Stoffe, die besonders gut als »Antioxidanzien«, also als Radikalenfänger, wirken: die Vitamine C und E. Darüber hinaus stecken in ihnen auch noch so genannte sekundäre Pflanzenstoffe: *Flavonoide, ß-Carotin, Lykopin* (der rote Tomatenfarbstoff), *Phenolsäuren*. Alle diese Substanzen helfen den Zellen nachweislich, besser mit den schädlichen Stoffwechselprodukten fertig zu werden, und verhindern dadurch das vorzeitige Absterben der Zelle. Der Körper bleibt also durch die bewusste Ernährung länger jung.

Nun könnten Sie auf die Idee kommen, sofort in die nächste Apotheke zu laufen, um große Mengen dieser Vitamine einzukaufen. Halt! – Das funktioniert nicht! Nach den neuesten wissenschaftlichen Erkenntnissen ist es nämlich offensichtlich die *Kombination* von natürlichen Vitaminen und diesen anderen Pflanzenstoffen – allein von den *Flavonoiden* kennt man über 4000 verschiedene! –, die die segensreiche Wirkung auf die Zelle entwickelt.

> **Gemüse, Obst und Pflanzenöle halten die Zellen jung.**

KAPITEL 8
GESUND ESSEN

Tut mir Leid, Sie müssen also schon in den Gemüseladen gehen und sich dort mit frischen Produkten der Jahreszeit eindecken! Und im Feinkostgeschäft nebenan besorgen Sie sich grünen Tee und eine Flasche Rotwein. Tee und Wein (und Schokolade!) enthalten nämlich ebenfalls größere Mengen von Flavonoiden.

> *Erkenntnis Nummer eins: Natürliche Vitamine und andere Pflanzenstoffe beseitigen freie Radikale und halten die Zellen gesund!*

Das Immunsystem stärken

Ein anderer Grund für das biologische Altern eines Menschen hängt mit seinem Immunsystem zusammen. Sie wissen, dass man in höheren Jahren durch Infektionen stärker gefährdet ist. Influenza – die bösartige Grippe –, Lungenentzündungen oder Gürtelrose treffen vorwiegend Menschen mit einer nicht mehr ganz »kompetenten«, also geschwächten Immunabwehr. Das Gleiche gilt für Krebserkrankungen, die ja auch im Alter deutlich zunehmen. Die Forscher sind überzeugt, dass das Krebsrisiko ebenfalls etwas mit der Immunsituation zu tun hat: Bei jeder Zellteilung im Körper können fehlerhafte neue Zellen entstehen und im Alter ist die Rate der abnormen und möglicherweise bösartigen Zellen höher. Im Normalfall sorgt das Immunsystem in seiner Eigenschaft als »Körperpolizei« dafür, dass solche Exemplare sofort vernichtet werden, bevor sie anfangen zu wuchern. Wenn die körpereigene Abwehr schwach geworden ist oder ganz versagt, dann haben die Krebszellen gewonnen und können ihr Zerstörungswerk beginnen.

Falsche Ernährung bedeutet für ältere Menschen also auch, dass ihrem Immunsystem die Stoffe fehlen, die es dringend braucht, um das ganze Arsenal von Waffen – Signalzellen, Killerzellen, Antikörper und vieles andere – ständig bereitzuhalten.

> **SAGE MIR, WAS DU ISST,
> UND ICH SAGE DIR, WIE ALT DU WIRST**

Diese Stoffe braucht Ihr Immunsystem

- **Vitamin A**
  Enthalten in Milch- und Milchprodukten, Eiern, Fisch- und Pflanzenölen, Leber, roten und gelben Gemüsen (Karotten!)
- **Vitamin C**
  Enthalten in fast allen Gemüse- und Obstarten, vor allem in Zitrusfrüchten, Kiwis, Paprika, Brokkoli
- **Vitamin E**
  Enthalten in Pflanzenölen (vor allem Weizenkeim- und Olivenöl), Vollkorn, Nüssen, Paprika, Milch, Fisch
- **Vitamin B 6**
  Enthalten in Sojabohnen, Walnüssen, Vollwertgetreide, Milch, Gemüse, Hülsenfrüchten, Fisch
- **Vitamin B12**
  Enthalten in Milch, Käse, Eiern, Fleisch, Leber, Fisch
- **Selen**
  Enthalten in Vollkornprodukten, Avocados, Fleisch, Fisch
- **Zink**
  Enthalten in Meeresfrüchten, Fleisch, Eiern, Käse, Vollkorn
- **Ungesättigte Fettsäuren**
  Enthalten in Pflanzenölen, Fisch (siehe auch S. 179)

Wiederum sind es vor allem die Vitamine und sekundären Pflanzenstoffe aus frischem Obst und Gemüse, die gebraucht werden. Neben den schon erwähnten Vitaminen C und E benötigt gerade der ältere Organismus noch die Vitamine A, B6, B12 sowie Selen, Zink und ungesättigte Fettsäuren.

Wichtig ist natürlich auch, dass man das Immunsystem nicht auf andere Weise schädigt, also durch Chemie in der Nahrung, Rauchen, zu viel Alkohol, langes Sonnenbaden, zu wenig Schlaf, zu wenig Bewegung oder durch Stress und Lärm.

Erkenntnis Nummer zwei: Ein funktionierendes Immunsystem schützt vor Infektionen und Krebs. Die Bausteine für seine Waffen müssen wir ihm liefern.

KAPITEL 8
GESUND ESSEN

Ernährung und Gefäßkrankheiten

Im Kapitel »Die fünf Säulen der Jugendlichkeit« ist davon die Rede, welche Bedeutung die Blutgefäße für die Versorgung aller Organe mit Sauerstoff und Nährstoffen haben (siehe Kapitel 2, »Die fünf Säulen der Jugendlichkeit«, Seite 32ff.). Und davon, dass die Gesundheit dieser Blutgefäße – der Arterien – über die Jugendlichkeit eines Menschen entscheidet.

Auf keinem Gebiet der Medizin ist in den letzten Jahrzehnten so intensiv geforscht worden wie über die Ursachen für die erschreckend hohe Zahl von Herz-Kreislauf-Krankheiten in den Industrieländern und über die Tatsache, dass mehr Menschen an kranken Blutgefäßen, das heißt an Herzinfarkt und Schlaganfall sterben als an allen anderen Leiden, Krebs eingeschlossen. Die intensive Forschung hat sich gelohnt: Seit Jahren ist der Trend rückläufig und die Zahl der Herztoten – obwohl noch immer viel zu hoch – nimmt in Amerika und auch bei uns ab. Was ist geschehen?

In der Natur gibt es wahre Wundermittel.

Die Wissenschaftler haben uns bewiesen, dass wir durch unseren Lebensstil entscheidend dazu beitragen können, dass unsere Blutgefäße jung und elastisch bleiben. Zu den Maßnahmen, die sie empfehlen, gehört vor allem auch die bewusste Ernährung. Und dabei vertrauen sie auf zwei »Wundermittel«:

- die »antioxidative« Kraft von Gemüsen, Vollkorn, Früchten, Nüssen und
- die positive Wirkung von Pflanzenölen und Fisch auf den Cholesterinspiegel und auf Entzündungsvorgänge in den Gefäßen.

Das ist gar nicht so kompliziert, wie es zunächst den Anschein hat:

Bestimmte Vitamine und Pflanzenstoffe helfen den Zellen, sich von dem Müll zu befreien, den Stoffwechselvorgänge dort hinterlassen. Nun sind die Zellen, die die Innenseite der Blutgefäße auskleiden – die Endothelzellen – ohnehin sehr belastet. Man kann sich das gut vorstellen, denn in den Arterien herrscht ja ein hoher Druck, dem

SAGE MIR, WAS DU ISST, UND ICH SAGE DIR, WIE ALT DU WIRST

> ### Von guten und bösen Fetten
>
> »Gesättigt« und »ungesättigt« hat nichts mit Hunger oder Sattheit zu tun. Es ist der biochemische Ausdruck für geringe Unterschiede in den Molekülen der Fettsäuren, der wichtigsten Bestandteile unserer Nahrungsfette. Durch ihre kleinen Verschiedenheiten rufen sie im Körper aber eine jeweils ganz andere Wirkung hervor.
>
> **Bitte merken:** »Ungesättigte« Fettsäuren sind **gesund**, weil sie den Cholesterinspiegel senken und Entzündungsprozesse bekämpfen. Man findet sie, wie gesagt, in Pflanzenölen, in Walnüssen und in Fischen. »Gesättigte« Fettsäuren, die den Hauptbestandteil von Fett in Fleisch- und Milchprodukten ausmachen, sind **ungesund**, weil sie das Cholesterin im Blut vermehren.

die Wände ständig ausgesetzt sind. Die Vitamine C und E und die dazugehörigen Pflanzenstoffe scheinen nicht nur die Widerstandskraft dieser Wandzellen zu stärken, sondern auch zu verhindern, dass sich Cholesterinteilchen an diesen Zellen festsetzen. So wirken sie der gefürchteten Arteriosklerose entgegen.

Man weiß schon seit langem, dass in Ländern, die um das Mittelmeer herum liegen, Gefäßkrankheiten bedeutend seltener vorkommen. In vergleichenden Studien nach dem Motto: »Was essen die – was essen wir?« erkannte man, dass Mittelmeeranrainer weniger Fleisch, viel weniger Butter, fetten Käse, Wurst und Schinken – das heißt, generell viel weniger tierische Fette – verzehren, dafür aber viel mehr Fische und Pflanzenöle, vor allem Olivenöl. Die chemische Analyse der entsprechenden Nahrungsmittel bestätigte: Fleisch- und Milchprodukte sind reich an so genannten gesättigten Fettsäuren, während in Olivenöl, Rapsöl, Sonnenblumen- und Maiskeimöl, aber

Die besonders gesunden Omega-3-Fettsäuren sind in Fischöl enthalten.

> *Erkenntnis Nummer drei: Blutgefäße kann man vor Arteriosklerose schützen – man muss sich nur klug ernähren.*

KAPITEL 8
GESUND ESSEN

auch in fetten Fischen vor allem *ungesättigte Fettsäuren* vorkommen. Als Nächstes untersuchten die Wissenschaftler die Wirkung der mediterranen Ernährung auf Menschen mit erhöhtem Herzinfarktrisiko, und siehe da – im Vergleich zu »normal« Ernährten blieben sie länger gesund. Seither gilt als erwiesen, dass die »Mittelmeerdiät« vorbeugend gegen Herz-Kreislauf-Krankheiten wirkt.

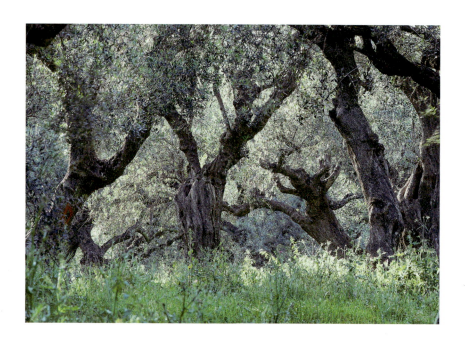

Die Mittelmeerküche: Gesundheit für Feinschmecker

Der berühmte Pianist Wladimir Horowitz, der in New York lebte, 86 Jahre alt wurde und fast bis zu seinem Lebensende noch Konzerte geben konnte, soll angeblich an jedem Tag des Jahres das Gleiche gegessen haben: Gedünstete Seezunge, Blattspinat mit Olivenöl und Reis. Ein wenig eintönig, meinen Sie? (Viel-

> DIE MITTELMEERKÜCHE:
> GESUNDHEIT FÜR FEINSCHMECKER

leicht ist es ja nur eine Legende. Vermutlich bekam der Maestro zumindest hin und wieder auch andere Köstlichkeiten aufgetischt.) Mit dieser »Diät« aus Fisch, Pflanzenöl und Gemüse, also einer mediterranen Ernährung, lebte er aber ziemlich genau nach den Empfehlungen, die heute als Vorbeugung gegen Alterskrankheiten gelten. Zumal er sich mit seinem Klavierspiel ja auch noch regelmäßig körperlich betätigte.

Leicht, lecker, liebevoll zubereitet

Genau genommen handelt es sich bei der Mittelmeerdiät gar nicht um eine Diät, sondern um eine eher lockere Ansammlung von Ernährungsvorschlägen, die sehr leicht umzusetzen sind und nichts mit Entbehrung oder Kasteiung zu tun haben. Es ist im Speiseplan auch nichts verboten, nur verschieben sich Zutaten und Zubereitung von den mitteleuropäischen Essgewohnheiten mit ihren oft deftigen, kalorienreichen Gerichten hin zu einer leichteren Küche.

Die Auswahl der einzelnen Lebensmittel beruht auf den Traditionen der sonnenbegünstigten südeuropäischen Länder. Am beliebtesten, auch am billigsten, war dort immer schon das, was das Meer, die Olivenhaine und die Gemüsegärten lieferten. Zudem ist die mediterrane Küche so vielfältig wie die Geschmäcker und Überlieferungen all der unterschiedlichen Völker, die sich um das Mittelmeer angesiedelt haben. So liefert Zypern andere Rezepte als Spanien oder Italien, und selbst in Italien liegen Welten zwischen dem, was man in Ligurien und dem, was man auf Sizilien serviert.

Allerdings: Das Essen muss *frisch* zubereitet werden. Man kann nicht einfach etwas industriell Vorgekochtes in die Mikrowelle schieben. (Auch nicht die angeblich so köstliche Pizza oder Fertig-Pasta aus der Fernsehwerbung.) Dadurch ist gewährleistet, dass wirklich hochwertige Zutaten verwendet werden und die Gerichte ohne chemische Zusätze bleiben.

KAPITEL 8
GESUND ESSEN

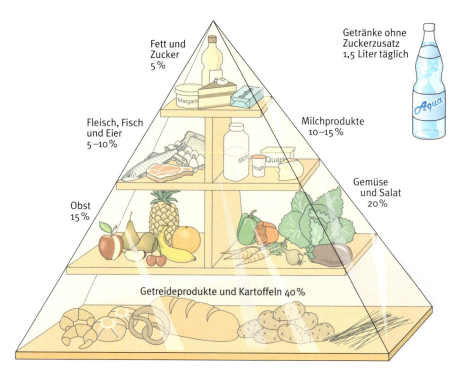

Ernährungspyramide »Mittelmeerküche«. Zur Erklärung siehe Text.

Worauf es ankommt

Ernährungswissenschaftler haben ihre Empfehlungen in den letzten Jahren häufig in Form einer Pyramide aufgezeichnet, um bildlich auszudrücken, welche Lebensmittel täglich und welche selten auf den Tisch kommen sollten.

- Täglich Brot sowie Teigwaren oder Hülsenfrüchte oder Reis oder Kartoffeln
- Täglich frisches Gemüse und Obst oder Nüsse
- Täglich Joghurt oder fettarme Milch oder Käse
- Einige Male pro Woche Fisch oder mageres Geflügel

DIE MITTELMEERKÜCHE: GESUNDHEIT FÜR FEINSCHMECKER

- Selten (höchstens einmal pro Woche) »rotes Fleisch«, also Rind, Schwein, Lamm, Wild
- Selten Wurst oder fetten Schinken
- Alles mit Olivenöl oder Rapsöl zubereiten
- Wenig Eier, wenig Zucker, wenig Süßigkeiten
- Nur minimale Mengen von Butter und Sahne
- Täglich 1 – 2 Glas Wein (für den, der gerne Wein trinkt)

Noch Fragen?

Frage: Muss es denn unbedingt die Mittelmeerküche sein?
Antwort: Natürlich nicht! Sie können sich und Ihre Familie auch auf andere Weise gesund ernähren. Wichtig ist, dass Sie Fertigprodukte so gut es geht vermeiden, wenigstens einmal am Tag kochen und bei dieser Mahlzeit immer auch Gemüse servieren. Sie sollten allerdings in jedem Fall Pflanzenöle statt Butter und gehärtete Fette verwenden. Und versuchen Sie, bei den anderen Mahlzeiten auf gesunde Zutaten – also Vollkornbrot, Obst, Naturjoghurt – zu achten.
Frage: Was ist bei der Mittelmeerküche mit Frühstück und den anderen Mahlzeiten?
Antwort: Hier ein Vorschlag für einen ganzen Tag:

- Zum Frühstück: Tee oder Kaffee, Müsli mit Joghurt und frischen Früchten, oder Tee oder Kaffee, Vollkornbrot mit Quark und Tomaten- oder Gurkenscheiben, 1 Orange
- Mittags: Pasta mit selbst gemachter Gemüsesauce und Salat; oder in Olivenöl mariniertes Gemüse mit geröstetem Weißbrot
- Abends: Zitronenhuhn (ein Brathuhn in Stücke teilen, mit Zwiebeln, Zitronenschale und Rosmarin in Olivenöl anbraten, mit Zitronensaft und etwas Wein fertig dünsten), dazu Reis und Zucchini
- Dazwischen: Äpfel, Vollkornkekse

KAPITEL 8
GESUND ESSEN

Frage: Was ist mit den belegten Broten, die viele Leute abends am liebsten essen?

Antwort: Es kommt darauf an, was Sie auf die Brote packen. Wenn Sie sie – wie üblich – dick mit Butter, Käse, Wurst oder Schinken belegen, dann bedeutet das: zu viel (tierisches) Fett, zu viele Kalorien. Besser wäre es, Tomaten, Gurken, Radieschen, rohe Karotten, Paprika oder Nüsse zu nehmen. Oder gleich einen großen bunten Salat zu essen. Oder eben am Abend zu kochen. Aber gegen ein, zwei Scheiben Schinken auf Vollkornbrot ist auch nichts einzuwenden.

Frage: Was versteht man unter »Slow Food«?

Antwort: Die »Slow-Food«-Bewegung (»slow« heißt »langsam«) kommt aus Italien und vertritt die Idee von »Essen als Lebensart und als Vergnügen«. Jeder, für den Essen nur rasche Sättigung im Stehen oder Vorbeigehen bedeutet, sollte wieder lernen, welcher Genuss ein in Ruhe, mit Freunden oder mit der Familie eingenommenes, sorgfältig gekochtes Mahl sein kann.

Frage: Wie steht es mit Tiefkühlgemüse?

Antwort: Ist natürlich besser als gar kein Gemüse und enthält meistens noch viele der ursprünglichen Vitamine. Die Experten raten aber doch zu frischen Produkten, möglichst solchen aus biologischem Anbau.

Frage: Was ist mit Abnehmen? Über Jahre habe ich alle möglichen Diäten ausprobiert, um mein Übergewicht loszuwerden. Nichts hat etwas gebracht, im Gegenteil. Wie ist das zu erklären und was kann ich tun?

Antwort: Sobald Sie dem Körper weniger Energie zuführen, als er täglich verbraucht, denkt er, eine Hungersnot sei ausgebrochen, und reguliert mithilfe der Schilddrüse den ganzen Stoffwechsel herunter, sodass der nur noch auf Sparflamme arbeitet. Mit strikten Diäten, die weniger als 1000 Kalorien pro Tag vorschreiben, oder auch mit fertigen Mixgetränken aus der Apotheke werden Sie zwar abnehmen, aber genauso schnell wieder zunehmen. Wenn Sie nämlich wieder einigermaßen normal essen, verbrennt

DIE MITTELMEERKÜCHE: GESUNDHEIT FÜR FEINSCHMECKER

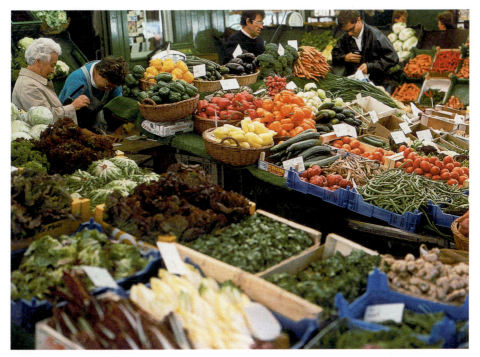

Gemüse und Obst helfen dem Immunsystem.

der Körper nicht automatisch wieder mehr Energie, sondern verwandelt jede Kalorie, die nicht sofort gebraucht wird, gnadenlos in Speicherfett. So entsteht der berüchtigte Jojo-Effekt, durch den man schließlich immer dicker wird.

Sie haben aber eine gute Möglichkeit, auf Dauer Ihr Wunschgewicht zu erreichen. Die Zauberformel heißt: Bewegen Sie sich! Körperliches Training hat eine doppelte Wirkung: Es verbraucht Energie – wenn auch meist nicht so viel, wie man erhofft. Gleichzeitig aber – und das ist der wichtigere Effekt – wird der gesamte Stoffwechsel angeregt und sozusagen auf eine höhere Betriebstemperatur geregelt, die dazu führt, dass man langsam aber sicher abnimmt. Vorausgesetzt, man ernährt sich gleichzeitig zucker- und fettarm. Wobei wir

Essen Sie möglichst die typischen Gemüse oder Früchte der Saison. Sie sind billiger und vitaminreicher.

KAPITEL 8
GESUND ESSEN

wieder bei der mediterranen Küche sind, die ja fast ohne Butter und Sahne auskommt und insgesamt – trotz der reichlichen Verwendung von Olivenöl – in ihrem Kaloriengehalt viel niedriger liegt als unser mitteleuropäisches Essen. Natürlich sollte man keine Riesenportionen auf den Teller häufen und – ganz wichtig – LANGSAM essen, damit das Sättigungsgefühl sich rechtzeitig bemerkbar machen kann.
(Ein ganzes Kapitel über gesundes Abnehmen finden Sie übrigens in meinem Gesundheitsbuch.[2])

Kleine illustrierte Warenkunde

Um Ihnen eine Vorstellung davon zu geben, was Früchte und Gemüse für unsere Gesundheit leisten, hier eine kleine Auswahl von Steckbriefen:

Tomaten: Enthalten Vitamin C und E sowie Lykopin
Schützen die Zellen durch antioxidative Wirkung; Schutz gegen Prostatakrebs wahrscheinlich

Artischocken: Enthalten Eiweiß, Vitamin A, Kalium, Kalzium, Cynarin und Eisen
Gut für Magen und Leber, senken den Cholesterinspiegel

Brokkoli: Enthält Eiweiß, viel Vitamin C, Vitamin A, Vitamin B, Kalzium, Kalium, Phosphor und Eisen
Stärkt das Immunsystem, schützt vor Arteriosklerose. Stiele mitessen! Sie enthalten viel Chlorophyll und Selen

Zwiebeln: Enthalten Vitamin A, Kalzium und Phosphor
Senken den Blutdruck, regulieren den Stoffwechsel

Zucchini: Enthalten viel Vitamin A und C
Gut gegen Zellalterung

[2] Dr. med. Marianne Koch: Mein Gesundheitsbuch, Deutscher Taschenbuch Verlag, München, 1999

DIE MITTELMEERKÜCHE: GESUNDHEIT FÜR FEINSCHMECKER

Karotten: Enthalten Vitamin C, Beta-Carotin, Polyphenole
Wirken als Radikalenfänger

Kartoffeln: Enthalten Vitamin C, Vitamin B6, Folsäure, hochwertiges Eiweiß, Kalium und Eisen
Gut gegen Herz-Kreislauf-Erkrankungen

Ananas: Enthält Vitamin A, Vitamin C, Eiweiß und Kalzium
Die Enzyme wirken fettabbauend

Kiwis: Enthalten sehr viel Vitamin C, dazu Kalzium und Eisen
Antioxidative Wirkung

Heidelbeeren, Erdbeeren, Himbeeren, Brombeeren:
Enthalten viel Vitamin C, Kalium, Folsäure und sekundäre Pflanzenstoffe
Antioxidative Wirkung, Vorbeugung gegen Herzkrankheiten und Krebs

Feigen: Enthalten Eiweiß, Fett, viele Ballast- und sämtliche Mineralstoffe
Verdauungsfördernd

Orangen, Mandarinen, Grapefruits:
DIE Lieferanten von Vitamin C, viele Ballaststoffe
Eine Orange deckt den Vitamin-C-Bedarf eines Tages
Nicht auspressen, sondern schälen und mit den festen Bestandteilen essen!

Essen Sie täglich eine rote, eine gelbe und eine grüne Frucht oder das entsprechende Gemüse!

KAPITEL 8
GESUND ESSEN

Das Geschäft mit den Vitaminen

»Funktionelle Nahrungsmittel« – aufgepeppt und angepriesen

Zurück zur Nahrungsmittelindustrie. Dort war man ziemlich verblüfft, als sich vor einigen Jahren herausstellte, dass immer mehr Verbraucher nach Lebensmitteln Ausschau hielten, die nicht nur gut schmecken, sondern auch gesund sein sollten. Um die Klientel nicht sofort an die Bioläden und Märkte mit den frischen, natürlichen Produkten zu verlieren, wurden rasch Möglichkeiten ersonnen, wie man die eingeführten Waren besser an die misstrauisch gewordenen Kunden bringen könnte. So entstand die Idee, normalen Produkten Vitamine, Enzyme, Kalzium und andere Substanzen beizumengen, die als wichtig für Gesundheit und Jugendlichkeit gelten. Damit begann der Siegeszug von *Functional Food*. Inzwischen gibt es kaum noch einen Orangensaft, der nicht mit bioaktiven Substanzen, mit Vitamin C oder mit Kalzium angereichert ist. Jedem sechsten hierzulande verkauften Joghurt sind darmfreundliche, »probiotische« Lactobakterien zugesetzt. Und wenn nichts anderes drin ist als bisher, dann bewertet man eben die bekannten Inhaltsstoffe neu. So ist in den USA, und sicher auch bald bei uns, der gute alte Ketchup auf einmal nicht mehr nur Ketchup, sondern »die Quelle für Lykopin, das Tomatenrot, das die freien Radikale beseitigt«. Dass die Preise steigen: wen wundert's?

Sie sollten mich nicht falsch verstehen. Es gibt eine Reihe von Lebensmittelzusätzen, die sich als absolut segensreich erwiesen haben: So ist die Zahl der Schilddrüsenerkrankungen stark zurückgegangen, seit in Deutschland jodiertes Salz verwendet wird. In Ländern, wo man dem Trinkwasser Fluorid zusetzt, haben die Kinder gesündere Zähne. Und da, wo Getreide mit Folsäure und Vitamin B12 angerei-

Eine Vitaminpille ist kein Ersatz für gesunde Ernährung!

chert wird, scheint die Zahl der Kinder mit bestimmten Missbildungen – sog. *Neuralrohrdefekten* – deutlich abzunehmen.

Wir können heute schon sagen, dass »funktionelle Nahrung« in Zukunft eine sehr große Rolle für die Verbraucher spielen wird. Ob sie dadurch gesünder bleiben oder ob das Ganze nur eine gigantische Marketing-Masche ist, die irgendwann wie eine Seifenblase zerplatzt, wird sich erst noch herausstellen müssen.

Nahrungsergänzungsmittel – Hilfe oder Humbug?

Als Ärzte und Ernährungsexperten vor Jahren alarmierende Erkenntnisse über die Fehlernährung in den reichen Industrieländern veröffentlichten, hofften sie, dass die Betroffenen ihre Essgewohnheiten fortan ändern würden. Das war leider ein Irrtum. Die meisten Leute hatten zwar inzwischen mitgekriegt, dass Essen etwas mit Gesundheit zu tun hat, aber die richtige Konsequenz daraus – Ernährungsumstellung – zogen nur wenige. In dieser Situation traf es sich gut, dass die Pharmaindustrie gerade verstärkt Produkte auf den Markt brachte, die nicht allzu teuer waren und die versprachen, praktisch alle Defizite der modernen Ernährung auszugleichen: die Nahrungsergänzungsmittel.

Bezeichnend war, dass manchmal sogar dieselben Konzerne, die auch Industrienahrung herstellten, die also bei der Verarbeitung von, sagen wir, Getreide oder Obst alle Nährstoffe und Vitamine durch Erhitzen oder chemische Behandlung vernichteten, jetzt dringend empfahlen, die notwendigen Ergänzungsstoffe – Vitamine, Enzyme, Mineralien und Spurenelemente – zu kaufen.

In der Zwischenzeit hat es unzählige Studien gegeben, die nachweisen – oder widerlegen – sollten, ob die Einnahme solcher Pillen und Pulver überhaupt sinnvoll ist. Hier die wichtigsten Ergebnisse:

KAPITEL 8
GESUND ESSEN

Neues aus der Wissenschaft

- Wer sich »gesund« ernährt, also mit vielen frischen Gemüsen und Obst sowie mit Vollkornprodukten, wer nicht zu viel Alkohol trinkt und nicht raucht, wer darüber hinaus nicht unter Magersucht oder Bulimie leidet, der braucht keine Nahrungsergänzungsmittel. Alle wichtigen Stoffe sind in einer abwechslungsreichen Vollwertkost in ausreichenden Mengen enthalten.
- Antioxidanzien wie Vitamin C und E, die, wie bereits erwähnt, gegen Zellalterung wirken und das Immunsystem stärken, sollten dem Körper besser durch natürliche Nahrungsmittel zugeführt werden, da sie im Verbund mit anderen Pflanzenstoffen viel besser wirken (siehe Seite 177). Nur wenn dies über die normale Ernährung nicht möglich ist, kann man **Vitamin E** (200 mg pro Tag) einnehmen. Der **Vitamin-C-Bedarf** wird eigentlich immer durch normales Essen gedeckt. Die Experten haben berechnet, dass man davon nur ca. 100 mg pro Tag braucht (Raucher etwas mehr). Alles, was darüber liegt, wird vom Körper gar nicht mehr aufgenommen. Die Ansicht, dass hoch dosiertes Vitamin C Krebs verhindert, ist nie bestätigt worden. Jetzt gibt es im Gegenteil Anhaltspunkte dafür, dass sehr hohe Mengen Genschäden verursachen können. **Vitamin A** kann man leicht überdosieren und auch das dem Vitamin A verwandte Beta-Carotin sollte nicht eingenommen werden.
- **Für ältere Menschen,** vor allem für solche, die sich nicht optimal ernähren, werden folgende Nahrungsmittelergänzungen empfohlen:
  Vitamin E (200 mg/Tag).
  Kalzium zur Osteoporose-Prophylaxe. Zusammen mit dem Kalzium aus der Nahrung sollte man auf 1000 – 1200 mg täglich kommen.
  Vitamin D (400 E./Tag). Weil Ältere meist nicht mehr so viel in die Sonne gehen, der Körper aber ohne Sonnenlicht kein Vitamin D produzieren und ohne Vitamin D das Kalzium nicht verarbeiten kann.
  Folsäure (5 mg/Tag), evtl. zusammen mit Vitamin B6 und B12. Das senkt den Homozystein-Spiegel im Blut und reduziert damit das Herzinfarktrisiko.
- Spurenelemente und Mineralien zur Stärkung des Immunsystems sind in ausgewogener Ernährung genug vorhanden. Im Gegenteil können zu viel Zink, Selen oder Eisen sogar schädlich wirken. Für alte Menschen kann es sinnvoll sein, diese Stoffe zu ergänzen. Im Zweifelsfall den Arzt fragen!
- Die meisten Multivitamin-Kapseln enthalten eine Zusammenstellung der wichtigsten Substanzen in einer mäßigen Dosierung. Sie können also kaum schaden. Ob sie etwas nützen, ist nach wie vor umstritten und richtet sich nach den sonstigen Ernährungsgewohnheiten. Für Leute, die sich hauptsächlich von Fast Food und Fertiggerichten ernähren, können sie allerdings notwendig sein.

Esskultur bedeutet Lebensqualität

Gesunde Ernährung ist heute nicht mehr selbstverständlich. Sie ist andererseits aber auch kein Privileg von Wohlhabenden oder Naturaposteln. Allerdings ist sie nur mit einigem Aufwand zu haben: So sollte man mindestens einmal pro Tag wieder richtig kochen, statt Schnellgerichte in die Mikrowelle zu schieben. Man muss regelmäßig und mit Verstand einkaufen, wobei hochwertige Qualitätswaren, zum Beispiel Bioprodukte, natürlich etwas teurer sind als die üblichen Sachen. Gesunde Ernährung bedeutet aber eben auch, Freunde und Familie, vor allem die Kinder, als Verbündete gegen die Macht der Lebensmittelindustrie zu gewinnen. Wenn es gelingt, sich wieder regelmäßig – und gemeinsam – an den Mittags- oder Abendbrottisch zu setzen, dann hat man nicht nur etwas für die Gesundheit getan, sondern zugleich Werte vermittelt, die die Kinder später an ihre Familien weitergeben werden. Die Kultur des Essens, die nicht nur mit Ernährung, sondern auch mit Kommunikation und Lebensfreude zu tun hat, sollte nicht verloren gehen.

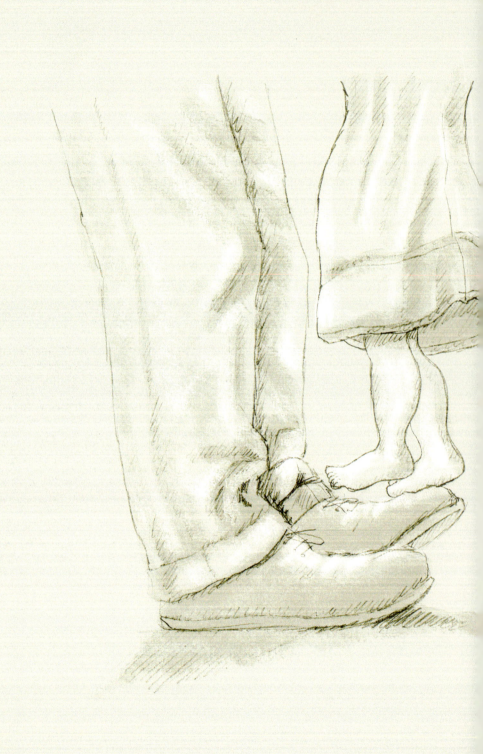

Soziale Kompetenz

▶ Schluss mit den Vorurteilen
▶ Wege aus der Resignation
▶ Schock – ich werde pensioniert!
▶ Die Kunst der Kommunikation

KAPITEL 9
SOZIALE KOMPETENZ

Kein Zweifel, junge Menschen sind prima. Sie sehen fabelhaft aus, haben tolle, vielleicht manchmal ein wenig verrückte Ideen, und es macht Spaß, mit ihnen zusammen zu sein. Wir alle gönnen ihnen jeden Erfolg, freuen uns an – und mit – ihnen.

Das heißt aber noch lange nicht, dass wir Ältere nicht ebenfalls fabelhaft aussehen – wenn auch ein wenig anders. Dass wir nicht genauso tolle oder verrückte Ideen haben – wenn auch ein wenig andere. Und dass wir mit unserer Lebenserfahrung und Lebenslust nicht auch ein ganz wertvoller Teil der Menschheit sind.

Zweifelt jemand daran?

Allerdings. Vor allem die älteren Menschen selbst. Wie traurig! Das muss – und wird – sich aber ändern.

Schluss mit den Vorurteilen!

Als Unwort des Jahres oder Jahrzehnts würde ich den Begriff »überalterte Gesellschaft« vorschlagen. Ich weiß, das ist »nur« ein technischer Begriff, der besagt, dass es bei uns schon jetzt, erst recht aber in Zukunft, mehr Menschen über 60 als unter 20 Jahren gibt und geben wird. Wenn Sie aber das Wort *überaltert* auf sich wirken lassen, dann wird Ihnen klar, dass darin noch eine andere Botschaft enthalten ist. Sie lautet: Eine höhere Lebenserwartung und ein gesegnetes Alter sind im Grunde *unnormal, unsozial* und, überspitzt ausgedrückt, *unverschämt*. Sagt man nicht älteren Menschen damit: *Es ist nicht in Ordnung, dass du noch da bist. Also denk an die Statistik und kratz ab!* Zumindest wird das von vielen so empfunden, umso mehr, als es ja genau hineinpasst in das Muster der Kränkungen, denen sie täglich ausgesetzt sind. Das Alter ehren? Von wegen.

Wir werden immer älter und niemand gönnt es uns.

SCHLUSS MIT DEN VORURTEILEN!

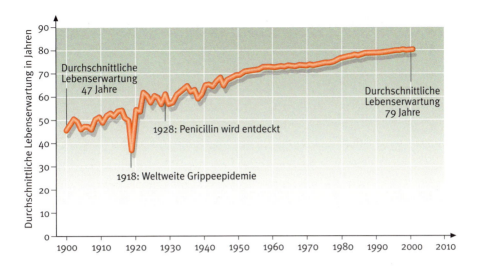

Im Jahr 1900 betrug die Lebenserwartung in den Industrieländern 47 Jahre, im Jahr 2000 bereits 79 Jahre.

Die Sprache bringt es an den Tag

»Sprache ist wie eine Waffe«, hat Kurt Tucholsky einmal gesagt. Sicher ist die Sprache unser sensibelstes Instrument. Wie wir die Dinge benennen, so denken wir über sie. Und negative Wörter lösen unbewusst negative Stimmungen aus. Es scheint mir deshalb absolut richtig, dass in den USA sogar gesetzlich festgelegt wurde, man habe Menschen »politisch korrekt« anzusprechen. So dass zum Beispiel aus dem so stark mit Ressentiments belasteten Wort »Negro« – Neger – heute »African American« – afrikanischer Amerikaner – geworden ist. (Übrigens ist es in Amerika auch untersagt, bei der Vergabe eines Jobs nach dem Alter des Bewerbers zu fragen!)

Die Sprache, die im Zusammenhang mit älteren Menschen verwendet wird, verrät uns eine ganze Menge. Man erfand etwa das blöde Wort »Senioren«, um nicht »Alte« oder »Ältere« sagen zu müssen, denn diese Begriffe haben inzwischen tatsächlich einen negativen, ja diskriminierenden Beigeschmack bekommen. Kein Wunder – schließlich leben wir in einer Zeit, in der sich alles um »Jugend« und

KAPITEL 9
SOZIALE KOMPETENZ

»Jugendlichkeit« dreht. Natürlich setzt sich ein Ausdruck wie »überaltert« gerade auch im Bewusstsein junger Menschen fest und ruft dann automatisch Aggressionen hervor, nach dem Motto: *Wieso muss ich noch immer für dich die Rente bezahlen?* Oder: *Euretwegen ist das Gesundheitssystem so teuer geworden!* (Was übrigens nicht stimmt.)

Darüber, meinen Sie, müsste man doch eigentlich mit einem Schulterzucken und einem Lächeln hinweggehen? Ja, müsste man. Aber so einfach ist das nicht, wenn einem beispielsweise gerade gesagt wurde, man sei schließlich schon 55 und damit am Arbeitsmarkt »nicht mehr vermittelbar«. Oder wenn die Medien stolz verkünden, sie würden sich mit ihren Programmen nur noch an die 14- bis 49-Jährigen wenden. Ich fürchte, der Jugendwahn hat tatsächlich bei vielen eine fast feindliche Grundstimmung gegenüber älteren Bürgern erzeugt, deren Selbstbewusstsein dadurch wiederum schweren Schaden genommen hat. Ich erinnere mich etwa an Patienten im Alter von Mitte siebzig aus meiner früheren Praxis, die bei etwas aufwändigeren Untersuchungen und Behandlungen ernsthaft fragten: Glauben Sie denn, Frau Doktor, so etwas steht mir überhaupt noch zu?

Sind Sie auch schon älter als 35 Jahre? Willkommen bei den »Gruftis« und »Kompostis«!

Natürlich steht es Ihnen zu! Das und alles andere. Man kann doch nicht erst medizinische und soziale Voraussetzungen für ein immer längeres, gesundes und selbstbestimmtes Leben schaffen und dann sagen: Oh! Ihr werdet ja tatsächlich älter. So war das aber nicht gemeint!

Arbeitslos mit fünfzig – und jetzt?

»Es gab vorher keine Anzeichen«, erzählte mir ein damals 52-jähriger Ingenieur, »alles war wie immer. Man hat mir einfach ›betriebsbedingt‹ gekündigt, ohne weitere Begründung.« Er sei erst völlig überrascht gewesen, wie gelähmt. Ganz langsam wurde ihm

SCHLUSS MIT DEN VORURTEILEN!

dann klar, was das für ihn und seine Familie bedeutete. Es sei wie ein Fall ins Bodenlose gewesen, sagte er. Am liebsten wäre er sofort aus dem Fenster gesprungen.

Es ist eine tiefe, existenzielle Angst, die Menschen erfasst, die aus ihrem Job geboxt werden, obwohl sie erst in der Mitte ihres Lebens stehen, gerne arbeiten, leistungsfähig, belastbar und erfahren sind. Schließlich müssen die Betroffenen zu Recht fürchten, keine neue Stelle mehr zu finden und fortan zum Heer der Arbeitslosen zu gehören. Nicht weil sie versagt hätten, sondern »nur« wegen ihres Alters. Psychologen haben definiert, was in Kopf und Seele eines Menschen passiert, der mit einer solchen Situation konfrontiert wird:

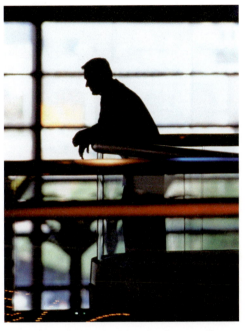

Arbeitslos im besten Alter – oft ein Fall ins Bodenlose.

- Das bisherige Gefühl von Sicherheit und Kompetenz – »ich habe meinen Beruf, ich verdiene meinen Lebensunterhalt, ich bin ein geachtetes Mitglied der Gesellschaft« – ist dahin, der *Status*, den man hatte, verloren.
- Die Zukunft, bisher überschaubar und planbar (*gefügt* sagen die Fachleute), ist infrage gestellt und völlig unsicher geworden.
- War man bisher Ernährer der Familie, kann man diese Rolle fortan nicht mehr spielen. Dadurch spielt man auch selbst »keine Rolle mehr«. Jedenfalls in den eigenen Augen.

Keine Arbeit – keine Würde!

- Die Achtung, die einem die Familie und der Freundeskreis entgegenbrachte, nimmt ab. (»Papa, können wir jetzt überhaupt noch Abitur machen? Und studieren?«) Auch wenn niemand Vor-

KAPITEL 9
SOZIALE KOMPETENZ

Wege aus der Resignation

Die Familie und der Freundeskreis sind jetzt der wichtigste Halt. Nicht Trost ist gefragt – den gibt es in so einer Lage ohnehin kaum –, sondern Anerkennung. »Du bist eine tolle Person und es ist nur eine Frage der Zeit und des Mutes, bis du wieder in einer Position bist, die dir und deinen Fähigkeiten angemessen ist.«

Die Situation nicht verharmlosen! Psychologen warnen Betroffene davor, sich einzureden, es sei ja alles nicht so schlimm. Man müsse, im Gegenteil, in aller Härte realisieren, dass eine massive Veränderung im Leben eingetreten ist, die es jetzt zu bewältigen gilt.

Kampf den Selbstzweifeln! Die erlittene Kränkung führt meist dazu, dass man beginnt, den eigenen Wert infrage zu stellen. »Es wird schon einen Grund geben, dass es mich getroffen hat und nicht die Kollegin.« Ein an sich selbst Zweifelnder aber wird sich auch an die nächste Herausforderung nur mit großer Skepsis heranwagen. Und sich dadurch womöglich die nächste Niederlage einhandeln. Es gilt also zunächst die Phase der Kränkung und Schuldzuweisungen an andere zu überwinden, wenn nötig mithilfe eines auf diesem Gebiet erfahrenen Psychologen. Erst dann sollte man sich nach neuen Möglichkeiten umsehen.

Vorsicht, Beziehung in Gefahr! So wichtig die Unterstützung durch den Partner in dieser Situation ist – die Beziehung kann dadurch auch auf eine harte Probe gestellt werden. Wenn die Nerven blank liegen, kracht es eben leichter, und das Verständnis füreinander kommt oft zu kurz. Man geht achtloser miteinander um, der Ton wird rauer, aggressiver, die Stimmung kälter und distanzierter. So zerbrechen viele Verbindungen an der seelischen Überforderung. Bei denen, die es überstehen, sind oft noch zwei Jahre danach die Nachbeben

würfe macht, glaubt sie der um seinen Arbeitsplatz Betrogene doch in jeder Minute zu spüren. Dazu kommen noch die eigenen Schuldgefühle (»Irgendwas muss ich ja falsch gemacht haben ...«).
- Am stärksten leidet das Selbstwertgefühl. Man ist jetzt jemand mit einem Stigma, mit einem Makel. Diese Entwicklung ist ausgesprochen gefährlich, denn die Seele nimmt Schaden, und nicht sel-

SCHLUSS MIT DEN VORURTEILEN!

zu spüren. Ganz wichtig auch hier: Wenn nötig rechtzeitig professionelle Hilfe in Anspruch nehmen!

Neue Aufgaben auf neue Weise angehen! Als einen der schmerzlichsten Prozesse schildern die Leute, die es letztlich doch geschafft und einen neuen Arbeitsbereich gefunden haben, den Abschied von vielen Regeln, die in ihrem bisherigen Arbeitsleben gegolten hatten. Ganz klar: Für jemanden, der gewohnt war, in einem hierarchisch funktionierenden Betrieb zu arbeiten, wo man einen festen Platz zwischen Vorgesetzten und Untergebenen einnahm, ist es eine gewaltige Umstellung, sich in einem Team von gleichberechtigten Kolleginnen und Kollegen zurechtzufinden, in dem – unfassbar! – auch der Azubi mal den Mund aufmachen darf. Und wo natürlich alles anders gemacht wird, als man das bisher kannte. Dabei ist es das Beste, was einem in diesem Alter passieren kann! Nichts hält nämlich die Hirnzellen frischer als die Notwendigkeit, sich auf Neues einzulassen, neue Lösungen und Verhaltensmuster zu entwickeln. (Siehe auch Kapitel 3: »Geistig fit«, ab Seite 50.)

Schluss mit der weiblichen Bescheidenheit! Alle Arbeitsberater beklagen, dass sich Frauen, wenn sie sich in einem neuen Betrieb vorstellen, viel schlechter »verkaufen« als Männer. Das läge am mangelnden Selbstwertgefühl, heißt es. Sie wollen auf keinen Fall mehr scheinen als sie sind und geben sich bescheiden. Falsch!, sagen die Experten. Bescheidenheit kommt bei der Jobsuche schlecht an und wird einem meist als Unsicherheit ausgelegt. Natürlich soll man nicht aufschneiden und Fähigkeiten angeben, die man – noch – nicht hat. Aber ein gewisses Selbstvertrauen kommt besser an. Wenn man damit Schwierigkeiten hat, kann man die Techniken von Vorstellungsgesprächen, samt Ausfüllen der berüchtigten »psychologischen Fragebögen« in speziellen Trainingskursen erlernen. Aber Vorsicht – auch auf dem Gebiet der Bewerbungstrainer tummeln sich jede Menge Scharlatane! Einfache Regel: je geldgieriger, desto unseriöser.

ten geht die anfängliche Wut erst in Resignation und schließlich in eine echte Depression über. Vor allem aber wirken Menschen mit einem angeknacksten Selbstbewusstsein auch nach außen hin verunsichert – gerade diese Ausstrahlung aber ist wiederum das größte Hindernis bei dem Versuch, einen neuen Job zu finden. Ein Teufelskreis.

KAPITEL 9
SOZIALE KOMPETENZ

Sie müssen also, wenn Sie Ihren Arbeitsplatz verloren haben, nach einem neuen Anfang suchen. Leicht gesagt, ich weiß. Immerhin gibt es ein paar grundsätzliche Überlegungen, die dabei helfen können.

Übrigens: Der arbeitslose Ingenieur, von dem ich auf Seite 196 berichtet habe, ist heute 54. Er hat sich ein halbes Jahr nach seiner Entlassung selbstständig gemacht und eine kleine Firma gegründet, die die Industrie in technischen Spezialfragen berät. Nach ziemlich massiven Startschwierigkeiten geht es ihm jetzt gut. Er ist dabei, einen fünften Mitarbeiter einzustellen, und er weiß auch schon wen: einen 57-jährigen Kollegen, dessen bisheriger Betrieb gerade Pleite gemacht hat. Dessen fundierte Kenntnisse und Erfahrung könne er in seiner Firma gut gebrauchen, meint er.

Hey, wacht auf! Die Alten sind nicht mehr die Alten!

Vorweihnachtszeit im Altenheim (tut mir Leid – ich weigere mich, »Seniorenresidenz« zu sagen). Das Personal schenkt ein wenig Glühwein aus, im Hintergrund läuft »Oh, du fröhliche«, und dann dürfen die Herrschaften zur Feier des Tages Strohsterne für den Christbaum basteln.

»Verdammt noch mal«, erzählt mir ein Bekannter, der dort lebt, »was haben die für eine merkwürdige Vorstellung von Rentnern? Ich habe bis vor ein paar Jahren in der Weltraumforschung gearbeitet und Satelliten konstruiert. Warum zum Teufel soll ich mich jetzt mit Strohsternen beschäftigen?«

Genau das ist das große Missverständnis: Das Bild vom »alten Menschen«, das in den Köpfen so vieler herumspukt, hat mit der Wirklichkeit wenig zu tun. Natürlich gibt es gebrechliche, pflegebedürftige, auf die Fürsorge anderer angewiesene hochbetagte Leute. Aber die riesige Mehrzahl der über 60-Jährigen – und das

> HEY, WACHT AUF!
> DIE ALTEN SIND NICHT MEHR DIE ALTEN!

wird bei Ihnen, wenn Sie dieses Alter erreichen, bestimmt nicht anders sein – fühlt sich fit in Kopf und Körper und ist gerade dabei, sich zu emanzipieren, das heißt, sich ein Recht auf eigene Lebensformen, Konsumbedürfnisse und Respekt in der Gesellschaft zu erkämpfen. Glauben Sie also bloß nicht, dass Alter automatisch geistigen Stillstand und Festkrallen am Hergebrachten bedeutet. Sogar Skeptiker unter den Soziologen geben zu, dass so mancher Rentner im Denken frecher und im Handeln unkonventioneller ist als viele angepasste, karrierebewusste Junge (die es, zugegeben, auch nicht leicht haben, sich einen Platz an der Sonne zu erobern). Vor allem aber haben ältere Leute heutzutage nach dem Erwerbsleben endlich *Zeit* – und die Freiheit, diese Zeit zu nutzen. Das allein ist ein Luxus, von dem man in den Jahren, als man seine Kinder aufzog oder berufstätig war – oder womöglich beides unter einen Hut bringen musste – nur träumen konnte. Allerdings wird einem auch der sinnvolle Gebrauch der neuen Freiheit nicht einfach geschenkt!

Lassen Sie sich nicht einreden, Alter sei gleichbedeutend mit Stillstand und Gebrechlichkeit.

Das »Noch immer«-Syndrom

Wenn Sie sich mit älteren Menschen unterhalten, ist die Wahrscheinlichkeit groß, dass Sie in eine Sprachfalle geraten, die der Soziologieprofessor J. K. Galbraith als das »Noch immer«-Syndrom[1] bezeichnet hat: »Das sind aber schöne Blumen. Arbeiten Sie denn noch immer im Garten?« »Was? Sie gehen noch immer täglich zum Schwimmen?« »Können Sie denn noch immer Ihr Leben genießen?« »Ach – Sie interessieren sich noch immer für Politik?« Grausame Sätze, oder? »Den vorhersehbaren Verfall unserer körperlichen und möglicherweise auch der geistigen Kräfte haben wir zu akzeptieren«, schreibt der amerikanische Wissenschaftler, »aber muss es denn unbedingt sein, dass man uns täglich daran erinnert?«

---

[1] John Kenneth Galbraith: Growing old gracefully, New England Journal of Medicine, Vol. 331, S. 484 ff.

KAPITEL 9
SOZIALE KOMPETENZ

Schock! In vier Wochen werde ich pensioniert

Was planen Sie für dieses Ereignis? Eine Party? Ein Straßenfest? Drei Wochen Mallorca? Zehn Tage bis zehn Uhr vormittags ausschlafen? Und danach??

Danach wird es nämlich kritisch. Angenommen, Sie haben sich das Leben, das Sie in Zukunft führen werden, noch gar nicht richtig vorgestellt. Höchstens die angenehme Aussicht, dem Chef nicht mehr täglich begegnen zu müssen. Und vielleicht das Bedauern darüber, dass man den Kollegen Tommy und die nette Doris vom Empfang und all die anderen, mit denen man so lange zusammensteckte und über die man fast alles weiß, jetzt nicht mehr sehen wird. Und sie nicht mal besuchen kann. Denn als Ruheständler gehört man vielleicht noch ein paar Wochen lang dazu, aber dann nicht mehr. Das war bei den anderen, die vor einem pensioniert wurden, ganz genau so. Was also tun?

Bloß nicht nichts tun!

Wir kennen natürlich alle den Typ Rentner, der nach dem letzten Arbeitstag einen Luftsprung macht und sich nun – endlich! – mit den Dingen beschäftigen kann, für die ihm in den Jahren und Jahrzehnten davor zu wenig Zeit blieb: bergsteigen, malen, mit dem Wohnmobil durch Europa ziehen, den Pilotenschein erwerben (macht gerade ein Freund von mir), eine Kneipe aufmachen, Patienten im Krankenhaus betreuen, ein Gesundheitsbuch schreiben. (Letzteres hat mich über den Verkauf meiner Praxis hinweggetröstet.)

Wenn man sich aber gar keine Gedanken darüber gemacht hat, wie denn nun die nächsten 20 Jahre gelebt werden sollen, dann besteht die Gefahr, dass man ein Passiv-Ruheständler wird. Deren Leben spielt sich zwischen Fernseher, Familie, Katze, Küche und Balkon ab. Sicherlich sind viele damit zufrieden, und dann ist es auch gut so. Aber etwas Entscheidendes fehlt dabei: die Spannung, die Herausforderung an Fantasie und Geist, die wichtig sind, um beweglich und damit jung zu bleiben.

Alle Experten, die über das letzte Lebensdrittel geforscht haben,

> # HEY, WACHT AUF!
> ## DIE ALTEN SIND NICHT MEHR DIE ALTEN!

sind sich darin einig, dass Sie möglichst rasch einen Plan entwerfen sollten, der speziell auf Ihr Leben, Ihre Bedürfnisse und Vorlieben zugeschnitten ist. Gerade in den ersten Wochen und Monaten laufen Sie nämlich Gefahr, nach der Anfangsfreude über die gewonnene Freiheit in ein tiefes, dunkles Loch zu fallen: *Das war es also. Ich werde nicht mehr gebraucht. Jetzt geht's nur noch bergab.*

Faul sein kann gefährlich werden

Auch Ihre Gesundheit ist gefährdet. Wenn die gewohnte Spannung nachlässt, wird wahrscheinlich eine große Müdigkeit über Sie kommen. Aber anders als im Urlaub, wo nach zwei Wochen Erholung der Wiederaufbau der Kräfte beginnt, gibt es dann keinen inneren Antrieb mehr, kein »Muss«, das dem Körper signalisiert, die Produktion der Stresshormone wieder anzukurbeln, der guten, wohlgemerkt, die Sie brauchen, um für die Anforderungen des Berufsalltags fit zu sein. Die Erfahrung zeigt, dass wir dann anfälliger sind für Infektionen, für Erkrankungen des Verdauungssystems und sogar für Krebs.

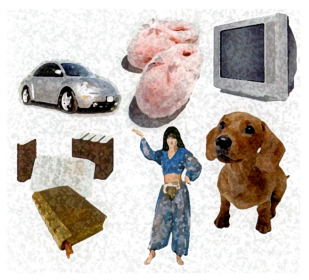

Sie gehen in Rente? Jetzt ist es Zeit, Neues zu wagen – von Bauchtanz bis Hundezucht.

Und vergessen Sie nicht: Nichtstun ist Gift für den Geist. Wenn Sie sich nicht täglich fordern, wenn Sie nicht täglich Ihr Gedächtnis benützen, Ihre Gehirnzellen antreiben und trainieren, dann werden sich diese für den langen Rest Ihres Lebens in einen Winterschlaf begeben.

KAPITEL 9
SOZIALE KOMPETENZ

Das können Sie verhindern.

Erste Maßnahme. Versuchen Sie eine Bestandsaufnahme zu machen: von Ihren Wünschen, Interessen, Vorlieben, Ihren möglichen und scheinbar unmöglichen Lieblingsideen, die Sie jetzt in die Wirklichkeit umsetzen könnten.

Planspiele

- Ich, Renate Rentenfrau / Peter Pensionär, bin gerade 63 Jahre alt geworden. Ich fühle mich wie:
50 – 63 – 70 – 80 – 100 Jahre (bitte ankreuzen)
Haben Sie »80« oder gar »100« angestrichen? Dann geht es Ihnen entweder körperlich schlecht, oder Sie führen ein Sklavendasein zwischen zu anspruchsvollen Familienmitgliedern, oder Sie brauchen erst einmal einen geistigen Schubs, eine Vision sozusagen, um aus Ihrer Passivität und Lethargie herauszukommen.
- Nächster Punkt. In den nächsten 20 Jahren meines Lebens möchte ich:
Meine Ruhe haben – täglich zum Angeln gehen – nie mehr kochen müssen – mit meinen Freundinnen/Freunden eine Wohngemeinschaft gründen – einfach weiterleben wie bisher – jede Menge Geld haben – viel ins Theater gehen – etwas ganz Neues machen.
Egal, was Sie hier angestrichen haben, vergessen Sie's. Mit einer Ausnahme: Ich möchte etwas ganz Neues machen. Das ist es. Das ist der Königsweg in einen unruhigen, herrlich aufregenden »Ruhestand«.
- Weiter. Wenn ich ehrlich bin, interessiere ich mich für:
Gar nichts – den ›Tatort‹ im Fernsehen – meine Familie – Sex – meine Wohnung putzen – andere Länder – Bücher – Musik – Essen – Karneval – Autorennen – asiatischen Kampfsport – Hundezucht – Kunstgeschichte – Bauchtanz – (bitte ergänzen).
Nun kommen wir der Sache schon näher. Jetzt gilt es, die Interessen in die Tat umzusetzen.

- Nächster Schritt. Zur Umsetzung meiner Ideen berate ich mich mit:
Meinem Partner – meiner Familie – auf keinen Fall mit meiner Familie – meinen Freundinnen/Freunden – dem Arbeitsamt – unserem Pfarrer – der Sekretärin der Volkshochschule – einer Klavierlehrerin – niemandem.
»Mit niemandem« ist schlecht. Es bedeutet, dass wohl etwas mit Ihrer Kommunikationsfähigkeit nicht stimmt. Mit anderen Worten, Sie sollten jetzt als Erstes Ihre Beziehungen zu anderen Menschen überdenken und, wenn nötig, ankurbeln.

Das Zauberwort heißt »Kommunikation«

Soziale Kompetenz setzt die Fähigkeit zur Kommunikation voraus. Das heißt zum Beispiel Gedankenaustausch mit Freunden, eingehen auf die Bedürfnisse anderer, aber auch annehmen, was andere uns an Interesse und Gefühlen entgegenbringen. Es geht, mit anderen Worten, um die grundsätzliche Bereitschaft, sich dem Leben zu öffnen.

Was bedeutet das?

Wir müssen lernen, unsere Rolle in der Gesellschaft zu behaupten und unser Leben weiterhin selbstständig zu gestalten. Solange das möglich ist. Und wir brauchen, gerade wenn wir älter werden, ein soziales Netz. Nicht nur, damit jemand für uns einkauft, wenn wir mit Grippe im Bett liegen – dafür gibt es auch Hilfe bei karitativen Vereinen –, sondern als Verbindung zur Welt. Die Welt war ja außerordentlich gegenwärtig, als wir uns noch im beruflichen Alltag mit all ihren Anforderungen und Tücken auseinander setzen mussten. Im Ruhestand besteht die Gefahr, dass sie uns abhanden kommt. Dass wir uns isolieren von dem, was die Menschen um uns bewegt.

Sie meinen, wenn man Zeitung liest und die Fernsehnachrichten verfolgt, erfährt man schon, was los ist? Das stimmt. Aber die Art,

KAPITEL 9
SOZIALE KOMPETENZ

wie wir das tägliche Geschehen überdenken und bewerten, wird sich in immer gleichen Bahnen bewegen, wenn unsere Meinung nie infrage gestellt wird und wenn wir mit niemandem über Politik, Fußball, Ärzte oder Autos diskutieren. *Um geistig lebendig zu bleiben, müssen wir uns verändern können.* Aus diesem Grund brauchen wir ein soziales Netz und die Kommunikation mit Partnern, Freunden und Bekannten, vor allem eben auch mit jungen Menschen.

Der Himmel bewahre uns vor Altersstarrsinn!

Ihr seid manchmal verrückt, aber wir lieben euch

»Vor einem halben Jahr hab ich mich immerzu gefragt, warum ich überhaupt lebe, wenn ich sowieso nur Mist baue«, seufzt die 14-jährige Tochter der Nachbarn, »aber gerade heute habe ich gedacht: Cool, meine Mama hält eigentlich ganz gut zu mir, auch wenn es hin und wieder mal kracht zwischen uns.« Wir sitzen in ihrem Zimmer, ich helfe ihr mit den Französischvokabeln, sie hilft mir beim Programmieren meines Handys. Dann reden wir über die Ärzte in der TV-Serie ›Emergency Room‹, über Pferde, über drohende Kriege und über ihre treulose Freundin.

Hinter den zarten, manchmal pickeligen Stirnen und den skeptischen Augen unserer Teenager-Kinder und -Enkel stürmen die Gedanken nur so dahin, sonderbare, großartige, lächerliche, wilde, kluge und ausgeflippte. Kein Erwachsener kann behaupten, er verstünde sie alle. Und selbst Wissenschaftler müssen zugeben, dass sich in den Gehirnen der 11- bis 18-Jährigen merkwürdige Dinge abspielen: Die Nervenzellen werden neu verschaltet, die Art zu denken ändert sich. Und dann rauschen auch noch die Hormone und mit ihnen die Gefühle heran. Kein Wunder, dass die vorher freundlich Aufgeschlossenen auf einmal wie ausgewechselt scheinen, ihr Verhalten rätselhaft. Sie rauchen mit 13, haben Sex mit 14 und ziehen sich stundenlang Soaps oder Videos rein. Gleichzeitig aber träumen sie von einer Zukunft, in der sie so ganz anders sein werden

DAS ZAUBERWORT HEISST »KOMMUNIKATION«

als all die Typen, die sie tagtäglich bei ihren banalen Abenteuern beobachten.

Ich halte es für ein großes Privileg, mit jungen Menschen befreundet zu sein. Auch wenn sie einen manchmal ganz schön nerven können. Es ist nicht so, dass wir uns in ihnen wiederfinden. Wir waren ohnehin anders, oder nicht? Was ich so faszinierend finde und worin sie uns ein Beispiel geben, ist ihre Bereitschaft, sich voll auf das Leben einzulassen. Und die Zuversicht, die sie aus kleinen Siegen schöpfen und mit der sie sich auch über große Niederlagen hinweg behaupten.

Ein Freundeskreis ist ein kostbarer Schatz.

Wir Älteren haben im Leben viele Erfahrungen gemacht, gute und schlechte. Wir sollten darauf achten, dass wir uns trotzdem weiterhin mutig dem Leben stellen.

Neue Freunde gesucht

Wenn Sie ohnehin viele gute Freunde und Bekannte haben, dann können Sie dieses Kapitel einfach überblättern. Es soll hier darum gehen, wie und wo man Freunde findet, wenn man bisher eher ein Einzelgänger war. Eines steht fest: Neue Freundschaften zu schließen, wenn man älter wird, ist nicht ganz einfach. Wir sind alle mehr oder weniger festgelegt in unseren Ansichten, nicht mehr so flexibel und tolerant wie früher. Viele denken ohnehin, dass man nur in der Jugend zu wirklichen Freunden werden kann. Ich liebe die Definition: Freundschaft ist, wenn du unten an der Tür klingelst, egal wann, und oben geht das Fenster auf und die vertraute Stimme ruft: »Ach, du bist es – komm rauf!«

Diese Nähe, diese Selbstverständlichkeit im Umgang miteinander, dieses Nie-gestört-Sein durch den anderen hat mit Jugend zu tun. Es ist ein Glücksfall, wenn man eine solche Beziehung ein Leben erhalten kann. Aber selbstverständlich haben wir alle auch in späteren Jahren neue Menschen kennen und lieben gelernt.

KAPITEL 9
SOZIALE KOMPETENZ

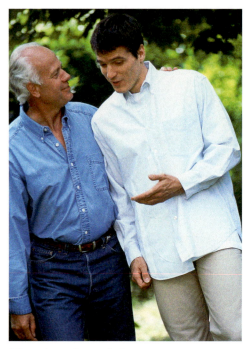

Einander zuhören hält jung.

Wenn Sie älter werden, ist es zunächst einmal wichtig, bereits bestehende Verbindungen zu pflegen und Kontakt zu halten. Man kann die Nase rümpfen über Kaffeekränzchen – die Idee, sich regelmäßig zu treffen und über Gott und die Welt zu diskutieren, scheint mir auf alle Fälle richtig. Man kann solche Zusammenkünfte übrigens sehr beleben, indem man für ein kleines Programm sorgt. Jeweils eine(r) aus der Gruppe bereitet ein kleines Referat vor, zum Beispiel über das Land, das sie (er) gerade bereist hat, über ein Gesundheitsthema, über die Sammlung eines Museums – was auch immer. Interessant für alle und besonders gut für den, der den Vortrag hält. Nichts fordert das Gehirn mehr, als wenn es anderen Wissen vermitteln soll.

Neue Beziehungen zu knüpfen ist, wie gesagt, schon schwieriger, weil man sich nicht allein darauf verlassen kann, dass einem nette Leute zufällig über den Weg laufen. Also muss man sich nach ihnen umsehen.

Als sehr gute Treffs gelten

- Sportvereine – die klassischen Begegnungsorte. Dazu brauchen Sie kein Athlet zu sein, obwohl es sich anbietet, bei der Gelegenheit auch gleich etwas für die Fitness zu tun. In jedem Fall finden Sie dort viele Angebote – vom Kegeln bis zum Wandern –, bei denen Sie ohne große Mühe Leute jeden Alters kennen lernen können.
- Kinderspielplätze. Als Frau dort mit den Müttern ins Gespräch zu kommen, ist das Natürlichste der Welt. Wenn sich der Kontakt über mehrere Wochen festigt, kann man auch mal für ein paar

> DAS ZAUBERWORT
> HEISST »KOMMUNIKATION«

Stunden die Betreuung der Kleinen übernehmen – der Beginn einer Freundschaft? Wer weiß. (Männer haben es da schwerer. Womöglich hält man sie noch für jemanden, der sich an Kinder heranpirschen möchte.)
- Pfarrgemeinden. Sie freuen sich über jeden, der an gemeinschaftlichen Aufgaben mitwirken möchte. Religiöse Überzeugung muss nicht sein.
- Theater- oder Konzert-Abonnements, die den Vorteil haben, dass man Kunst und Kontakte miteinander verbinden kann, da man ja meist neben denselben Leuten sitzt. Über besonders gute oder besonders miserable Aufführungen lässt sich hervorragend ins Gespräch kommen.
- Reisen ist wohl die beste Möglichkeit, neue Menschen kennen zu lernen. Am interessantesten sind dabei die Bildungsreisen, die in vielen Preiskategorien angeboten werden. Man hat immer Gesprächsstoff, wächst im Lauf der Zeit innerhalb der Gruppe zusammen und sieht, wer sich auch unter schwierigeren Bedingungen bewährt. Daraus ergibt sich dann fast von selbst, wer zu wem passt.

Reisen, wenn man älter ist

Das meiste ist nicht anders als bei den Reisen, die man in jungen Jahren macht, nur dass man wahrscheinlich bequemer geworden ist. Schwer vorstellbar, dass man einst mit Rucksack und Zelt ins Blaue gestartet ist oder, wie ich, wochenlang zu zweit im VW-Käfer übernachtet hat. Natürlich darf man sich auch jetzt noch auf weniger ausgetretenen Pfaden bewegen, sofern man seinen Verstand nicht ausschaltet. Wer unter Klaustrophobie leidet, muss sich nicht unbedingt zum Höhlenforschen anmelden; und wer herzkrank ist, sollte nicht in ein Land ohne gute medizinische Versorgung fahren. Wobei man sich da täuschen kann: Viele Länder, von denen Sie es nicht annehmen würden, haben hervorragende Ärzte und ein hohes medizinisches Niveau. Allerdings hapert es oft an guten Medikamenten.

KAPITEL 9
SOZIALE KOMPETENZ

Hier einige weitere Anregungen:
- Wer die Möglichkeit hat – ohne schulpflichtige Kinder ist das einfacher –, sollte **antizyklisch** reisen, also nicht gerade dann an die italienische Adria, wenn ganz Europa Sommerferien hat. In den anderen Monaten sind die Leute netter, weil weniger gestresst, die Preise günstiger und die Strände sauberer.
- Vor jeder größeren Reise sollten Sie sich fragen: Kann ich das? Entspricht das, was ich plane, meinem Gesundheitszustand? Überfordern Sie sich nicht! Ein ärztlicher **Check-up** rechtzeitig vor Reiseantritt kann Sie vor bösen Überraschungen bewahren und gleichzeitig über die nötigen Immunisierungen informieren.

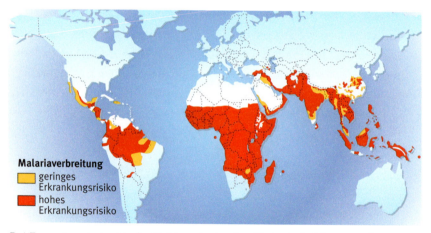

Bei Fernreisen in tropische Gebiete droht eine Malaria-Infektion. Informieren Sie sich über Vorsorgemaßnahmen!

- Denn **Impfungen** sind außerordentlich wichtig. Neben der Tetanus- und Diphtherieimpfung, die wir ja alle haben sollten, brauchen Sie, je nach Reiseland, Impfungen gegen Polio (Kinderlähmung), Hepatitis A, Influenza und Pneumokokken. In bestimmten Gegenden Deutschlands und Österreichs, aber auch in anderen europäischen Ländern (Ungarn, Baltikum, Südschweden etc.), grassiert die von Zecken übertragene *Frühsommer-Meningo-Enzephalitis (FSME)*, eine gefährliche Infektionskrankheit,

DAS ZAUBERWORT HEISST »KOMMUNIKATION«

die zur Entzündung des Gehirns führt. Falls Sie einen Urlaub in den entsprechenden Gebieten planen, sollten Sie sich auch dagegen immunisieren lassen.

Für einige tropische Länder brauchen Sie eventuell noch Gelbfieber- und Typhus-Impfungen. Darüber berät Sie Ihr Hausarzt. Am gefährlichsten ist dort die Malaria, weil sie so weit verbreitet ist. Gerade bei Menschen in höherem Alter verläuft sie deutlich schwerer als bei jungen Leuten. Seien Sie nicht leichtsinnig, sondern betreiben Sie eine konsequente Vorsorge, sowohl medikamentös, als auch durch entsprechende Kleidung.[2]

- Planen Sie keine zu langen **Strecken mit dem Auto**. Wenn es sich nicht vermeiden lässt, sollten Sie zum Ausgleich wenigstens alle zwei Stunden eine Pause einlegen und zehn Minuten herumlaufen. Im Auto, wo man ja auch relativ ruhig sitzt, kann man genauso leicht eine Thrombose bekommen – mit allen gefährlichen Konsequenzen – wie in engen Flugzeugsitzen. Bei bekannten Venenleiden empfiehlt sich das Tragen von Kompressionsstrümpfen. Sollten Sie schon einmal eine Thrombose gehabt haben, wird Ihnen Ihr Arzt Heparinspritzen für die Fahrt mitgeben – genau wie für lange Flugreisen.

- **Trekken, Tauchen und Aufenthalte in extremen Höhenlagen** (Anden, Himalaya) sollte man besser lassen, wenn man über 65 ist. Selbst wenn Sie sich fit fühlen, bedeuten solche Abenteuerurlaube eine große Belastung für den Körper, besonders wenn noch ein gewisser Sauerstoffmangel durch die Höhe dazukommt. Auch ein reiner Strandurlaub ist für ältere Menschen nicht so geeignet. Den ganzen Tag Hitze und Sonne sind schon für 20-Jährige nicht wirklich gesund. Und Ihr Immunsystem leidet, wenn Sie stundenlang sonnenbaden.

- Vorsicht vor **Darmerkrankungen**. Durchfälle können einem nicht nur den Urlaub verderben, sondern sie führen oft zu einem Flüs-

---

[2] Siehe auch das Kapitel über Reisemedizin in Dr. med. Marianne Koch: Mein Gesundheitsbuch, Deutscher Taschenbuch Verlag, München, 1999

sigkeitsdefizit und zur Austrocknung des Körpers. Dabei wird das Blut zu dickflüssig und es kann zu Durchblutungsstörungen und Thrombosen kommen. Wenn man sich in exotischen Ländern nicht ausreichend in Acht genommen hat (nur Mineral- oder abgekochtes Wasser, auch zum Zähneputzen, keine Eiswürfel, keine rohen Gemüse und Salate) und heftige Durchfälle bekommt, sollte man vor Ort einen Arzt konsultieren. Die wissen meist sehr genau, was gegen das Leiden hilft.

- Nehmen Sie ausreichende Mengen Ihrer täglichen **Medikamente** mit. Selbst in den USA ist es schwierig, an rezeptpflichtige Mittel zu kommen.
- Wenn Sie sich jetzt noch **Adressen von Konsulaten** und Ärzten in Ihrem Reiseland besorgen und, falls Sie ein hohes Sicherheitsbedürfnis haben, einen Vertrag mit dem ADAC schließen, damit Sie bei Krankheit oder einem Unfall notfalls zurück in die Heimat geflogen werden, dann kann Ihnen theoretisch nichts mehr passieren.

Achtung Flugreisende!

Fast 40 Millionen Deutsche reisen jedes Jahr mit dem Flugzeug in den Urlaub. Obwohl medizinische Notsituationen sehr selten sind (und meist zufällig ein Arzt im Flieger sitzt, der helfen kann), ist es gut zu wissen, welche körperlichen Belastungen auf Langstreckenflügen auftreten. Die Experten nennen das »Flugphysiologie«.

- Die Luft in der Kabine ist extrem trocken. Ihr Wassergehalt beträgt nur ca. 15 Prozent, also ein Viertel dessen, was unsere normale Luft sonst aufweist. Das bedeutet: Die Schleimhäute der Atemwege trocknen aus und wir geben bei der Atmung mehr Wasser ab, als wir aufnehmen. Deshalb während des Fluges viel trinken, mindestens einen Viertelliter pro Stunde (Wasser oder Saft, nicht Kaffee oder Alkohol!).
- Über die Gefahr einer Thrombose auf langen Strecken wegen des Stillsitzens auf engstem Raum ist inzwischen viel geschrieben wor-

> ## DAS ZAUBERWORT
> ## HEISST »KOMMUNIKATION«

> ### Neues aus der Wissenschaft
>
> Der Sauerstoff, mit denen unsere Zellen ständig versorgt werden müssen, kann in einer Höhe von 2400 m – was dem Kabinendruck entspricht – nur noch mit 70 Prozent der Kraft, die er am Boden hat, in die Zellen eindringen. Wenn ein Organ ohnehin nicht optimal mit Blut und Sauerstoff versorgt wird, zum Beispiel bei einer koronaren Herzkrankheit, kann die Situation dadurch kritisch werden. Auch Patienten, die an einer Lungenerkrankung leiden, sind durch die verminderte Sauerstoff-Zufuhr gefährdet und sollten vor der Reise mit ihrem Arzt sprechen.

den. Als beste Vorbeugung gilt: 1. Gangplatz reservieren, damit man die Beine auch mal ausstrecken und öfter aufstehen kann, ohne andere zu belästigen. 2. So oft wie möglich die Füße kreisen lassen oder abwechselnd Zehen oder Fersen hochziehen. Dadurch wird die »Muskelpumpe« in den Waden betätigt, die das Blut in den Venen nach oben befördert. 3. Unbedingt feste Stütz- oder Kompressionsstrümpfe tragen. Auch wenn man kein Venenpatient ist. Bei starken Krampfadern oder falls man womöglich schon einmal eine Thrombose hatte, wird dringend empfohlen, sich eine kleine Spritze mit einem Blutverdünner (z. B. Heparin) bei Antritt der Reise geben zu lassen oder selbst zu spritzen (kinderleicht!).

- Die Lüftungsverhältnisse sorgen dafür, dass es überall im Flugzeug fürchterlich zieht. Wickeln Sie deshalb von Anfang an einen Wollschal um Ihren Hals (wie überhaupt leichte Wollsachen die beste Kleidung bei Flugreisen sind).

Und seien Sie nicht zu abweisend. Vielleicht stellt es sich heraus, dass der nervige Dicke neben Ihnen ein ganz reizender Typ ist, mit dem man sich – wer weiß? – im Laufe der Reise vielleicht sogar richtig anfreunden kann.

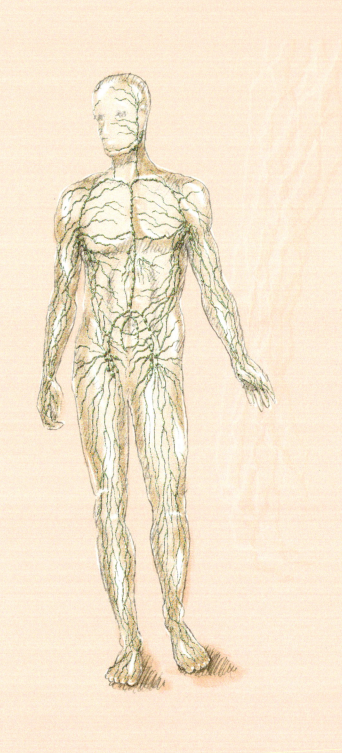

Alter ist keine Krankheit – Gesundheit aber ist das beste Anti-Aging-Mittel

▶ **Umgang mit den Ärzten**
▶ **Patientenkompetenz**
▶ **Krankheiten im Alter richtig behandeln**

KAPITEL 10
ALTER IST KEINE KRANKHEIT

Ich fürchte, die Zeiten sind bald endgültig vorbei, in denen Sie zu einem lieben, erfahrenen Hausarzt, *Ihrem* Hausarzt, gehen können. Zu einem, der Sie seit ewigen Zeiten kennt, gerne mit Ihnen diskutiert, Sie untersucht und berät. Einer, der weiß, wann es in Ihrer Ehe mal kriselt, die Kinder schlechte Noten heimbringen oder Ihr Alkoholverbrauch zu hoch ist. Der weiß, welche Medikamente Sie vertragen und welche nicht. Und von dem Sie nie weggehen ohne das Gefühl, er sei nicht nur ein guter Arzt, sondern auch Ihr Freund und der Ihrer Familie. Vorbei wohl auch die Zeit, in der dieser Hausarzt zu jeder Zeit gerufen werden konnte, auch nachts oder an Feiertagen, bei Regen und Schnee. Demnächst kommt, im besten Fall, der Notarzt, ein Fremder.

Die Fünf-Minuten-Medizin: Welch ein Rückschritt! Welch eine Dummheit!

Wir sind selbst schuld. Wir haben nicht nur zugelassen, dass unser modernes Gesundheitssystem der technischen Medizin den absoluten Vorrang eingeräumt hat. (Nichts gegen die technische Medizin, wohl aber gegen ihren Vorrang.) Wir haben gleichzeitig tatenlos mitangesehen, wie eine der wichtigsten Tugenden des Arztes, das Zuhören, Abwägen, Beraten, also das Gespräch mit dem Patienten, für entbehrlich erklärt, nicht mehr honoriert und damit praktisch abgeschafft wurde. Ich bin sehr gespannt, ob die derzeitigen Pläne der Gesundheitspolitiker umgesetzt werden, die den Hausarzt und seine Funktion wieder aufwerten sollen. Wenn nicht, dann wird auch er sich in Zukunft umstellen müssen, damit er nicht verhungert.

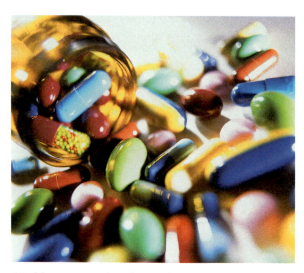

Medikamente sind wichtig – das Arztgespräch auch.

Kleine Anleitung für den richtigen Umgang mit Ärzten

Nehmen wir an, Sie kommen gerade von Ihrem Arzt, den Sie wegen einer akuten Bronchitis aufgesucht haben. Sie lösen das Rezept in der Apotheke ein – und dann zögern Sie. Auf einmal sind Sie sich gar nicht mehr so sicher, dass Sie wirklich Medikamente brauchen. All diese Chemie, denken Sie, und diese Nebenwirkungen! (Der Beipackzettel gibt Ihnen, wie immer, das Gefühl, auf einem Horrortrip zu sein.) Und überhaupt, beschließen Sie dann, soll man nicht immer gleich mit Kanonen auf Spatzen schießen ...

Oder: Sie sind fest entschlossen, dem dringenden Rat Ihres Arztes zu folgen und wegen Ihres erhöhten Blutdrucks fünf Kilo abzunehmen. Zu Hause sieht die Sache schon wieder ganz anders aus. »Das ist doch Quatsch«, sagen die Freundinnen, »das bringt doch nichts – wozu willst du dich quälen?«

Und so lässt man es eben: Die Tabletten bleiben in der Schublade, bis sie abgelaufen sind, die fünf Kilo bleiben auf den Hüften und der Blutdruck eben hoch.

Als *Non-Compliance* oder »ungenügende Bereitschaft des Patienten, an therapeutischen Maßnahmen mitzuwirken« bezeichnet die Wissenschaft dieses Verhalten, das alljährlich allein in Deutschland Medikamente im Wert von 2,3 Milliarden Euro auf dem Müll landen und viele Patienten eine Erfolg versprechende Behandlung abbrechen lässt – zu ihrem eigenen Schaden. Wenn man nach den Gründen sucht, dann erfährt man von Experten, dass die so genannte Therapietreue sich aus vielen Quellen speist und dass da, wo früher Vertrauen war, heute oft Skepsis und Unsicherheit herrschen. Dass die Kommunikation zwischen Arzt und Patient gestört sei, dass der eine Offenheit, der andere Zeit und Zuwendung vermisst. So schwanken Kranke in einem Zustand zwischen Gläubigkeit und Mündigkeit – und damit schwankt auch ihre Bereitschaft, sich richtig zu verhalten.

KAPITEL 10
ALTER IST KEINE KRANKHEIT

Patientenkompetenz heißt das Schlüsselwort

»Für die Behandlung einer Krankheit kann es nie feste Regeln geben. Es ist immer ein Abwägen der Möglichkeiten, die man hat, und die Entscheidungen müssen erst durch die Beziehung zum Patienten und durch das Eingehen auf seine Wünsche in eine Richtung gebracht und mit ihm zusammen erarbeitet werden.«

Dieses kluge Zitat stammt von meinem Lehrer, Professor Helmuth Lydtin, der damals, vor vielleicht 15 Jahren, schon erkannt hat, dass sich ein grundsätzlicher Wandel im Verhältnis zwischen Arzt und Patient anbahnte. Im bis dahin vorwiegend paternalistischen, also »väterlichen« System gab es auf der einen Seite die unangefochtene Autorität des Arztes im weißen Kittel und auf der anderen die selbstverständliche Unterordnung des Patienten. Inzwischen wird dieses Verhältnis immer mehr von einem eher partnerschaftlichen abgelöst. So weit, so gut. Nur: Eine Beziehung zwischen Partnern bedeutet ja in diesem Fall, dass der Patient mitbestimmen darf, wenn es um seine Krankheit, um seine Behandlung geht. Das kann er aber nur, wenn er kompetent ist, das heißt, wenn er über genügend medizinisches Wissen verfügt. Und hier wird es schwierig. Denn wer könnte ihm die nötigen Informationen liefern und wer sollte sich dann mit seinen Ängsten, seinen individuellen Bedürfnissen, mit seiner Lebenssituation auseinander setzen, wenn nicht der Arzt? Und gerade der hat im modernen Gesundheitswesen keine Zeit mehr für ausführliche Gespräche.

Der »Halbgott in Weiß« ist ein Auslaufmodell.

Speck weg durch Speck?

Eine große Boulevardzeitung druckte vor ein paar Jahren eine Meldung, die ich Ihnen nicht vorenthalten möchte: *Man habe,* stand dort, *jetzt Beweise dafür, dass Frauen im Hüft- und Pobereich abnehmen würden, wenn sie die entsprechenden Körperteile von Schweinen äßen, also Schinken. Je mehr, desto besser.* – Da muss jemand die homöopathische Formel »Gleiches wird Gleiches heilen« irgendwie missverstanden haben ...

KLEINE ANLEITUNG FÜR DEN RICHTIGEN UMGANG MIT ÄRZTEN

Man kann eine gewisse Kompetenz natürlich auch auf anderem Weg erwerben. Bücher, Zeitschriften, Fernsehsendungen und vor allem das Internet bieten eine Fülle von medizinischen Informationen an. Es ist allerdings sehr mühsam, sich durch die Flut von seriösen und unseriösen, ernsthaften, kommerziellen und manchmal auch schlicht idiotischen oder kriminellen Infos zu arbeiten.

Vor allem eines können die vielfältigen Wissensquellen nicht ersetzen: menschliche Zuwendung. Das Bild, das man vom »Patienten der Zukunft« entworfen hat, ein cooler, selbstbestimmter, superinformierter Partner des Arztes, entspricht nach meinen Erfahrungen nicht der Realität.

Der Patient, der wirklich Kranke, ist nicht cool. Er – oder sie – ist im Gegenteil verunsichert, voller Angst, oft verzweifelt, ausgegrenzt aus der Leistungsgesellschaft, zu der er eben wegen seiner Krankheit nicht mehr gehört. Er ist vielleicht schon älter, seine Zuversicht ist gering. In seinem Kopf stecken möglicherweise all die Informationen, die er oder seine Freunde aus dem Internet zusammengetragen haben. Aber natürlich kann er sie nicht einordnen, und trösten werden sie ihn auch nicht. Wie auch?

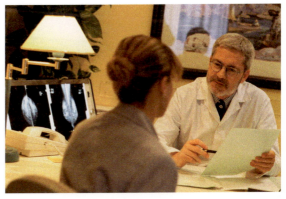

Das ausführliche Gespräch mit dem Arzt unterstützt den Erfolg der Behandlung.

Er braucht, wie vor 20 oder vor 50 Jahren, einen Menschen, der ihn »erkennt«, um einen Ausdruck von John Berger aus seinem wunderbaren Buch ›Geschichte eines Landarztes‹[1] zu zitieren. Der ihn – durchaus als Gleichberechtigten und Mitbestimmenden – leitet und

---

[1] John Berger: Geschichte eines Landarztes, Carl Hanser Verlag, München 1998

KAPITEL 10
ALTER IST KEINE KRANKHEIT

ihm die Möglichkeiten und eventuell auch die Unmöglichkeiten einer Heilung vermittelt. Und ihm zeigt, dass da einer ist, der ihn begleiten wird, so oder so, voller Mitgefühl.

Herr Doktor, passen wir zusammen?

Bevor Sie sich jetzt auf die Suche nach einem solchen Menschen machen, sollten Sie sich fragen, welcher Typ Ärztin oder Arzt Ihren Bedürfnissen am ehesten entspricht (und wer bereits einen Arzt hat, mit dem er zufrieden und glücklich ist, darf die nächsten Seiten überblättern). Ist es

- **der kühle Technologe,** dem es um die schnelle Diagnose geht und darum, dass der Praxisablauf klappt? Wenn auch Sie ein Verstandesmensch sind, haben Sie vielleicht die gleiche Wellenlänge und können sozusagen auf der intellektuellen Ebene kommunizieren.
- **der brüderliche oder schwesterliche Partner?** Er dürfte der Richtige sein, wenn Sie selbst herzlich, freundlich, schüchtern oder aber ein seelisch beladener Mensch sind. (Vorsicht! Wenn Sie zu lange labern, dann wirft Sie auch die schwesterliche Ärztin raus.)
- **der Guru?** Ideal für alle, die sich gern beeindrucken lassen und willig unterordnen. Auch wenn jemand als »schwierig«, »rechthaberisch« oder »skeptisch« gilt, wäre der Guru nicht schlecht. Er kann mit dieser Art von – oft etwas anstrengenden – Patienten noch am besten umgehen.

Bei der Suche nach *Ihrem* Arzt werden Sie sicher den Empfehlungen von Freunden folgen, vielleicht aber auch einige Adressen ausprobieren. Hier ein paar Anhaltspunkte, die Rückschlüsse auf die allgemeine Atmosphäre und die Effizienz des Doktors erlauben:

- **Eine Praxis muss vor Sauberkeit blitzen.** Nichts wirkt so verheerend wie ungepflegte, schlecht geputzte, unaufgeräumte Praxisräume. Es liegt nahe, dass sich die Schlamperei dann auch auf an-

> KLEINE ANLEITUNG FÜR DEN
> RICHTIGEN UMGANG MIT ÄRZTEN

dere Gebiete der Hygiene ausdehnt und die Sicherheit, zum Beispiel durch mangelnde Sterilität der Instrumente, gefährdet.

- **Helferinnen sind die Visitenkarten einer Praxis.** Achten Sie darauf, ob Sie sofort mit einem freundlichen Hallo begrüßt und wenn nötig um etwas Geduld gebeten werden. Selbst wenn gerade die Hölle los ist, alle telefonieren oder sonstwie beschäftigt sind. Gute Assistentinnen erkennt man daran, dass sie den Patienten auch unter Stress zugewandt bleiben, dass sie ihnen das Gefühl geben, wichtig und willkommen zu sein. Nichts ist schlimmer als muffige, uninteressierte Damen, die womöglich vor den Wartenden Privatgespräche führen. Sie beweisen damit, dass sie keine Achtung vor den Patienten haben, und der Arzt, der das duldet, übrigens auch nicht.
- **Wartezeiten sind meist unvermeidlich.** Sie entstehen, wenn zu den angemeldeten Patienten jede Menge zusätzlicher Kranker in die Praxis drängt. Notfälle sozusagen. Dennoch: Länger als 30 bis 45 Minuten sollten Sie nie warten müssen und, ganz wichtig, jemand sollte Sie von Zeit zu Zeit freundlich darüber informieren, wie lange es noch dauern wird. Praxen, in denen man jedesmal unendlich lange herumsitzen muss, sind einfach schlecht geführt.
- **Wenn Sie dann endlich dran sind,** kommt der Moment, in dem es sich entscheidet, ob man »miteinander kann«. Der Arzt muss in der Zeit, in der Sie schließlich vor ihm sitzen, ruhig, konzentriert und Ihnen zugewandt sein. Kein Telefonieren, kein Rummachen am Computer (wenigstens zu Beginn nicht), keine Zwischendurch-Besprechungen mit der Helferin. Wenn es nicht nur um eine gewöhnliche Grippe geht und wenn Sie zu verstehen gegeben haben, dass Sie auf der Suche nach einem neuen Hausarzt sind, dann müsste man Ihnen eigentlich sofort einen Termin geben für das lange, ausführliche Gespräch, in dem Ihre bisherige Krankengeschichte zur Sprache kommt und für eine gründliche körperliche Erstuntersuchung.
- **Nehmen Sie Reißaus,** wenn der Doktor sofort zum Rezeptblock greift, ohne Sie zu untersuchen und sich durch Abhören und Be-

KAPITEL 10
ALTER IST KEINE KRANKHEIT

> Für ältere Patienten ist es besonders wichtig zu wissen, ob der zukünftige Hausarzt die Persönlichkeit und die Rechte alter Menschen achtet, oder ob er zu den »Das-lohnt-sich-ohnehin-nicht-mehr«-Typen gehört und Älteren unter Umständen notwendige Therapien und teurere Medikamente vorenthält, um sein Budget zu schonen.
> Wie man das herausfindet?
> Stellen Sie ihm doch einfach eine kleine Falle: »Herr/Frau Doktor, was steht mir eigentlich noch alles an Behandlungen zu, wenn ich richtig alt und wackelig werde?« Dann zählen Sie für sich *einundzwanzig, zweiundzwanzig, dreiundzwanzig*. Spätestens jetzt müsste er – oder sie – sagen: »Aber selbstverständlich genau das Gleiche wie heute« oder »Ich verstehe Ihre Frage nicht – warum soll Ihnen irgendwann mal eine Behandlung verweigert werden?« Druckst er aber rum oder lacht verlegen oder weicht aus – dann seien Sie sehr, sehr misstrauisch!

tasten einen Eindruck von Ihrem Zustand zu verschaffen; oder wenn er Sie *vor* einem Gespräch oder einer Untersuchung erst mal zum Röntgen, EKG, Ultraschall und ins Labor schickt. (Und erst recht, wenn die Assistentin Sie durch die Abteilungen hetzt, bevor Sie den Arzt überhaupt zu Gesicht bekommen haben.) Diagnose: Abzocke zu Lasten Ihrer Krankenkasse!

Gesundheit wird oft als Anspruch des Einzelnen gegenüber der Allgemeinheit missverstanden, nach dem Motto: Die Gesellschaft schuldet mir Gesundheit. So einfach ist es selbstverständlich nicht. Ich denke, dass kluge, kompetente Patienten wissen, dass ihre Ansprüche an das Gesundheitswesen nicht unbegrenzt sein können. Dass Wellness-Mittelchen nicht zu Lasten der Allgemeinheit verschrieben werden sollten. Und dass wir alle verpflichtet sind, mit unserem wertvollen Gut Körper und Seele sorgfältig umzugehen.

Krankheit ist nicht das Gegenteil von Gesundheit, sondern ein Teil des Lebens.

Sie haben als Patient allerdings auch eine ganze Reihe von Rechten, die Sie kennen sollten und auf denen Sie bestehen können – notfalls per Sozialgericht (siehe Anhang, Seite 270).

Krankheiten im Alter richtig behandeln

Was, Sie fühlen sich wohl? Sind Sie sicher?

Glauben Sie bloß niemandem, der Ihnen einreden will, es sei »unvermeidlich«, »normal« oder »ganz natürlich«, mit 65 oder 75 Jahren Gedächtnisstörungen zu haben oder schmerzende Kniegelenke. Selbstverständlich können im höheren Alter Hirnleistungsstörungen auftreten (auch lange vorher schon) oder Arthrosen, oder was auch immer. Das sind dann aber individuelle Krankheiten, die man diagnostizieren und behandeln muss.

Vielleicht sind Sie jetzt verwundert, denn die Ansicht, älter sein bedeute automatisch, körperliche Probleme zu haben, hält sich hartnäckig im kollektiven Bewusstsein. So kommt es, dass Sie über einen 75-Jährigen nie lesen, er sei »gesund« oder »fit«, sondern »erstaunlich rüstig«. – Was ja genau genommen heißt: normal ist das nicht; normal wäre es, wenn er *nicht* rüstig wäre.

Krankheiten im Alter sind Krankheiten, kein Normalzustand.

Zugegeben, die Anfälligkeit für Krankheiten nimmt mit den Jahren zu: Das Immunsystem ist nicht mehr ganz so leistungsfähig – und kann eine schwere Grippe, Krebs oder Gürtelrose nicht immer abwehren; die Gelenke haben seit Jahrzehnten das Gewicht – und womöglich das Übergewicht – des Körpers ausgehalten und gewisse Schäden davongetragen; auch die Stoffwechselvorgänge laufen langsamer ab. Dennoch ist es nicht verständlich, warum viele Menschen überzeugt sind, Krankheiten und Schmerzen seien ein unvermeidlicher, schicksalhafter Teil des Älterwerdens. Sie erdulden die Beschwerden, statt alles daranzusetzen, sie rechtzeitig zu bekämpfen und wieder gesund zu werden.

Man schätzt, dass fast die Hälfte der Leute, die einen zu hohen Blutdruck haben, nichts davon wissen – oder wissen wollen. Von der anderen Hälfte sind wiederum 50 Prozent miserabel, das heißt, mit

KAPITEL 10
ALTER IST KEINE KRANKHEIT

> ### Neues aus der Wissenschaft
>
> Geradezu revolutionäre Neuigkeiten gibt es beim richtigen Einsatz von Medikamenten. Dank der Entschlüsselung des genetischen Codes des Menschen ist es jetzt möglich, nicht nur Erbkrankheiten einem oder mehreren bestimmten Genen zuzuordnen. Man hat gleichzeitig erkannt, dass die Wirkung von Arzneimitteln sehr stark von individuell ererbten Genen abhängt, die darüber bestimmen, wie Substanzen im Körper verarbeitet und abgebaut werden. So wird man in Zukunft besser wissen, welches Präparat bei wem optimal wirkt und welche Dosierung man wählen muss.
>
> Der Einsatz von Medikamenten und ihre Dosierung ist gerade auch bei älteren Menschen eine Sache des Fingerspitzengefühls, weil die Inhaltsstoffe bei ihnen anders, oft auch länger, wirken als bei jungen. Das hängt mit der im Alter meist verlangsamten Ausscheidung der Substanzen über Niere oder Leber zusammen.

unzureichenden Medikamenten eingestellt. Das kann nur bedeuten, dass es ihnen egal ist, ob sie richtig behandelt werden oder nicht. Ähnlich ist es beim Diabetes. Ist das Schlamperei? Fatalismus? Unwissenheit? Oder trösten sich die gleichgültigen Patienten damit, dass »man eben keine 20 mehr ist«? Schade. Denn es besteht ja in so vielen Fällen die Möglichkeit, die schlimmen Spätfolgen zu verhindern.

Wenn man mit 70 oder 80 Jahren krank wird, ist man doppelt gefährdet: Zum einen hat es der Körper nicht mehr so leicht, sich zu wehren, etwa gegen Infektionen. (Obwohl andere Krankheiten, beispielsweise Krebs, im Alter gutartiger verlaufen.) Zum anderen ist es für den Patienten oft schwieriger, gegen düstere Gedanken anzukämpfen, gegen das Bewusstsein: *Das war's, das könnte der Anfang vom Ende sein.* Gefühle wie Angst oder Resignation hindern unseren Körper aber daran, seine Selbstheilungskräfte zu mobilisieren. Und die braucht man, auch im Alter. So gilt es also, kämpferisch zu bleiben und das Prinzip Hoffnung nicht einen Moment lang aufzugeben.

Hoffnung und Zuversicht sind hervorragende Mittel, um bald wieder gesund zu werden!

KRANKHEITEN IM ALTER
RICHTIG BEHANDELN

Hier nun einige Informationen über häufige Krankheiten älterer Menschen und ihre Behandlungsmöglichkeiten.

Osteoporose

Je höher die Lebenserwartung eines Menschen, desto größer ist die Gefahr, dass er irgendwann an einer ausgeprägten Minderung der Knochendichte leiden wird. Vor allem Frauen sind davon betroffen, weil ihr Körper von den Wechseljahren an sehr viel weniger Östrogene produziert und dadurch das Gleichgewicht zwischen fortwährendem Knochenabbau und -aufbau oft nicht mehr stimmt. In Kapitel 2 finden Sie Informationen darüber, was man zur Vorbeugung gegen Osteoporose tun kann (siehe Seite 36ff.). Hier soll nun die Rede davon sein, wie eine bereits bestehende Osteoporose therapiert werden sollte.

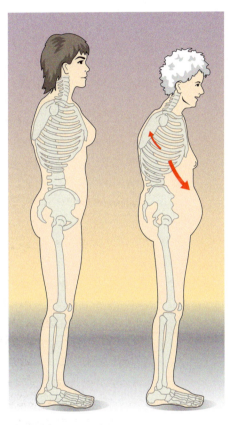

Osteoporose: Die Wirbelsäule verändert sich. So entsteht der Buckel alter Menschen.

- **Wichtigste Regel:** Osteoporose kann nicht nur, sondern *muss* behandelt werden! Sonst besteht die Gefahr, dass die Wirbelsäule und die Oberschenkelknochen bei einer falschen Bewegung oder schon bei einem leichten Sturz brechen. Die fatalen Folgen: Invalidität, starke Schmerzen und oft Verlust der Selbstständigkeit.
- **Die medikamentöse Therapie** hat sich in den letzten Jahren durch die Einführung der *Bisphosphonate* entscheidend verbessert. Diese Mittel bremsen oder verhindern den Abbau von Knochen-

KAPITEL 10
ALTER IST KEINE KRANKHEIT

zellen und bewirken auf diese Weise sogar wieder eine Zunahme der Knochendichte. Unterstützend wirkt die Einnahme von Kalzium (1000 mg pro Tag) und Vitamin D (1000 IE pro Tag), zum Beispiel als kombinierte Brausetabletten; dadurch wird die Mineralisierung des neu gebildeten Knochens verstärkt. In schweren Fällen wird Ihnen der behandelnde Arzt vermutlich empfehlen, zusätzlich noch Hormone einzunehmen, die ebenfalls den Knochenabbau verlangsamen. Nachdem die Östrogene wegen ihrer Nebenwirkungen in Verruf geraten sind, könnte man sich alternativ auch für andere östrogenartige Substanzen, die so genannten SERMs – *Selektive Estrogen Rezeptor Modulatoren* –, wie zum Beispiel *Raloxifen* (Handelsname Evista®), entscheiden, die keine brustkrebsfördernde Wirkung haben und deshalb sicherer sind.

> **Tägliches Spazierengehen, Radfahren oder Gymnastik sollte gerade bei älteren Menschen selbstverständlich sein!**

- **Keine Osteoporosebehandlung ohne Bewegungstherapie.** Sie hilft bei der Stabilisierung des Knochens und verhindert Frakturen. Auch nach einem Knochenbruch mit manchmal starken Schmerzen muss man so bald wie möglich mit Bewegungstherapie beginnen. Dabei ist es wichtig, dass der Arzt vor allem anfangs geeignete Schmerzmittel verschreibt (nach Knochenbrüchen eventuell vorübergehend auch Opioide, also morphinähnliche Substanzen), damit die Patienten das Übungsprogramm durchführen können.

> **Bei Schnee und Glatteis Schutzpolster tragen!**

- **Bei großer Gefahr eines Knochenbruchs,** also bei sehr dünnen Knochen, kann man sich durch das Tragen von so genannten Hüftprotektoren schützen. Es handelt sich dabei um gepolsterte Plastikschalen, die in einer Art Hose befestigt sind und die bei einem Sturz den Aufprall abfangen.
- **Die Knochendichtemessung** hilft bei der Diagnose und zeigt, wie gut sich der Knochen durch die Behandlung wieder stabilisiert.

KRANKHEITEN IM ALTER
RICHTIG BEHANDELN

Probleme mit Herz und Kreislauf

Herzkrankheiten und Erkrankungen der Blutgefäße sind die wohl häufigsten gesundheitlichen Beschwerden im höheren Alter. Eigentlich muss die Reihenfolge umgekehrt sein: Erst die Gefäßkrankheiten, dann das Herz – denn fast alle Probleme mit dem Herzen entstehen dadurch, dass verengte, verkalkte Arterien nicht mehr genügend Nährstoffe und vor allem zu wenig Sauerstoff zum Herzmuskel bringen. Eine Hochleistungsmaschine wie das Herz reagiert auf solch mangelhafte Versorgung mit dramatischen Veränderungen. Hier die wichtigsten:

- **Herzinfarkt:** Wenn sich eine der Versorgungsarterien, ein Herzkranzgefäß, plötzlich verschließt, stirbt der Teil des Herzmuskels ab, der von dieser Arterie mit Blut versorgt wurde.
Bei Patienten mit Verengungen der Kranzgefäße können die Ärzte mit einem winzigen Ballon, den sie durch die Hauptschlagader schieben, die verstopfte Stelle im Blutgefäß aufdehnen und wieder durchgängig machen. Meist festigen sie die Arterienwände dann noch mit einem Drahtgitter (einem *Stent*), damit das Gefäß offen bleibt. Dieses Verfahren kann man selbst bei 90-Jährigen anwenden. Aber auch Bypass-Operationen, bei denen neue »Versorgungsleitungen« kaputte Arterien im Herzmuskel ersetzen, sind heute bei alten Patienten möglich – dank stark verbesserter Narkosetechniken.

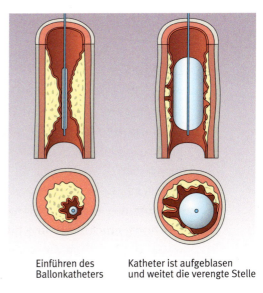

Einführen des Ballonkatheters

Katheter ist aufgeblasen und weitet die verengte Stelle

Das Aufdehnen von verengten Blutgefäßen

KAPITEL 10
ALTER IST KEINE KRANKHEIT

- **Herzrhythmusstörungen:** Für zu schnellen, zu langsamen oder unregelmäßigen Herzschlag gibt es verschiedene Gründe. Entweder versagt der körpereigene »Schrittmacher«. Das sind die Zellen, deren Signale das rhythmische Zusammenziehen des Herzmuskels auslösen. Oder die elektrischen Impulse dieser Zellen werden nicht mehr richtig weitergeleitet. Auch hier ist häufig schlechte Durchblutung die eigentliche Ursache.

  Herzrhythmusstörungen werden meist mit Medikamenten behandelt. Wenn der Herzschlag auf Dauer zu langsam ist, braucht der Patient allerdings einen Schrittmacher. Die neuen Geräte sind nur noch wenige Zentimeter groß, ganz flach und werden hinter den Brustmuskel genäht, wo sie nicht stören oder auffallen. Vom Schrittmacher aus führen Elektroden in den Herzmuskel, über die er regelmäßige elektrische Impulse erhält und sich dadurch wieder rhythmisch zusammenzieht. Heutzutage ist dies eine kleine, ungefährliche Operation.

  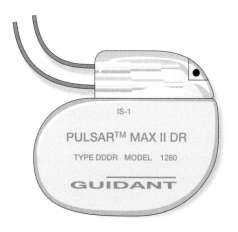

  Der Herzschrittmacher (natürliche Größe!) wird hinter den Brustmuskel implantiert.

- **Herzmuskelschwäche:** Die Pumpkraft lässt nach, das Herz erweitert sich, wird schlapp und müde. Eine solche Herzschwäche wird mit geeigneten Medikamenten (*Entwässerungstabletten, ACE-Hemmern, Betablockern* und eventuell *Blutverdünnungsmitteln*) behandelt. Bis vor kurzem glaubte man, größtmögliche Schonung sei das Beste für den Patienten, um das Herz zu entlasten. Inzwischen weiß man jedoch, dass vorsichtiges Training, natürlich unter ärztlicher Aufsicht, dem Herzen oft mehr nützt.

KRANKHEITEN IM ALTER RICHTIG BEHANDELN

> **Aufpassen!**
>
> Herzanfälle kommen fast nie aus heiterem Himmel. Es gibt Warnsignale, die jeder kennen sollte, um rechtzeitig und richtig behandelt zu werden.
> Vom berühmten »vernichtenden« Schmerz in der Brust hat wohl jeder schon gehört und weiß, dass ein Infarkt droht und dass man so schnell wie möglich in eine Klinik gebracht werden muss. Aber es gibt auch andere Zeichen, die man sehr ernst nehmen sollte:
> - Ein Beengungsgefühl oder Brennen in der Brust *(Angina pectoris)* beim Treppensteigen oder wenn man im Winter in die Kälte hinausgeht (typisch für Sauerstoffmangel des Herzens).
> - Kurze Schwindelanfälle (können Zeichen für Rhythmusstörungen sein, aber auch für einen drohenden Schlaganfall).
> - Atemnot schon bei geringer Belastung oder beim Treppensteigen (Hinweis auf Herzschwäche).
> - Wenn man zum Schlafen drei Kissen braucht, weil man bei flachem Liegen keine Luft mehr bekommt (Anzeichen von Herzschwäche).
> - Wasser in den Beinen (ebenfalls Symptom für Herzschwäche).

- **Durchblutungsstörungen der Beine:** Auch Schaufensterkrankheit genannt, weil die Patienten nur zwanzig oder fünfzig Meter gehen können und dann wegen Wadenschmerzen stehen bleiben müssen. Eine typische Erkrankung im höheren Lebensalter. Die Blutgefäße, die die Beine versorgen, sind arteriosklerotisch verändert, d. h. verengt oder verstopft. Ursache dafür sind meist Rauchen, hoher Blutdruck, hohe Cholesterinwerte und eventuell Diabetes. Da die Beinmuskeln beim Gehen mehr Sauerstoff brauchen, reicht die Blutzufuhr dann nicht mehr aus: Der Betroffene bleibt automatisch stehen und wartet, bis der Schmerz verschwindet. In den meisten Fällen kann man die Krankheit mit Medikamenten (zum Beispiel Aspirin) behandeln. Wichtigste Maßnahme ist jedoch ein konsequentes Gehtraining, durch das der Körper angeregt wird, an den verengten Stellen neue Blutgefäße und damit einen Umgehungskreislauf zu bilden. Wenn allerdings die Gefahr eines völligen Gefäßverschlusses droht, muss der Chirurg eingreifen und mit einer Bypass-Operation das Bein retten.

KAPITEL 10
ALTER IST KEINE KRANKHEIT

Diabetes

Die Zuckerkrankheit tritt in zwei Formen auf: Bei Typ 1 können die Inselzellen in der Bauchspeicheldrüse kein Insulin mehr produzieren. Typ 2 wurde früher »Altersdiabetes« genannt und bezeichnet einen Zustand, in dem zwar noch Insulin vorhanden ist, das aber nicht mehr richtig wirkt – man spricht dann von einer »Resistenz«, also Unempfindlichkeit des Gewebes gegenüber Insulin. Dadurch kann der Körper die Kohlehydrate aus der Nahrung nicht mehr in die Zellen aufnehmen und der Blutzucker steigt. Die Zahl der Patienten, die diese Variante der Zuckerkrankheit bekommen, nimmt zu. Und auch das Alter, in dem die Krankheit auftritt, verschiebt sich immer mehr nach unten. Schuld ist, neben einer ererbten Veranlagung, der Wohlstand, der in Form von Übergewicht und einem bequemen, bewegungsarmen Lebensstil den Stoffwechsel durcheinander bringt.

- **Was kann passieren?** Diabetes ist eine heimtückische Krankheit. Sie führt, wenn sie nicht optimal behandelt wird, im Lauf der Zeit zu Nierenversagen, Sehstörungen bis zur Erblindung (durch Veränderungen an der Netzhaut des Auges), zu schmerzhaften Nervenschäden sowie zu Schäden an den Blutgefäßen. Die am meisten gefürchtete Komplikation ist der Schlaganfall, der bei Diabetikern ca. fünfmal so häufig ist wie bei anderen Menschen.
- **Sie selbst sollten der Manager Ihrer Krankheit werden!** Bei milden Formen des Typ-2-Diabetes genügt es oft schon, fünf Kilo abzunehmen, um eine Normalisierung der Blutzuckerwerte zu erreichen. Gleichzeitig müssen (müssen!) Sie zur Stoffwechselanregung regelmäßig Sport treiben. Dafür brauchen Sie dann keine so strenge Diabetes-Diät einzuhalten. Nur auf die Kohlehydrate, die vom Körper besonders rasch aufgenommen werden – also Zucker, Honig, Marmelade, Weißbrot, Kuchen, Plätzchen, süße Getränke etc. –, müssen Sie zugunsten langsam aufspaltbarer Kohlehydrate, zum Beispiel aus Vollkorngetreide, Reis, Obst und Gemüse, verzichten. Auch die Menge an Fett, die Sie täglich zu sich nehmen, sollten Sie stark reduzieren. Erst wenn durch diese Maßnahmen

> KRANKHEITEN IM ALTER
> RICHTIG BEHANDELN

keine Normalisierung des Stoffwechsels zu erreichen ist, müssen Medikamente helfen. Am besten lässt man sich in einem Diabetes-Zentrum schulen und auf die jeweils optimalen Arzneimittel – Tabletten oder Insulininjektionen – einstellen.

Die beste Kontrolle für die richtige Zuckereinstellung ist der *HBA1c-Wert* im Blut. Im Gegensatz zum aktuellen Blutzucker zeigt er die längerfristige Stoffwechseleinstellung an. Der Wert sollte nicht über 7 mg% liegen.

Die Angst vorm Insulin-Spritzen ist übrigens völlig unbegründet. Man lernt es leicht und kann sich mit den modernen Injektionshilfen (dem so genannten Pen) praktisch schmerzfrei die jeweils richtige Menge des Hormons zuführen. Demnächst wird es sogar einen Insulin-Nasenspray geben, dann fällt das Spritzen ganz weg.

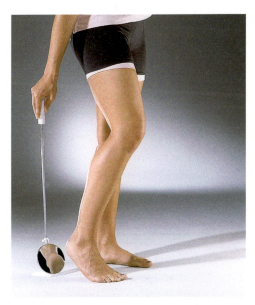

Als Diabetiker müssen Sie Ihre Füße sorgfältig auf Druckstellen und Verletzungen hin kontrollieren.

- **Vorsicht vor dem »diabetischen Fuß«!** Wenn Nerven infolge des hohen Blutzuckers geschädigt sind, ist auch die Schmerzwahrnehmung gestört. Dadurch kann es passieren, dass man Druckstellen, Verletzungen und Geschwüre an der Fußsohle nicht sofort bemerkt. Eine gefährliche Situation, weil sich aus diesen zunächst harmlosen Schäden Wunden und Infektionen entwickeln können. Im schlimmsten Fall lässt sich der Fuß nicht mehr retten und muss amputiert werden. Eine schreckliche Konsequenz, die man durch sorgfältige Überwachung und rechtzeitige Behandlung fast in jedem Fall hätte verhindern können.

KAPITEL 10
ALTER IST KEINE KRANKHEIT

Gedächtnis- und andere Hirnleistungsstörungen

Trösten Sie sich, Sie sind nicht allein. Es gibt praktisch keinen Menschen über fünfzig, der nicht irgendwann darüber klagt, dass sein Gedächtnis nachlasse oder dass er sich Dinge nicht mehr merken könne. Das behaupten sogar die, deren Erinnerungsvermögen uns erstaunlich vorkommt, weil sie auch noch im hohen Alter ganze Bibliotheken im Kopf zu haben scheinen.

Use it – or lose it: Benütz dein Gehirn, sonst verlierst du's.

Gedächtnis hat in hohem Maße etwas mit Übung zu tun. Je öfter Sie sich zwingen, in den Tiefen Ihrer Erinnerungen herumzukramen und Versatzstücke oder Wissen aus früheren Jahren an die Oberfläche des Bewusstseins zu holen, desto williger folgen Ihnen Ihre grauen Zellen. (Siehe auch Kapitel 3: »Geistig fit«, Seite 50ff.)

Die meisten Hirnleistungsstörungen bei älteren Menschen sind deshalb Defizite, die auf mangelndes Training zurückgehen. Sie treten vor allem dann häufiger auf, wenn jemand alleine lebt, selten Gespräche führt und niemandem mehr erzählen kann, was er denkt. Denn bei all diesen Unterhaltungen werden ja Fakten wiederholt, »im Geiste bewegt« und dadurch noch einmal in die Gedächtniszellen »eingeprägt«.

Krankhafte Gedächtnisstörungen zu erkennen, ist in der Anfangsphase nicht immer einfach. Zum einen treten die Ausfälle nicht gleichmäßig auf, sind von der Tageszeit oder vom Gesamtzustand des Betroffenen abhängig. Zum anderen sind gerade Menschen mit Gedächtnisproblemen erfinderisch. Wenn sie merken, dass ihnen die Worte fehlen oder sie sich nicht an Namen oder Situationen erinnern können, dann konstruieren sie spontan Erklärungen oder verstecken sie hinter Umschreibungen oder fantasievollen Geschichten. »Fassaden errichten« nennt man das.

Die wichtigste Aufgabe des Arztes, der einem Patienten mit Gedächtnisproblemen helfen will, besteht zunächst darin, herauszufinden, welche Ursachen es für die Störungen gibt und ob man sie behandeln kann.

KRANKHEITEN IM ALTER RICHTIG BEHANDELN

Gründe für Gedächtnisschwund

- **Verengungen der Blutgefäße**, also Arteriosklerose des Gehirns, ist der bei weitem häufigste Grund für Denkstörungen älterer Menschen. So wie der Herzmuskel auf eine optimale Versorgung mit Sauerstoff und Nährstoffen angewiesen ist, braucht auch das empfindliche Gehirn die uneingeschränkte Blutzufuhr, um zu funktionieren, das heißt, um den so wichtigen Informationsaustausch zwischen allen Hirnzellen zu ermöglichen. Bei Verstopfung der winzigen Hirnarterien kommt es zum Absterben von Zellgruppen, so genannten Hirninfarkten, die man ab einer gewissen Größe oder Zahl auch im Computertomogramm nachweisen kann.
Wie kann man behandeln? Wichtigste Maßnahme ist das Abstellen aller Faktoren, die nachweislich zu Arterienschäden führen: Rauchen, hoher Blutdruck, hohe Cholesterinwerte. Diabetiker sollten eine optimale Einstellung ihres Blutzuckers anstreben. Die Blutwerte, vor allem auch die Fließeigenschaften des Blutes, müssen stimmen. Zur Verhinderung der Zusammenballung von Blutplättchen geben die Ärzte niedrig dosiertes (100 mg/Tag) Aspirin. Außerdem ist regelmäßige Bewegung wichtig, weil sie den Sauerstoffgehalt des Gewebes erhöht.
- Bei einem **Schlaganfall** wird ein Teil des Gehirns nicht mehr durchblutet. Ursache ist entweder der Verschluss oder das Platzen eines größeren Gefäßes im Kopf. Das betroffene Gewebe stirbt ab und mit ihm die Fähigkeit, einen Arm oder ein Bein zu bewegen, zu sprechen, zu erkennen, zu verstehen, zu denken oder sich zu erinnern.
Die Warnzeichen, die einem Schlaganfall fast immer vorausgehen, sind oft nicht sehr dramatisch und dauern vielleicht nur ein paar Minuten an:
Kurze Sprachstörungen – vorübergehende Lähmung oder Schwäche von Armen oder Beinen – Sehstörungen – Schwindel – ungewohnter heftiger Kopfschmerz.
Rufen Sie bei solchen Symptomen sofort die Ambulanz und lassen Sie sich in eine geeignete Klinik, am besten in eine mit einem

KAPITEL 10
ALTER IST KEINE KRANKHEIT

Stroke center bringen. Auch wenn beim Eintreffen des Krankenwagens alles wieder normal zu sein scheint. Nur so gelingt es, die drohende Katastrophe zu verhindern. Zur Vorsorge hat es sich bewährt, jedes Jahr nicht nur Herz und Blutdruck, sondern auch die Blutgefäße, die das Gehirn versorgen, mittels Ultraschall kontrollieren zu lassen. Mit dieser einfachen und schmerzlosen Untersuchung – die die Kassen übernehmen, wenn der Verdacht auf eine Behinderung des Blutflusses besteht –, kann man sehr gut beurteilen, ob Arterien verändert oder gar verengt sind.

> **Ab 55 Jahren sollte man regelmäßig seine hirnversorgenden Arterien untersuchen lassen!**

Nach einem Schlaganfall brauchen Patient und Angehörige viel, viel Geduld. Oft gelingt es aber, nach Monaten oder sogar noch nach Jahren, durch mentales Training viel von dem früheren Wissen ins Bewusstsein zurückzuholen.

- **Depressionen** gehören zu den wichtigsten Gründen für Gedächtnisstörungen. Es scheint fast so, als ob das Gehirn in dieser Situation gelähmt sei. Bei älteren Menschen werden depressive Zustände oft übersehen und nicht richtig behandelt: Man deutet die typische Müdigkeit, Antriebslosigkeit und Vergesslichkeit schlicht als »altersbedingt«.

Ursache von Depressionen sind in den meisten Fällen nicht nur belastende Lebenssituationen, sondern auch die zu geringe Produktion von körpereigenen Transmitterstoffen, vor allem von *Serotonin* im Gehirn. Durch moderne Psychopharmaka, die *Serotonin-Reuptake-Hemmer,* lassen sich solche Störungen ausgleichen und damit Stimmung und Denkvermögen wieder normalisieren. Wer körperlich einigermaßen fit ist, sollte ein intensives Training beginnen, zum Beispiel dreimal wöchentlich joggen. Ausdauertraining setzt große Mengen von Serotonin im Körper frei, sodass man dann unter Umständen auf Tabletten verzichten kann. Während der dunklen Jahreszeit ist der Serotoninspiegel automatisch niedrig. Dadurch erleben manche Patienten während der Wintermonate oft einen Rückfall in die Depression. Bei ihnen bewährt sich oft eine so genannte Lichttherapie.

> KRANKHEITEN IM ALTER
> RICHTIG BEHANDELN

Die im Alter häufigen **Erkrankungen der Schilddrüse,** egal ob Über- oder Unterfunktion, können ebenfalls Depressionen auslösen. (Lesen Sie auch Kapitel 11: »Gegen Depression und Einsamkeit«, Seite 242ff.)

- **Die Alzheimer-Krankheit**
  Die Demenz vom Alzheimer Typ, wie die Krankheit offiziell heißt, galt bis vor kurzem nicht nur als völlig rätselhaft, sondern wegen der Unmöglichkeit, den fortschreitenden Zerfall von Gedächtnis, Denkfähigkeit und Persönlichkeit aufzuhalten, als Schicksalsschlag, vor dem es kein Entrinnen gibt. Glücklicherweise haben die Forschungsergebnisse der letzten Jahre viele der Geheimnisse aufgedeckt, und mit diesen Erkenntnissen wächst nun die Hoffnung, dass es in absehbarer Zeit Chancen auf Prävention und Behandlung geben wird.

  Ohne Gedächtnis gibt es kein Erkennen.

Neues aus der Wissenschaft

Man weiß bereits seit langem, dass im Gehirn von Alzheimer-Patienten ein bestimmtes Eiweiß, das *Beta-Amyloid,* eine wesentliche Rolle spielt, weil es sich wie eine klebrige Masse auf die Zellen legt und sie sozusagen erstickt. Jetzt hat man herausgefunden, wie dieses Eiweiß entsteht: Es wird von Enzymen – also biochemischen Substanzen des Körpers – aus einem größeren Eiweißmolekül »herausgeschnitten«. Die Stückchen verklumpen, lagern sich als Plaques an der Nervenzelle ab und verursachen dort eine Entzündungsreaktion, die wiederum zur Veränderung der Zellstruktur führt. Unter den Forschern ist jetzt die Jagd auf diese »Scheren-Enzyme« eröffnet. Wer eine Methode entdeckt, sie zu bekämpfen oder auszuschalten, der hat den Schlüssel für die Heilung der Krankheit in der Hand.

Das andere Interesse der Wissenschaft gilt den Erbanlagen. Man weiß ja, dass in manchen Familien vermehrt Alzheimer-Fälle auftreten, die teilweise auch jüngere Menschen betreffen. Bisher hat man Gene auf verschiedenen Chromosomen gefunden, die bei der familiären Form der Krankheit eine große Rolle spielen. Ein einheitlicher Test steht aber noch nicht zur Verfügung, und die Genetiker geben zu bedenken, dass ein Nachweis des erhöhten Krankheitsrisikos bei Angehörigen so lange keinen Sinn macht, als es keine sichere Möglichkeit gibt, die Krankheit zu verhindern oder zu behandeln.

KAPITEL 10
ALTER IST KEINE KRANKHEIT

Die Krankheit verläuft in drei Stadien:
Stadium 1 (Dauer ca. zwei bis vier Jahre): Vergesslichkeit. Namen für simple Dinge werden nicht erinnert. Das Zahlenverständnis geht verloren. Antriebsschwäche.
Stadium 2 (Dauer ca. zwei bis acht Jahre): Freunde und Verwandte werden nicht mehr erkannt. Verlust des Orientierungsvermögens. Verwirrtheit, Angst, Schlaflosigkeit, Halluzinationen.
Stadium 3 (Dauer ca. ein bis drei Jahre): Kein Erkennen mehr von Familienangehörigen. Kein Wortverständnis. Keine Kontrolle über Körperfunktionen. Oft aber noch Reaktionen auf Musik.

Bin ich gefährdet? Was kann ich tun?

- Wenn direkte Verwandte, also Vater, Mutter, Geschwister, Großeltern, womöglich im Alter unter 60 Jahren erkrankten, besteht der Verdacht, dass eine erbliche Belastung vorliegt.
- Es gibt Untersuchungsmethoden, die teilweise Jahre vor dem Auftreten von Symptomen erste Anzeichen im Blut, in der Rückenmarksflüssigkeit oder als Veränderung der Hirnstrukturen in der Kernspintomographie nachweisen können. Neurologische Universitätskliniken geben dazu nähere Auskunft.
- Hier einige Maßnahmen, die sich in wissenschaftlichen Studien als vorbeugend gegen die Alzheimer-Krankheit erwiesen haben und die vor allem Angehörigen aus Alzheimer-Familien empfohlen werden: Senkung der *Cholesterinwerte* im Blut (notfalls durch die Einnahme von so genannten *Statinen*), die Normalisierung erhöhter *Homozysteinwerte* (durch die Gabe von *Folsäure*) und eine Ernährung mit vielen *Antioxidanzien*, also mit Nahrungsmitteln, die einen hohen Anteil an Vitamin C und E enthalten. Man hat außerdem nachgewiesen, dass Menschen, die ihr Gehirn ein Leben lang – und möglichst schon von Jugend an – intensiv fordern, nicht oder erst viel später erkranken. Es ist anzunehmen, dass sie einen größeren Vorrat an aktiven Hirnzellen aufbauen und den schleichenden Zellverlust durch die Krankheit länger und besser kompensieren können.

- Erkrankte profitieren eine Zeit lang von Medikamenten, die die Informationsübertragung zwischen den Zellen verbessern.
- Über ein Gehirntraining für Patienten gehen die Ansichten auseinander. Es ist womöglich für Kranke schwerer und trauriger, die gestellten Aufgaben nicht lösen zu können, als wenn sie in ihrem jeweiligen Zustand akzeptiert, ermutigt und mit Zuneigung bedacht werden.
- Niemand muss sich schämen oder Vorwürfe machen, wenn der Tag gekommen ist, an dem ein kranker Angehöriger nicht mehr zu Hause betreut werden kann. Man sollte nur dafür Sorge tragen, dass das Pflegeheim, für das man sich entscheidet, auf Alzheimer-Patienten spezialisiert ist. Das Personal in solchen Einrichtungen hat oft ganz wunderbare Möglichkeiten, mit den Hilflosen und Verwirrten noch eine Art von Kommunikation herzustellen. Durch Berührungen, Musik oder einfach ihre Stimme helfen sie dem Patienten, ruhig und ohne Angst durch seine persönliche Nacht zu gehen.

- **Die Parkinson-Krankheit**
  Heben Sie Ihren Arm – und jetzt lassen Sie ihn wieder sinken. Gehen Sie ein paar Schritte in Ihrem Zimmer – und dann setzen Sie sich wieder. Ich bin sicher, es gelingt Ihnen mühelos. Das Gehirn hat Ihren Wunsch, bestimmte Bewegungen auszuführen, an die entsprechenden Koordinationszentren gemeldet. Von dort wurden die Befehle an die Muskeln weitergeleitet, gerade so, dass eine fließende Bewegung zustande kam: Etwas Selbstverständliches für uns alle – doch etwas fast Unmögliches für Parkinson-Patienten.
  Bei dieser Krankheit, an der in Deutschland etwa 250 000 Menschen leiden, sind im Mittelhirn, in der *Substantia nigra,* Zellen abgestorben, die einen für alle Bewegungsabläufe wichtigen Botenstoff, das *Dopamin,* herstellen. Durch den Dopaminmangel überwiegen andere Nervenimpulse und die Bewegungen werden ruckhaft, unkontrollierbar, das Gesicht zeigt eine seltsame Starre. Meistens kommt noch ein mehr oder weniger starkes Zittern der

KAPITEL 10
ALTER IST KEINE KRANKHEIT

Arme oder Beine dazu, das der Kranke nicht unterdrücken kann. Seine Stimme wird leiser, seine Stimmung depressiv. Ursachen für die Krankheit kennt man noch nicht, aber sicher spielen Erbanlagen, wahrscheinlich auch Umweltgifte oder Störungen des Immunsystems eine Rolle.

Neues aus der Wissenschaft

Für alle Betroffenen gibt es inzwischen zunehmend Hoffnung auf neue Behandlungsmöglichkeiten: Während man früher nur versuchte, das fehlende Dopamin mehrmals am Tag in Tablettenform einzunehmen (und oft feststellen musste, dass es nach ein paar Jahren nicht mehr wirkte), so bewähren sich jetzt auch andere Mittel, darunter solche, die die noch vorhandenen Zellen zur höheren Dopaminproduktion anregen. Versuche, durch die Transplantation von embryonalen Nervenzellen neue funktionierende Zellen zu züchten, waren leider enttäuschend. Dafür scheint sich die elektrische Anregung der betroffenen Gehirnregionen durch eine implantierte Sonde zu bewähren. Sie ist allerdings fortgeschrittenen Fällen vorbehalten.

Augenkrankheiten

»Als die Augenbinde nach der Staroperation abgenommen wurde, hab ich einen richtigen Schock bekommen«, erzählt die alte Dame, »ich hatte völlig vergessen, wie hell und bunt die Welt ist. Was für ein wunderbares Erlebnis!«
- Als **grauen Star** – medizinisch *Katarakt* – bezeichnet man die allmähliche Trübung der Linse, jenes kleinen Organs hinter der Pupille, das uns durch eine stärkere oder flachere Krümmung das Sehen in der Nähe und in die Ferne ermöglicht. Warum sich bei vielen Menschen im Lauf der Jahre in der klaren, durchsichtigen Linse Ablagerungen sammeln, weiß man nicht. Sie werden zuerst als ein dünner Schleier, später dann als dichter Filter empfunden. Sie lassen die Lichtstrahlen nicht mehr ungehindert auf die Netzhaut fallen und bewirken unangenehme Blendeffekte.

KRANKHEITEN IM ALTER
RICHTIG BEHANDELN

Die Operation des grauen Stars ist ein eleganter Routineeingriff geworden, den geübte Augenärzte bei örtlicher Betäubung in zehn Minuten durchführen. Dabei wird die trübe Linse herausgesaugt und durch eine Kunststofflinse ersetzt. Oft kann man dabei auch Fehlsichtigkeit verbessern.

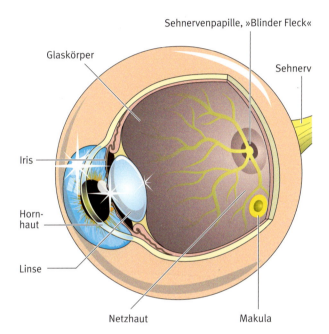

Die Linse, die Netzhaut und die Makula, der Ort des schärfsten Sehens, sind im Alter anfällig für Krankheiten.

- **Krankheiten der Netzhaut** – der Gewebeschicht im hinteren Teil des Auges, die die eigentlichen Sehzellen enthält – können starke Einschränkungen des Sehvermögens bis hin zur Erblindung verursachen. Die narbigen Veränderungen sind meist Spätschäden, die bei langjährigem Diabetes oder bei Bluthochdruck entstehen. Therapiert wird mit Laserstrahlen – die Ergebnisse sind gut. Gleichzeitig müssen natürlich Blutdruck bzw. Blutzuckerwerte optimal eingestellt werden.
- **Makuladegeneration** ist die am meisten gefürchtete Augenkrankheit im Alter. Als Makula oder gelben Fleck bezeichnet man die Stelle in der Netzhaut, die die größte Dichte an Sinneszellen be-

KAPITEL 10
ALTER IST KEINE KRANKHEIT

sitzt und mit der wir am schärfsten sehen können. Wenn sie nicht mehr funktioniert, weil die Zellen dort absterben oder sich Gewebemüll ansammelt und störend vor den Sinneszellen liegt, verlieren wir die Fähigkeit, geradeaus zu sehen, zu lesen und Gesichter zu erkennen. Manche Menschen lernen zwar, mit schräg gehaltenem Kopf die Sehzellen um die Makula herum zu aktivieren, aber das ist ziemlich mühsam.

Das Alter ist der größte Feind der Makula. Gleich danach kommen Zigaretten, zu wenig Vitamine (Antioxidanzien) in der Ernährung sowie zu starke Sonneneinstrahlung (Urlaub im Schnee ohne Sonnenbrille!).

Die Augenärzte unterscheiden zwischen »*trockener*« und »*feuchter*« *Makuladegeneration*. Bei der trockenen degenerieren die Zellschichten, bei der feuchten sind zusätzlich Blutgefäße beteiligt, die sich vermehren und Flüssigkeit oder Blut zwischen die Gewebeschichten abgeben. Von allen Versuchen, das Sehvermögen zu erhalten, hat sich die *Laser-Photo-Koagulation* am besten bewährt. Leider ist sie jedoch nicht in allen Fällen anwendbar. Was Sie bei allen akuten Veränderungen Ihres Sehvermögens brauchen, ist **sofort** ein Termin bei einem wirklich guten Augenarzt (eventuell in einer Universitäts-Augenklinik).

Erhöhter Augendruck kann zur Erblindung führen!

- **Glaukom oder grüner Star** bezeichnet den krankhaft erhöhten Druck im Auge, der durch Probleme in der Zirkulation des Augenwassers verursacht wird. Achtung! Es besteht akute Erblindungsgefahr! Deshalb: Regelmäßige Messungen des Augendrucks ab dem 40. Lebensjahr und ein Notfalltermin beim Augenarzt, wenn die Augäpfel druckempfindlich sind oder plötzliche starke Kopfschmerzen auftreten! Den erhöhten Druck, der durch die eingeschränkte Zirkulation des Augenwassers entsteht, kann man durch Medikamente behandeln. Allerdings gibt es Fälle, bei denen nur eine Operation hilft.

Probleme mit dem Hören

Schwerhörigkeit wird wohl in den kommenden Jahrzehnten ein ganz großes Problem werden, weil derzeit bereits 20 Prozent der 18-Jährigen Schädigungen ihres Innenohrs aufweisen – eine Folge von Disco-Lärm, Popkonzerten und zu laut eingestellten Kopfhörern.

Das bedeutet, dass nicht nur alte Menschen, sondern zunehmend auch jüngere auf Hörhilfen angewiesen sein werden, weil sich die lärmgeschädigten Hörzellen nicht mehr regenerieren.

Behandelbar sind Verkalkungen der kleinen Knöchelchen im Mittelohr, die durch eine Operation wieder ihre freie Beweglichkeit bekommen und so die Schallwellen weitergeben können. Bei allen Schädigungen des Innenohrs bleibt nur die Versorgung mit Hörgeräten, die allerdings in den letzten Jahren sehr viel besser und unauffälliger geworden sind. Viele Leute haben immer noch starke Vorurteile gegen diese Hilfsmittel. Dabei sollte man sie als so selbstverständlich akzeptieren wie Brillen. Gehen Sie unbedingt zu einem Fachmann, einem *Akustiker*, der Ihnen das Gerät optimal einstellen kann (auch wenn dies mehrere Sitzungen in Anspruch nehmen sollte). Für Patienten, denen solche Hörgeräte nicht helfen, sind seit einigen Jahren Miniatursysteme entwickelt worden, die teilweise oder ganz ins Ohr und die umliegenden Knochen implantiert werden. Man kann sie selbst per Fernbedienung auf die unterschiedlichen Funktionen einstellen. Eine teure Angelegenheit, aber eine große Hilfe für die Betroffenen.

Übrigens: Vielen unter uns ist es nicht klar, eine wie große Rolle das Gehör in der Kommunikation mit anderen Menschen und mit der Umwelt spielt. Wenn man nicht gut hört, ist man in Gefahr, im sozialen Abseits zu stehen, und das wiederum bedeutet eine starke Einschränkung der Lebensqualität. Geben Sie sich deshalb nicht mit der Auskunft zufrieden, dass Ihr Gehör eben »altersbedingt« nachgelassen hat. Erkundigen Sie sich bei wirklichen Fachleuten, welche Möglichkeit Sie haben, mithilfe modernster Geräte Ihre Hörfähigkeit zu verbessern!

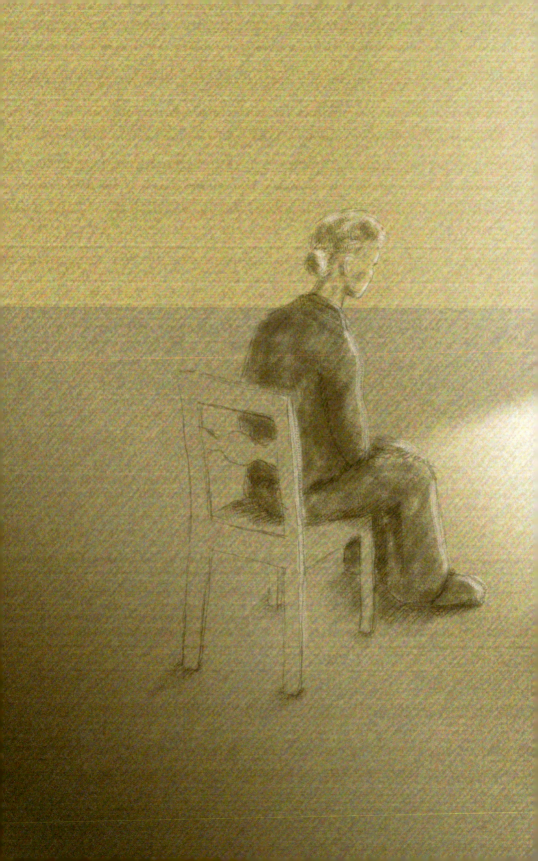

11
Gegen Depression und Einsamkeit

▶ Selbst bestimmen, wie man leben will
▶ Trauen Sie sich alles zu
▶ Der Umgang mit den Jungen hält jung
▶ Tiere und andere Freunde
▶ Meine persönlichen Hilfstruppen

KAPITEL 11
GEGEN DEPRESSION UND EINSAMKEIT

Wenn ich eine Eigenschaft nennen sollte, die mir für die Kunst des erfolgreichen Alterns als die wichtigste erscheint, dann würde ich mich wahrscheinlich für *mutig sein* entscheiden. Ich denke, gerade ältere Menschen brauchen Mut an allen Ecken und Enden:

- Mut, um ihren Platz in der jugendversessenen Gesellschaft zu behaupten.
- Mut, um die im Alter zahlreicher werdenden großen und kleinen Alltagsprobleme anzugehen – seien es körperliche, seelische, familiäre oder finanzielle.
- Mut, um sich auf moderne Errungenschaften und Technologien einzulassen (und beispielsweise elektronische Fahrkartenschalter oder Videorecorder nicht als Feinde zu betrachten).
- Mut, um sich mit anderen Menschen, vor allem mit jüngeren, auseinander zu setzen, auch wenn die von einer ganz anderen Zeit geprägt wurden.
- Mut, um sich der Tatsache zu stellen, dass jedes Leben endlich ist und dass man dieser Endlichkeit in absehbarer Zeit näher kommen wird.
- Mut, um nach persönlichen Verlusten einen neuen Anfang zu wagen.
- Mut, um das letzte Drittel des Lebens als eine positive Herausforderung zu betrachten.

Das Leben bewusst gestalten

Sie wollen gar nicht mutig sein? Sie haben keine Lust, neu zu beginnen? Sie wollen zwar »erfolgreich« älter werden, aber gleichzeitig das bisherige Leben in aller Ruhe weiterführen und schließlich ausklingen lassen? Warten Sie's ab. Vielleicht erscheint Ihnen dieses »Neue« doch als eine sehr reizvolle Chance.

Niemand verlangt von Ihnen, mit 60 oder 65 plötzlich alles, was

> DAS LEBEN BEWUSST
> GESTALTEN

bisher Ihren geliebten, gewohnten Alltag ausgemacht hat, auf den Kopf zu stellen. Aber Sie sollten auch nicht die Augen verschließen und nach dem Motto »Ich hab ja noch so viel Zeit« alle Gedanken an eventuelle künftige Probleme verdrängen. Glück und Unglück der kommenden Jahre werden nicht nur davon abhängen, ob Sie gesund bleiben und ob Sie vielleicht geliebte Menschen verlieren. Vielmehr werden sie in hohem Maß vom Erhalt Ihrer persönlichen Freiheit und Selbstständigkeit beeinflusst sein.

Das gilt selbstverständlich nicht nur für Sie, sondern auch für Ihre älteren Angehörigen und Freunde, wie überhaupt dieses ganze Kapitel ein Ausblick auf die Zeit sein soll, in der Sie oder Ihre Eltern vor Entscheidungen stehen werden, die dann auch die letzten Jahre des Lebens betreffen könnten.

Bedürfnisse erkennen, Ballast abwerfen

Versuchen wir also, neue Perspektiven zu eröffnen. Dazu brauchen wir erst einmal eine Bestandsaufnahme.

- **Erstens: Wer bin ich?**
  Nein, das ist keine dumme Frage. Es ist die wichtigste Voraussetzung für eine kluge Altersplanung. Dass Ihr bisheriges Leben nur Positives für Sie bereit gehalten hat, ist eher unwahrscheinlich. Wir alle erleben ständig, wie aus jungen Menschen, die dem Leben voller Kraft und Optimismus gegenüberstanden, im Lauf der Jahre »normale«, das heißt, weitgehend desillusionierte Erwachsene werden. Sie stellen fest, dass die meisten ihrer Träume nicht realisierbar sind. Viele von ihnen hören irgendwann auf zu kämpfen, werden zu Angepassten oder zu Enttäuschten. Oder sie bescheiden sich und fühlen sich zufrieden, also »im Frieden« mit dem, was das Leben ihnen bietet. Nur ganz wenige schaffen es, ihre Hoffnungen, ihre himmelstürmenden Pläne in die Wirklichkeit umzusetzen.

KAPITEL 11
GEGEN DEPRESSION UND EINSAMKEIT

Und was hat Ihr bisheriges Leben aus Ihnen gemacht? War es sanft zu Ihnen? Oder hat es Sie gebeutelt und zerzaust? Und sind Sie aus den Stürmen stärker und gelassener herausgekommen? Also, wer sind Sie?

> ### Kleines Spiel um Selbsterkenntnis
>
> | | |
> |---|---|
> | Sind Sie fröhlich, aktiv, selbstbewusst? | 5 Punkte |
> | Sind Sie zuversichtlich? | 3 Punkte |
> | Sind Sie misstrauisch gegenüber anderen Menschen? | 0 Punkte |
> | Sind Sie neugierig auf Ihr weiteres Leben? | 3 Punkte |
> | Haben Sie oft Angst? | - 2 Punkte |
> | Fühlen Sie sich oft unsicher? | 0 Punkte |
> | Sind Sie zufrieden mit Ihrem Leben? | 1 Punkt |
> | Macht es Ihnen Spaß, Pläne zu schmieden? | 3 Punkte |
> | Können Sie sich anderen gegenüber behaupten? | 3 Punkte |
> | Sind Sie froh, wenn man Sie in Ruhe lässt? | 2 Punkte |
> | Sind Sie es sich wert, Ihre weitere Zukunft zu planen? | 5 Punkte |
>
> Zählen Sie die Punkte zusammen. Wenn Sie mehr als 12 Punkte erreicht haben, dann braucht man sich um Sie und Ihre nächsten 20, 30 Jahre wahrscheinlich keine großen Sorgen zu machen. Dann gehören Sie zu den aktiven, optimistischen Menschen, die gute Chancen haben, »erfolgreich« zu altern. Aber Vorsicht! Man kann auch *zu* zuversichtlich sein und dadurch wichtige Weichen nicht rechtzeitig stellen. Mit weniger als 5 Punkten brauchen Sie entweder einen starken Menschen an Ihrer Seite, der Sie liebevoll durch Ihre Selbstzweifel leitet. Oder Sie müssen ganz schön hart an sich arbeiten, um Vertrauen und Kraft für sich und Ihr zukünftiges Leben zu bekommen. In diesem Fall sollten Sie dieses Kapitel besonders sorgfältig lesen.

Sie sind nicht irgendwer. Sie sind eine Persönlichkeit mit Geschichte und Zukunft.

Die letzte der Fragen – Sind Sie es sich wert, Ihre Zukunft zu planen? – ist die wichtigste. Vor allem dann, wenn Sie eingesehen haben, dass Sie eigentlich zu den Unsicheren, Ängstlichen, womöglich Misstrauischen gehören. Sie müssen es sich wert sein. Neue Lebensziele, konkrete Pläne, mit deren Hilfe Sie die nächsten zwanzig Jahre positiv gestalten können, machen keinen Sinn, wenn Sie nicht an sich,

> DAS LEBEN BEWUSST
> GESTALTEN

an Ihre Würde, an Ihre Besonderheit und Einmaligkeit glauben. Ja: Einmaligkeit. Soziologen, Psychologen und Philosophen, die über die »späte Lebenszeit« nachgedacht haben, sind sich darin einig, dass wir alle die große Chance haben, gerade in diesen Jahren nicht mehr hektisch irgendwelchen Vorbildern nacheifern zu müssen, die der Zeitgeist und die Gesellschaft uns vorgaukeln, sondern gelassen »der zu werden, der man ist«.

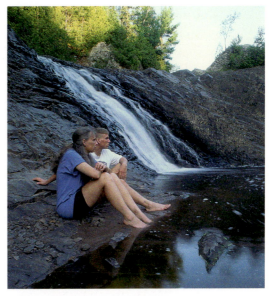

Nachdenken über sich und über das Leben – wichtig, wenn man älter wird.

- **Zweitens: Wie will ich in zehn, in zwanzig Jahren leben?**

Ein Freund ruft an. Er meldet sich zurück vom Urlaub am Gardasee und schwärmt von seinem neuen Bekannten namens Cesare. 91 Jahre sei er alt, fit und heiter. »Als meine kleine Tochter mit einem Hula-Hoop-Reifen spielte, bestand er drauf, es auch zu versuchen. Was soll ich dir sagen – er schwang seine alten Hüften so locker, dass alle applaudierten.« Cesare besaß früher eine große Seidenfabrik in Oberitalien. Vor 25 Jahren erkannte er klug, dass die Branche es in Zukunft schwer haben würde, sich gegen die asiatischen Importe zu behaupten. So verkaufte er kurzerhand die ganze Fabrik. Den Erlös legte er aber weder in Aktien noch in Ferraris, noch in schönen Frauen oder Kunstgegenständen an. Stattdessen begann er, seinen bisherigen Arbeitern und Angestellten hübsche, bezahlbare Häuser zu bauen, die noch billiger wurden, wenn die Leute beim Bau mithalfen. Jetzt verwaltet er die Häuser gemeinsam mit ihnen. Von den recht bescheidenen Mieten lebt er gut, wenn auch nicht üppig. Er bezeichnet sich als glücklichen Mann.

KAPITEL 11
GEGEN DEPRESSION UND EINSAMKEIT

Kunststück, werden Sie sagen, ein Millionär! Als Millionär hat man es leichter.

Zweifellos. Dennoch ist es ein Beispiel für kluge Lebensplanung. Die Idee, die dahinter steckt, ist die Lehre vom doppelten »B«: Bedürfnisse erkennen, Ballast abwerfen. Worauf kommt es mir an, was ist mir wichtig, was ist unwichtig? Zum Beispiel: Macht es mich froh, wenn ich meine Kinder und Enkelkinder so oft wie möglich besuchen kann? Oder: Habe ich die tiefe Sehnsucht, an einem Ort zu leben, von dem aus man das Meer sieht? Brauche ich meine Lieblingskneipe – oder reicht mir ein Supermarkt in meiner Nähe? Benötigen wir ein Haus mit viel Platz für alle unsere Bücher und alle unsere Freunde – oder tut es auch ein Mini-Appartement, das wenig Arbeit macht? Fühle ich mich glücklicher auf dem Land oder in der Stadt?

Sie merken, worauf ich hinaus will: das Leben, das man jetzt gerade führt, knallhart infrage stellen. Und sich Alternativen ausdenken, die den eigenen Wünschen – und dem, was das Alter vermutlich irgendwann an Problemen mit sich bringen wird – vielleicht besser entsprechen.

Meine zukünftige, schöne, aufregende Welt

Wenn man über die Zeit nachdenkt, die als »dritte Lebensphase« vor einem liegt, dann ist es wichtig, sich die Freuden und Freiheiten, die Aktivitäten und Aufgaben der kommenden Jahre auszumalen. Genauso wichtig aber ist es, die Probleme, die auf einen zukommen können, rechtzeitig zu erkennen. Dabei nützt es nichts, sich nur zu fürchten, wann immer man an den nächsten Geburtstag denkt. Angst ist nicht produktiv. Man muss schon konkreter vorgehen und seine Feinde klar benennen:

> MEINE ZUKÜNFTIGE, SCHÖNE,
> AUFREGENDE WELT

- Verlust der Selbstständigkeit • Hilflosigkeit • Ausgeliefertsein
- Gebrechlichkeit • Depressionen • Resignation • Schmerzen
- Einsamkeit.

Nur wenn ich um diese Gefährdungen weiß, wird es mir gelingen, ihnen taktisch klug zuvorzukommen. Darum geht es im Folgenden.

Ich und meine Wohnung

Jetzt werden Sie sicher sofort denken: Aus meiner lieben / schönen / praktischen / alten / vertrauten Wohnung bringen mich keine zehn Pferde raus. Hier bleibe ich, hier sterbe ich. Basta.

Keine Sorge, es will Sie niemand daraus vertreiben! Aber betrachten Sie Ihre Wohnung einmal mit kritischen Augen und überlegen Sie, ob sie auch noch ideal sein wird, wenn Sie einmal 75 oder 80 Jahre alt sind.

Nehmen wir an, die Wohnung liegt im vierten Stock und besitzt keinen Aufzug. Was bisher ein hervorragendes Mittel war, um körperlich fit zu bleiben, nämlich die vier Treppen, könnte sich irgendwann als großes Problem darstellen. Was machen Sie zum Beispiel, wenn Sie plötzlich gehbehindert sind? Oder herzkrank? Sie säßen dann in Ihren vier Wänden fest, sofern Ihnen nicht ständig jemand zu Hilfe käme. Ende der Selbstständigkeit also. Sie meinen, dann könnten Sie immer noch umziehen? Stimmt. Aber das wäre dann viel, viel mühsamer. Klug wäre es hingegen, sich schon jetzt, in aller Ruhe, nach einem Appartement umzusehen, das für spätere Bedürfnisse besser taugt. Denn heute sind Sie noch flexibel, knüpfen leichter Kontakte zu netten Nachbarn, finden müheloser heraus, welche Getränkefirmen und Lebensmittelläden auch ins Haus liefern und leben sich leichter ein als in einigen Jahren. Dadurch bleiben Sie unabhängig.

Wenn man älter wird, sollte man intelligent wohnen.

Man darf – sagen die Altersexperten – die Tatsache nicht verdrängen, dass man irgendwann Hilfe brauchen wird. Aber bis dahin

KAPITEL 11
GEGEN DEPRESSION UND EINSAMKEIT

sollten auch die äußeren Umstände dazu beitragen, dass man allein oder zu zweit gut zurechtkommt.

Checkliste Wohnen

- **Die eigene Wohnung**

Sollte nicht zu weit entfernt von guten Freunden oder Angehörigen sein, sodass man sich gegenseitig mühelos besuchen kann. Nicht zu groß, möglichst klar geschnittene Räume, die Staubsaugen und Wischen vereinfachen. Hell und freundlich – schließlich verbringt man zunehmend mehr Zeit zu Hause. Keine Stolperstufen oder -schwellen, über die man fallen und sich die Knochen brechen kann. Das Badezimmer so großzügig, dass man Haltegriffe und andere Hilfsmittel bei Bedarf einbauen könnte. Nach Möglichkeit kein Gas-, sondern ein Elektroherd. Ebenerdig oder mit Aufzug. Internet-Anschluss.

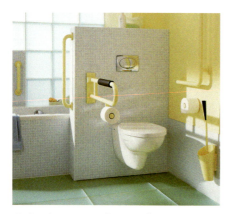

Behindertengerechtes Badezimmer

Vorteile: Ein individuelles Zuhause. Man ist unabhängig.
Lässt sich auch mit einer Behinderung bewohnen, sofern man entsprechende ambulante Pflege organisieren kann.
»Bunte« Nachbarschaft: Alt und Jung, unterschiedliche soziale Schichten. Die Mischung der Generationen hält lebendig.

Nachteile: Bei stärkerer körperlicher oder geistiger Schwäche ist die Verlegung in ein Alten- oder Pflegeheim meist unumgänglich.

- **Die Wohngemeinschaft**

Ein Modell, das die Altersexperten sehr positiv sehen. Es gibt bereits einige gut funktionierende WGs, auch wenn es in ihnen nicht immer so fidel zugeht wie bei den ›Golden Girls‹. Wichtig ist, dass jeder Bewohner sein eigenes abgetrenntes Reich mit eigenem Badezimmer

> MEINE ZUKÜNFTIGE, SCHÖNE, AUFREGENDE WELT

hat, dass keine zu großen Chaoten dabei sind, bei denen die Küche immer aussieht, als hätte eine Bombe eingeschlagen, und dass sich die Kandidaten fürs gemeinschaftliche Leben schon lange kennen oder gegenseitig auf Herz und Nieren prüfen, ob sie tatsächlich zusammenpassen. Eventuelle Ausstiegsbedingungen unbedingt vorher festlegen!

Die ideale Wohnform für allein Stehende.

Vorteile: Spart Geld, das heißt, in einer Gemeinschaft von vier oder fünf kann man sich eine viel schickere Wohnung leisten, zum Beispiel eine Etage in einer Altbauvilla.

Möglichkeit, je nach Laune allein oder in Gesellschaft anderer zu sein. Viele geistige Anregungen. Hilfe, falls es einem mal schlecht geht.

Nachteile: Alle Probleme, die auch Studenten-WGs befallen können: Streit, Eifersucht, Cliquenbildung. Schwierige Trennung, falls jemand aussteigen will. Vor allem, wenn Geld investiert wurde.

- **Betreutes Wohnen**

In den Großstädten werden immer mehr so genannte Residenzen gebaut. Ihre Appartements haben einen automatischen Reinigungs-, Wäsche- und, auf Wunsch, Restaurant-Service. Die meisten halten für den Bedarfsfall auch einen Pflegedienst bereit.

Vorteile: Man muss sich tatsächlich um wenig kümmern. Prompte Hilfe, wenn nötig. Bequem.

Nachteile: Teuer. Wegen der vielen älteren Leute Ghetto-Charakter. Wenig Anregungen.

- **Das Altenheim**

Heißt jetzt meist »Seniorenresidenz«. Das macht die Sache aber auch nicht besser. Sicher, es gibt von seriösen Trägern geführte sehr schöne, liebevoll ausgestattete Häuser, in denen das Personal kompetent und freundlich ist. Dort legt man auch Wert auf anständige Ernährung und achtet die Würde der älteren Menschen.

Leider kann man das nicht von allen derartigen Einrichtungen sa-

KAPITEL 11
GEGEN DEPRESSION UND EINSAMKEIT

gen. Und wenn ich in diesem Zusammenhang das böse Wort von der »Abschiebehaft« ausspreche, dann werden mir wahrscheinlich viele zustimmen müssen.

Wie erkenne ich, welcher Geist in einem solchen Haus weht?

Ich denke, man muss hingehen, sich alles genau ansehen und sich vor allem mit den Bewohnern dort unterhalten. Und zwar mehrfach. Außerdem sollte man sich über die Motive des Trägers informieren. Soll das Haus Profit abwerfen oder können die Gelder für Sauberkeit, Komfort und gutes Personal ausgegeben werden? Wie gut ist die Betreuung im Krankheitsfall? Gibt es ein Schwimmbad, Gymnastikräume, eine Bibliothek? Wird mit frischen, vitaminreichen Zutaten gekocht? Und so weiter. In jedem Fall sollte man sich bei der Auswahl viel Zeit nehmen und verschiedene Einrichtungen vergleichen.

Vorteile: Einigermaßen bezahlbar. In guten Häusern Gefühl von Geborgenheit.

Nachteile: Alten-Ghetto ohne »normale« Menschen um einen herum.

Oft lieblose Betreuung wegen Personalmangels.

Atmosphäre der »letzten Station« vor dem Ende.

Der Kontakt zu jungen Menschen hält jung.

Eine großartige Idee

Ein ungewöhnliches Modell hat man in Frankreich mit bestem Erfolg ausprobiert: Die Kombination von Altenheim und Kindergarten. Für die Kinder war es bald eine völlig normale Sache, dass sie vielen Omas und Opas begegnen. Es haben sich sofort Freundschaften zwischen Alt und Jung gebildet. Man spielt zusammen, erzählt sich täglich alle Neuigkeiten. Der Umgang mit alten Menschen ist für die Kinder bereichernd und wirkt zugleich erzieherisch. Sie hören spannende Geschichten aus früheren Zeiten. Die alten Leute wiederum, das kann man sich ja vorstellen, haben einen unglaublichen Spaß an den lieben, lauten, frechen, interessanten Kleinen. Das ist es, was sie brauchen – den Blick ins wirkliche Leben und in die Zukunft.

> MEINE ZUKÜNFTIGE, SCHÖNE,
> AUFREGENDE WELT

Ich und meine Tiere

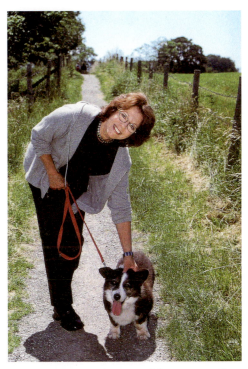

Die Autorin mit ihrem Welsh Corgi »Billy«

Wenn Sie unter einer Hunde- oder Katzenhaarallergie leiden, dann werden Sie diesen kleinen Absatz vielleicht gar nicht erst lesen wollen. Obwohl: Eine alte Freundin von mir lebt seit Jahren mit ihrem »Hansi«, einem unglaublich zutraulichen Kanarienvogel, der meist frei durch die Wohnung fliegen darf und mit dem sie sich wunderbar »unterhalten« kann. Er ist sozusagen der Miniatur-Partner, der ihr das Gefühl gibt, für jemanden sorgen zu können, und der sie nicht nur mit seinem Gezwitscher, sondern mit seiner gleich bleibenden Zuneigung belohnt.

Man muss kein Psychologe sein, um zu verstehen, welche Bedeutung Tiere im Leben eines Menschen haben können. Das beginnt bei den Kindern, die nichts lieber tun, als Hunde an der Leine herumzuzerren und ihnen in demselben barschen Ton Befehle zuzurufen, den sie selbst oft genug von den Großen zu hören bekommen. Kein Wunder, dass es ihnen Spaß macht, nun ihrerseits Kommandos zu geben (wofür die Hunde volles Verständnis haben). Und welcher Trost geht von einem Meerschweinchen aus, in dessen weiches Fell man hemmungslos hineinschluchzen kann!

> Tiere sind rätselhafte Wesen. Warum sitzt meine Katze auf dem Rand der Badewanne, wenn ich dusche?

Sicher würden auch ältere Menschen manchmal gern in das Fell ihres Hundes oder ihrer Katze schluchzen und vielleicht tun sie es auch gelegentlich, wenn Charly oder Murr das zulassen. Für sie haben die Tiere aber noch eine andere Bedeutung:

KAPITEL 11
GEGEN DEPRESSION UND EINSAMKEIT

Mit einem Tier ist man nicht allein. Tiere haben ein feines Gespür dafür, wenn es einem nicht so gut geht. Sie wissen, wann sie ausgelassen sein dürfen und wann sie einfach nur da sein sollten. Tiere lieben bedingungslos. Sie finden uns schön, auch wenn wir Falten haben. Sie sind arglos und frei von Bosheit. Sie drücken sich klar und unmissverständlich aus: »Hunger!«, »Spazieren gehen!«, »Der Köter, der gerade vorbeigeht, ist das Letzte!« Zugleich sind sie unendlich komplizierte Wesen und geben uns ständig Rätsel auf. Darum sind sie auch nie langweilig.

Dass Hunde uns dazu zwingen, täglich mindestens eine Stunde mit ihnen spazieren zu gehen, zeigt, dass sie unser Bestes wollen und uns jung erhalten möchten. Auch wenn das bedeutet, dass sie vielleicht vor uns sterben.

Ich und meine technischen Fortschritte

Für alte Menschen ist es erwiesenermaßen schwieriger, auf plötzliche Veränderungen ihrer Umgebung zu reagieren. Ereignisse, die für Jüngere nur ein wenig Durcheinander in ihrem Leben bedeuten, können für Ältere zur extremen Belastung, zu einem wahren Albtraum werden. Wissenschaftler meinen, dass diese verringerte Anpassungsfähigkeit als die Definition für »Altern« gelten kann.

Hier liegt vielleicht der Grund dafür, dass Sie eine innere Abwehrmauer überwinden müssen, bevor Sie sich den Freuden des technischen Fortschritts hingeben können. Der aber ist für Sie und Ihre Jugendlichkeit von großer Bedeutung.

Erinnern Sie sich noch? Die erste elektrische Schreibmaschine, der erste Computer – und wie wir uns darüber aufgeregt haben, dass eine »Datei« nicht eine Anhäufung von Karteikarten mit Daten drauf, sondern eine Ansammlung von Zeichen und Wörtern ist. (Das haben wir inzwischen kapiert.) Der erste elektronische Wecker, den wir um alles in der Welt nicht auf 7:30 stellen konnten. Das erste Handy, das uns mit dummen Kurzmitteilungen überschüttete, ohne dass wir uns

MEINE ZUKÜNFTIGE, SCHÖNE, AUFREGENDE WELT

dagegen zu wehren vermochten: lauter Zeichen der schönen, neuen Welt.

Dennoch, der verbissene Kampf gegen und der Triumph über solche Widrigkeiten ist es, was uns zu jugendlichen, aktiven, dem Zeitgeist trotzenden Alten macht. Wobei man dann auch ruhig zugeben kann, dass Computer eine einzige Freude sind, wenn man beispielsweise an das Gewürge mit dem Tipp-Ex-Korrekturband an der Schreibmaschine denkt. Ganz zu schweigen von der Nützlichkeit eines Handys, sobald man damit umgehen kann. (Hatten wir da wirklich einmal Schwierigkeiten?) Ich persönlich kämpfe derzeit gegen die Fahrkartenautomaten der Bahn. Die Waffen sind ungleich, ich weiß, und eigentlich hätte ich keine Chance. Dennoch: Es steht bereits 60 zu 40. Für mich! Was für ein Sieg!

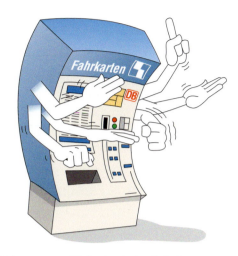

Schöne neue Welt: Auch der Fahrkartenautomat wird demnächst Ihr Freund sein.

Sie sollten sich also lustvoll auf das Studium der Manuals und der Step-by-Step-Instruktionen unserer großartigen neuen Espresso-Maschinen, Bildtelefone, Armbanduhren, Parkhausautomaten und ähnlicher Geräte stürzen. Sozusagen als Sport. (Das hat ja auch etwas mit Gehirn-Jogging zu tun.) Wenn Sie die Sprache nicht verstehen, in der all diese nützlichen Anweisungen geschrieben sind, dann ist das nur ein Zeichen dafür, dass Sie auch semantisch noch eine Menge dazulernen müssen. Die Kids wissen alle, wovon da die Rede ist, selbst wenn sie sonst mit Sprachen – beispielsweise mit der deutschen –, nicht viel am Hut haben.

Wenn Ihre Stresshormone bei der Auseinandersetzung mit den Tücken des Objekts steigen und Sie sich dabei erwischen, dass Sie das Teil gerade aus dem Fenster werfen wollen, dann halten Sie inne! Stellen Sie sich vor, was unsere Großmütter leisten mussten, als das

KAPITEL 11
GEGEN DEPRESSION UND EINSAMKEIT

erste Auto samt Schlüssel vorm Haus stand. Kein Vergleich, oder? Machen wir also technische Fortschritte – sie sind gut für uns!

Noch ein Tipp: Lassen Sie sich einen Internetzugang installieren. Damit können Sie sich tatsächlich die Welt ins Wohnzimmer holen. Kurse dafür, gerade für Ältere, gibt es überall. Besser als Fernsehen, bei dem Sie nur passiver Zuschauer sind!

Ich, meine Familie und meine Freunde

»Intimität auf Abstand«[1] – so bezeichnen Soziologen die am besten funktionierende Umgangsform zwischen den Angehörigen verschiedener Generationen innerhalb einer Familie. Und sie empfehlen viele Kontakte zu Freunden als Gegengewicht und als guten Schutz vor innerfamiliären Frustrationen. Wie das im Einzelnen funktionieren kann, werde ich gleich erklären. Vorab aber zwei Geschichten aus anderen Kulturkreisen zum Thema »Umgang mit alten und kranken Angehörigen«.

Im Schnee

Ich erinnere mich an einen todtraurigen japanischen Film – Titel und Regisseur weiß ich nicht mehr –, den ich Mitte der 70er Jahre beim Festival in Cannes gesehen habe. Er schilderte das Leben einer bäuerlichen Familie im Japan des 16. Jahrhunderts. Am Ende war die Hauptfigur, eine Frau, die sich für ihre Familie durch Kriege, Hungersnöte und persönliche Tragödien geschuftet und gekämpft hatte, sehr alt geworden. Und damit eine unnütze Esserin. Sie wusste, was ihr bevorstand, und leistete keinen Widerstand, als der jüngste Sohn sie auf eine Korbtrage schnallte und auf seinem Rücken einen endlos langen, steilen Weg auf einen hohen Berg trug. Dort hockte sie dann. Es schneite heftig. Sie aß den kleinen Kuchen, den ihr der Sohn noch zurückgelassen hatte, und man wusste, sie wartete ruhig auf ihr Ende.

---

[1] L. Rosenmayr, E. Köckeis, E.: Umwelt und Familie alter Menschen, Luchterhand, München 1965

MEINE ZUKÜNFTIGE, SCHÖNE, AUFREGENDE WELT

Ich weiß nicht, warum mich die Geschichte so sehr berührte, dass ich die Bilder noch heute vor mir sehe. Viel grausamer als manch einsamer Tod im Pflegeheim, den wir unseren alten Mitmenschen zumuten, war diese Methode eigentlich auch nicht.

Die andere Familiengeschichte ist tröstlicher. Freunde haben sie selbst miterlebt.

> Ein Dorf in der Toskana, ebenfalls ein Bauerngehöft. Der alte Vater ist schwer an Krebs erkrankt, kann kaum mehr aufstehen. Sein Bett steht fortan im Wohnzimmer, um ihn herum spielt sich das ganz normale Leben ab. Er wird einbezogen in die Gespräche der vielen Besucher über das Wetter, die Ernte, den Dorfklatsch. Von Zeit zu Zeit braucht er die Bettpfanne oder der Doktor kommt. Dann gehen die Frauen nach draußen, danach vermischt sich wieder alles zu einem einzigen fröhlichen Geschnatter. Der Kranke gehört dazu, bis zum Schluss.

Als wir noch Großfamilien hatten, waren dort die zwischenmenschlichen Beziehungen bestimmt nicht immer ideal. Es gab Rücksichtslosigkeit, Egoismus und Streit wie überall. Aber zumindest hatte jeder seinen festen Platz in der Gemeinschaft und wenn man alt wurde, brauchte man nicht alleine zu sein. Und heute?

Italien – deine Kinder und deine Alten haben es besser!

Nähe und Distanz

Zu enge Kontakte zwischen den Generationen funktionieren heute nicht mehr so gut. Zum einen sind die Alten nicht mehr die »Alten«, sondern aktiv, interessiert, »eigen-sinnig«, gesund, sportlich, voller Pläne. Sie stehen dadurch nicht mehr automatisch als Helfer der jüngeren Generation zur Verfügung, etwa beim Betreuen der Kinder. Zum anderen würden es die meisten Jungen heute als absurd empfinden, wenn man von ihnen erwartete, dass sie jeden Sonntag brav bei den Eltern zum Essen oder zum Kaffee aufkreuzten. Es hat sich also zwischen

KAPITEL 11
GEGEN DEPRESSION UND EINSAMKEIT

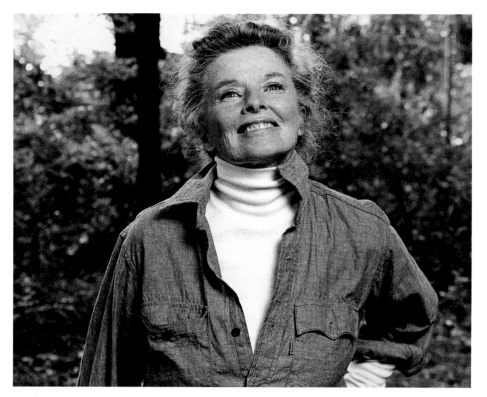

Katharine Hepburn galt als intelligent, fantasievoll, eigensinnig und unbezähmbar – Eigenschaften, die sie noch im Alter attraktiv machten.

den Generationen ohnehin so etwas wie eine liebevolle Distanz entwickelt. Zwar ein Miteinander, aber auf freiwilliger Basis. Damit ist allerdings auch das Gefühl der Verantwortung füreinander schwächer geworden. Das gilt es zu berücksichtigen, wenn man die familiären Beziehungen in der dritten Lebensphase optimal gestalten will.

- **Nicht zu nah, nicht zu weit**

Egal, wie gut (oder weniger gut) Sie sich derzeit mit Ihrer Familie verstehen – es sind »Ihre Leute«, und sie werden in Ihrem weiteren Leben möglicherweise eine immer wichtigere Rolle spielen, auch wenn Sie sich das derzeit vielleicht noch nicht vorstellen können. Die besten Voraussetzungen für ein gedeihliches Miteinander bestehen nach

> MEINE ZUKÜNFTIGE, SCHÖNE,
> AUFREGENDE WELT

Ansicht der Altersforscher, wenn die verschiedenen Generationen in einer gewissen räumlichen Nähe, also leicht erreichbar, aber in getrennten Haushalten leben. Dadurch ist später einmal gegenseitige Hilfe leichter möglich, aber bis dahin geht man sich nicht auf die Nerven. Ob Sie in die Nähe Ihrer Kinder ziehen sollten, wenn Sie jetzt in einer anderen Stadt leben, lässt sich nicht so einfach beantworten. In den meisten Fällen würde es ja die Trennung von Freunden bedeuten – und das wäre wiederum ein großer Verlust.

- **Ein Lob den guten Freunden**

Wir leben in einer Epoche, die das Entstehen sozialer Bindungen erschwert. Immer häufiger halten Partnerschaften nur eine gewisse Zeit, und in vielen Fällen ergeben sich gar keine festen Verhältnisse mehr. Die Beziehungen zum sonstigen sozialen Umfeld, also zu Freunden und Kollegen, erhalten dadurch eine noch größere Bedeutung. Auf die vielen Singles kommt damit eine gewaltige Aufgabe zu, nämlich die rechtzeitige Organisation ihres sozialen Lebens für die Zeit, in der sie keine beruflichen Kontakte und Anregungen mehr haben. Inzwischen ist es sogar wissenschaftlich nachgewiesen, dass es keinen Ersatz für den ständigen Kontakt und Gedankenaustausch mit lebendigen, interessierten, irrenden oder klugen, freundschaftlich gesonnenen Menschen gibt. Weder durch das Fernsehen, noch durch Chats im Internet, noch sonstwo. Bewiesen ist auch, dass ein starkes soziales Netzwerk nicht nur einen positiven Effekt auf die körperliche, sondern auch auf die seelische Gesundheit und auf die Erhaltung mentaler Fähigkeiten hat. Deshalb ist ein Freundeskreis von Leuten, die man liebt, denen man sich anvertrauen kann, die da sind, wenn es einem schlecht geht, und für die man andererseits auch selbst durchs Feuer gehen würde, ein Schutz und ein Schatz, für den man dankbar sein und den man sich erhalten muss.

> **Soziale Kontakte sind ein wichtiges Mittel, um körperlich und geistig jung zu bleiben.**

KAPITEL 11
GEGEN DEPRESSION UND EINSAMKEIT

Mutig sein

Meine Privatarmee

Sehen wir, wenigstens für einen Moment, der Wahrheit ins Auge und geben wir zu, dass wir irgendwann in die Situation kommen könnten, in der wir Hilfe brauchen. In der uns Einsamkeit, Schmerzen, eine Krankheit oder einfach Schwäche so zusetzen, dass wir es alleine nicht mehr schaffen.

Wohl dem, der dann zum Telefonhörer greifen und eine Schar von hilfreichen Geistern herbeirufen kann. Märchen? Fantasie? Wunschdenken? Keineswegs.

Für diesen magischen Moment brauchen Sie nichts weiter als beizeiten eine Liste mit all den Helfern, die Ihnen dann zur Seite stehen sollen. Dafür ist es allerdings notwendig, dass Sie sich rechtzeitig, also während Sie noch topfit sind, um diese Leute bemühen, sie in Ihren Plan einweihen und einbinden.

Checkliste der »Leibwächter«, die Sie brauchen:

- **Ihr Hausarzt** sollte ein wichtiger Verbündeter sein. Sie müssen also rechtzeitig den Arzt oder die Ärztin finden, bei dem (oder der) Sie sicher sind, dass sie bei Ihnen Hausbesuche machen und mit Ihnen zusammen weitere medizinische Hilfen organisieren werden: Pflegedienst, wenn nötig Schmerztherapeut, Gehhilfen, z. B. einen Rollator oder einen Rollstuhl usw. Ihr Hausarzt sollte übrigens nicht zu alt sein, sonst besteht die Gefahr, dass Sie ihn überleben. Das wäre zwar erfreulich, aber nicht Sinn der Sache. *Reden Sie ganz offen über Ihre Erwartungen!* Nur so können Sie erkennen, ob jemand gewillt ist, diese Erwartungen zu erfüllen. (Siehe auch Kapitel 9: »Soziale Kompetenz«, ab Seite 192.)
- **Ihre Pfleger.** Pflegedienste sind von unterschiedlichster Qualität. Hören Sie sich im Bekanntenkreis um und finden Sie heraus, wer

MUTIG SEIN

> ### *Mein ärgster Feind, die Einsamkeit*
>
> Eine der größten Gefahren des Älterwerdens ist die Tendenz, sich nach persönlichen Verlusten aus dem sozialen Umfeld zurückzuziehen. Freunde sterben, Angehörige ziehen in eine andere Stadt, Reisen empfindet man zunehmend als mühsam. Damit beginnt häufig der Rückzug aus dem aktiven Leben. Die Folgen sind fatal. Aus Rückzug wird Alleinsein, aus Alleinsein Einsamkeit. Einsamkeit aber ist eine ernste Bedrohung für die geistige und seelische Gesundheit.
>
> Einsam kann ich nicht sprechen. Einsam kann ich nicht mehr richtig denken. Die Gedanken, die mir bleiben, haben keine Resonanz, drehen sich im Kreis wie auf der Schiene einer Spielzeugeisenbahn, ohne Anfang, ohne Ende. Wenn ich einsam bin, vergrößern sich banale Probleme bis ins Bedrohliche. »Aus Maulwurfshügeln werden Berge, aus Fremden potenzielle Feinde, kleine Gedächtnisfehler erscheinen einem als sichere Zeichen für eine beginnende Demenz.«[2]
>
> Resignation, Antriebslosigkeit, Misstrauen oder Verfolgungswahn weisen schließlich auf eine Depression hin – die häufigste und traurigste Folge der Einsamkeit.

über einen Mitarbeiterstab von freundlichen, kompetenten Leuten verfügt. Dann bitten Sie die jeweiligen Leiter/innen um ein unverbindliches Gespräch. Lassen Sie sich für den Fall Ihrer Hilfsbedürftigkeit einen Plan entwerfen: Wer kommt? Wie oft? Was wird gemacht? Haushaltshilfe oder nicht? Was kostet das? Wer übernimmt die Kosten? Wenn Sie das bei vier oder fünf Anbietern durchexerzieren, dann entwickeln Sie ein Gefühl für die Dinge, auf die es ankommt. Mit dem Dienst Ihrer Wahl sollten Sie Kontakt halten, das heißt, ein-, zweimal im Jahr telefonieren und herausfinden, was sich an den Bedingungen geändert hat. Im Ernstfall genügt dann ein Anruf.

Stellen Sie für Notzeiten Ihre persönlichen Hilfstruppen auf.

---

[2] Lawrence Whalley: The Aging Brain, Columbia University Press, New York 2001

KAPITEL 11
GEGEN DEPRESSION UND EINSAMKEIT

- **Ihr Leibkoch.** Die Ernährung wird, falls Sie hilfsbedürftig werden, eine große Rolle für Ihren körperlichen Zustand und für Ihr Wohlbefinden spielen. Das übliche »Essen auf Rädern« ist – Ausnahmen bestätigen die Regel – meist fad, vitaminarm und lieblos zubereitet. Ideal wäre daher ein kleines Restaurant in der Nähe, in dem Sie vielleicht schon heute öfter mal einkehren und das Ihnen dann einmal am Tag eine gesunde, wohlschmeckende Mahlzeit vorbeibringt. (Mikrowelle sollte für diesen Fall vorhanden sein.) Wem das zu teuer oder zu umständlich ist, der könnte sich auch von Freunden oder Bekannten in der Nähe kulinarisch versorgen lassen. Damit das klappt, müssen es allerdings schon sehr gute Freunde sein. In jedem Fall ist auch das ein Punkt, den Sie rechtzeitig klären sollten.
- **Ihre Betreuer.** Der Besuch von Freunden und Angehörigen ist für alte oder kranke Menschen ein wichtiges Ereignis. Aber er hat so seine Tücken. So sollten die lieben Bekannten und Verwandten nicht alle am Sonntagnachmittag zur gleichen Zeit eintreffen, weil sie sich sonst nur gegenseitig auf die Zehen treten und mehr miteinander als mit der besuchten Person reden. Die sie anschließend völlig erschöpft zurücklassen. Es sollte vielmehr eisern festgelegt werden: Jeder kommt an einem anderen Wochentag. Bei einer gemeinsamen »Konferenz« aller willigen Helfer kann man vorab die Rollen und Aufgaben verteilen: Wer ist zuständig für Zeitvertreib, also Vorlesen (Enkelkinder!) oder kleine Ausflüge? Wer macht Besorgungen? Wer putzt die Wohnung – sofern das nicht professionell geregelt werden kann? Wer versorgt die Blumen? Wer beantwortet die Post und macht den sonstigen Behördenkram? Auch hier ist rechtzeitige Planung das Geheimnis des Erfolgs.
- **Ihre Betreuung im Altenheim.** Von Alten- und Pflegeheimen war bereits die Rede (siehe Seite 251). Aus Ihrer Checkliste sollte ganz klar hervorgehen, welches Haus Sie und Ihre Angehörigen und Freunde falls nötig bevorzugen. Auch hier können Sie bereits Kontakte knüpfen, sich vielleicht anmelden oder vorstellen und

MUTIG SEIN

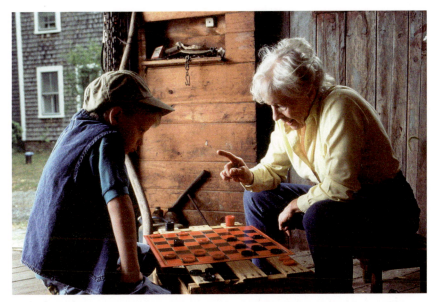

Der Kontakt mit den Jungen hält uns jung. Kinder lieben gemeinsame Spiele mit den Älteren.

von Zeit zu Zeit berichten, wie es Ihnen geht. Wenn Sie nie von dieser Beziehung Gebrauch machen müssen – umso besser.
- **Ihr Schmerzspezialist.** Hilfe bei chronischen Schmerzen ist in Deutschland immer noch ein deprimierendes Thema. Es gibt einfach zu wenig Ärzte, die für eine gute, das heißt wirksame und nebenwirkungsarme Schmerzbehandlung ausgebildet sind. Viele alte Menschen leiden ständig an Schmerzen. Oft nur, weil sie annehmen, man könne ihnen nicht helfen und Schmerzen gehörten nun mal zum Älterwerden. Ein trauriger Irrtum! Schmerzen sind nicht schicksalhaft und können behandelt und zumindest gelindert werden. Über die Deutsche Schmerzliga[3] erfahren Sie, wo es in Ihrer Nähe einen guten Therapeuten gibt, der Sie dann zusammen mit Ihrem Hausarzt betreuen kann.

---

[3] Deutsche Schmerzliga e.V., Tel.: 0700 – 375 375 375 oder www.schmerzliga.de

KAPITEL 11
GEGEN DEPRESSION UND EINSAMKEIT

- **Ihre Helfer in der Not.** Leider gibt es noch nicht in allen Krankenhäusern eine Palliativstation. Das Wort »Palliativ« kommt vom lateinischen »Pallium«, also »Mantel«, und beschreibt die beschützenden, »einhüllenden« Maßnahmen, mit denen Ärzte und ihre Helfer Menschen umsorgen, die an unheilbaren Krankheiten oder an dem Versagen ihrer körperlichen Kräfte leiden. Ziel ist es, das ihnen verbleibende Leben so beschwerdefrei wie möglich zu machen, ohne Schmerzen, ohne Atemnot, ohne Ängste. Es handelt sich dabei aber nicht unbedingt um »Endstationen« – oft können Patienten wieder nach Hause entlassen werden, wenn sie sich besser fühlen.
- **Die Beschützer Ihrer Seele.** Ein Hospiz bietet Patienten – und ihren Angehörigen – ebenfalls alle nur erdenklichen Erleichterungen bis zum Lebensende, seelische Betreuung oder Meditationen mit eingeschlossen. Es ist sozusagen das Gegenmodell zu einer aktiven Sterbehilfe, denn die Menschen, die in einem Hospiz umsorgt werden, sind fast ausnahmslos schmerzfrei und im Frieden mit sich selbst. Sie akzeptieren das Ende als einen Teil des Lebens, sie lernen loszulassen und gleiten dadurch meist leicht hinüber in ein Jenseits.

Deshalb gehören auch Adressen von Palliativstationen oder von einem Hospiz auf die Liste der »Bodyguards«, der Beschützer von Körper und Seele, die man als mutiger älterer Mensch bereithalten sollte. Damit man im Notfall bestens versorgt ist.

MUTIG SEIN

Jung bleiben

Nach diesem Ausflug in eine hoffentlich ferne Zeit kehren wir zurück zur Gegenwart und zu den großen Chancen, die Sie haben, wenn Sie die relativ lange Zeit, die uns durch die höhere Lebenserwartung bleibt, auch mit Leben erfüllen. Wir sollten, sagen die Altersforscher, diese Zeit dazu nutzen, die Suche nach Wissen und einem tieferen Verständnis der Welt fortzusetzen. Wir sollten versuchen, noch mehr wir selbst zu werden. Wir sollten uns ferner darüber im Klaren sein, dass unsere »Sozialisation«, also die Gestaltung unseres Verhältnisses zur Gesellschaft, ein niemals endender Prozess ist.

Was heißt das?

Es heißt vor allem, dass Stillstand und Sich-Zufriedengeben mit dem, was bisher in unserem Leben geschah, offensichtlich nicht genügt, um jung zu sein. Die Jugendlichkeit und die Zufriedenheit älterer Menschen scheinen im Gegenteil in hohem Maß von ihrer Bereitschaft abzuhängen, ein aktives Leben zu führen und Perspektiven für die Zukunft zu entwerfen. Mit anderen Worten: Wenn wir Körper und Geist leistungsfähig erhalten wollen, bleibt uns wohl nichts anderes übrig, als uns anzustrengen.

Jung sein heißt beweglich sein. Beweglich aber bleiben wir nur, wenn wir bereit sind, auch weiterhin zu lernen. Neue Pläne zu verfolgen. Uns in neuen Situationen zu bewähren. Wir sollten nicht in dem Sinn jung bleiben, dass wir, faltenfrei und stressgeplagt, den Anforderungen nachkommen, die unseren bisherigen Alltag bestimmt haben. Wir sollten jung *werden*, frei und als Gestalter unseres weiteren Lebens.

AUF EINEN BLICK

Die wichtigsten Erkenntnisse der Altersforschung

1. Immer mehr Menschen bleiben auch in höherem Alter fit.
Obwohl Lebenserwartung und körperlicher Zustand auch von unseren Erbanlagen beeinflusst werden, können wir durch eine vernünftige Lebensweise viel dazu beitragen, dass wir im Alter gesund und leistungsfähig sind.

2. Während die Lebenserwartung steigt, ist die Zeit, in der man schwächer und hinfällig wird, meist nur auf die letzten 12 bis 15 Monate beschränkt.
Das bedeutet, dass wir uns sehr lange, oft weit über den 80. Geburtstag hinaus, unseres Lebens freuen können.

3. Das Gehirn kann sein eigenes Altern kompensieren.
Auch wenn Gehirnzellen zu einem – geringen – Teil absterben und damit zahlenmäßig weniger werden, sind die übrigen in der Lage, neue Verbindungswege herzustellen und so den Verlust weitgehend auszugleichen.

4. Die Gehirnleistung lässt im Alter nicht automatisch nach.
Sie kann im Gegenteil sogar noch gesteigert werden. Das bedeutet, dass wir bis ins hohe Alter hinein neue Dinge lernen können.
Zwei Einschränkungen gibt es dabei: Das Gehirn arbeitet insgesamt etwas langsamer; Lernvorgänge dauern demnach etwas länger. Und wir haben im Alter mehr Schwierigkeiten, uns auf neue Situationen einzustellen.

5. Zwei Voraussetzungen braucht das Gehirn, um einwandfrei arbeiten zu können:
a) optimale Blutversorgung – also den guten Zustand der Blutgefäße und
b) regelmäßiges mentales Training.

6. Viele so genannte Alterskrankheiten sind keineswegs schicksalhaft.
Osteoporose, Diabetes, Herz-Kreislauf-Krankheiten, Arthrose – um nur einige zu nennen – sind vermeidbar. Vorausgesetzt, man behandelt die entsprechenden Risikofaktoren rechtzeitig, also schon ab dem 40. oder 50. Lebensjahr. Oft genügt eine einfache Veränderung des Ess- und Bewegungsverhaltens.

7. Zu hoher Blutdruck ist eine der sichersten Alterungsursachen.
Im Abstand von wenigen Jahren hat die Wissenschaft die wünschenswerten Blutdruckwerte immer weiter nach unten korrigiert. Bereits ein Druck von 130/80 gilt inzwischen als grenzwertig und die Betroffenen sogar als »hochdruckgefährdet«. Wer höhere Werte hat, sollte alles dafür tun, um wenigstens diese Grenze zu erreichen. Die Gesundheit der Arterien und damit die Blutversorgung des Körpers hängen weitgehend von einem niedrigen Blutdruck ab.

DIE WICHTIGSTEN ERKENNTNISSE DER ALTERSFORSCHUNG

8. Rauchen macht alt und krank.
Davon war in diesem Buch viel die Rede. Versuchen Sie alles, um diese schlimme Sucht aufzugeben.

9. Die Ernährung spielt eine überragende Rolle für Gesundheit und Wohlbefinden.
Stellen Sie, wenn nötig, Ihre Essgewohnheiten so um, dass Sie der Alterung Ihrer Zellen vorbeugen: mit viel Gemüse, Obst und Salaten, viel Fisch, vor allem Meeresfisch, mit Olivenöl und mit vielen Vollkornprodukten.
Meiden Sie Nahrungsmittel, die reich an Cholesterin sind, wie fettes Fleisch, Wurst, fetten Käse, Sahne und Butter.
Versuchen Sie, so wenig Industrienahrung wie irgend möglich zu essen. Das gilt auch für Soft-Drinks und Limonaden.
Beschränken Sie Ihren Alkoholkonsum auf ein vernünftiges Maß.

10. Je mehr Bewegung, desto besser.
Mindestens vier Stunden pro Woche. Die Aktivitäten sollten sich nach Ihrem körperlichen Zustand und Ihrem Spaß an den unterschiedlichen Bewegungs- und Sportarten richten. Auch Leute über 75 sollten nach Möglichkeit täglich zwei bis drei Kilometer spazieren gehen. Egal, in welchem Tempo.

11. Sexualität im Alter ist nicht nur möglich, sondern erwünscht.
Dass Liebe auch in höheren Jahren eine sexuelle Komponente besitzt, galt lange als Tabuthema. Inzwischen sind ältere Menschen selbstbewusst genug, um ihre unverminderte Energie auch auf diesem Gebiet unter Beweis zu stellen.

12. Soziale Kontakte und ein großer Freundeskreis wirken lebensverlängernd.
Und sie erhöhen die Lebensqualität enorm. Die geistigen Anregungen, die durch ein Netz von Sozialkontakten entstehen, kann kein anderes Medium ersetzen. Einsamkeit bedeutet rascheres Altern. Vor allem auch des Gehirns.

13. Die beste Altersprophylaxe ist die Beschäftigung mit neuen Ideen.
Je aufgeschlossener jemand ist und je intensiver er sich mit neuen Wissensgebieten und anderen Interessen befasst, desto größer ist seine Chance, jung zu bleiben und jugendlich zu wirken.

14. Ältere Menschen werden gebraucht. Ihr derzeitiger sozialer Status wird sich dramatisch verändern.
Die Diskriminierung, die den »Gruftis« heute noch vielerorts entgegenschlägt, wird einem neuen Respekt weichen müssen. Wenn Energie und mentale Fähigkeiten nach dem 60. Geburtstag nicht nachlassen, sollte das auch das Selbstbewusstsein älterer Menschen beeinflussen und sie diese Jahre der Freiheit und der Reife in vollen Zügen genießen lassen.

Anhang

Kalziumgehalt einiger Lebensmittel

Zur Vorbeugung gegen Osteoporose sollten täglich 1000 mg Kalzium in der Nahrung enthalten sein.

Milch und Milchprodukte
(pro 100 g)
Vollmilch	120 mg
Fettarme Milch	120 mg
Buttermilch	110 mg
Molke	70 mg
Joghurt	115 mg
Emmentaler	1020 mg
Tilsiter	860 mg
Gouda	820 mg
Edamer	800 mg
Butterkäse	700 mg
Parmesan	1300 mg

Gemüse und Obst
(pro 100 g)
Grünkohl	210 mg
Fenchel	110 mg
Brokkoli	105 mg
Lauch	85 mg
Kohlrabi	70 mg
Grüne Bohnen	57 mg
Küchenkräuter	ca. 200 mg
Feigen, getrocknet	195 mg
Orange	40 mg
Kiwi	40 mg
Johannisbeeren	200 mg
Himbeeren	40 mg
Brombeeren	45 mg

Einige Mineralwässer (pro Liter)
Residenzquelle	567 mg
San Pellegrino	203 mg
Frankenbrunnen	267 mg

Mineralwasser sollte neben hohen Kalziummengen einen niedrigen Natriumgehalt haben (< 60 mg pro Liter)

Schluss mit Rauchen

Wichtigste Voraussetzung: Ihr fester Entschluss, jetzt endlich aufzuhören.
Wenn Sie diesen Entschluss gefasst haben, dürfen Sie sich freuen. Denn von jetzt ab sind Sie im Grunde Nichtraucher. Wenn auch noch einige Hindernisse zu überwinden sind.

Was Sie wissen müssen:
1. Nikotin ist eine starke Droge. Sie sind süchtig. Noch.
2. Alle positiven Gefühle, die Sie bisher hatten, wenn Sie sich eine Zigarette anzündeten – gute Stimmung, erhöhte Konzentration, Entspannung – beruhten auf der Tatsache, dass Sie Ihre unbewussten Entzugserscheinungen damit beseitigten.

3. Die eigentlichen Entzugserscheinungen dauern nur ungefähr drei Wochen und sind meist viel milder, als Sie jetzt denken. Bemitleiden Sie sich in dieser Zeit nicht, sondern freuen Sie sich, dass Sie es jetzt im Grunde geschafft haben. Im Gegensatz zu früheren Meinungen ist man heute überzeugt, dass Sie in dieser Zeit keine Nikotinpflaster oder -kaugummis verwenden sollten, weil diese die Sucht wieder verstärken.
4. Problematischer als die körperliche Abhängigkeit, die Sie, wie gesagt, nach kurzer Zeit überwunden haben werden, sind Ihre gelernten Reflexe, die Ihre Hand automatisch zur Schachtel lenken. Da ist der »Fluchtreflex« vor wichtigen oder belastenden Situationen, zum Beispiel vor einer Besprechung mit dem Chef, den Sie nur mit Hilfe der vorher gerauchten Zigarette zu überwinden glauben. Da ist der Reflex »Kaffee + Zigarette = Genuss« (als ob Nichtraucher ihren Kaffee nur mit Abscheu hinunterwürgten). Da ist der Reflex »Ärger + Zigarette = Gelassenheit« (der Ärger klingt bei anderen auch ohne Nikotin wieder ab). Diese Reflexe müssen Sie »verlernen«.
5. Kontrollieren Sie also vor dem Tag X solche Auslöser, die Sie automatisch zur Zigarette greifen lassen. Schreiben Sie ein, zwei Tage lang genau auf, warum Sie wann zu Ihrer Droge greifen. Eine Rolle spielt dabei sicher auch der sinkende Giftpegel in Ihrem Körper, der eine Stunde nach der letzten Zigarette auf ein Viertel der Anfangsdosis zurückgegangen ist. Die anderen Auslöser müssen Sie sich bewusst machen. Empfehlenswert wäre es, schon vor Ihrem Ausstiegstag solche Automatismen nicht mehr zu bedienen, das heißt, bei jedem Griff zur Schachtel erst mal innezuhalten und sich zu zwingen, jetzt gerade nicht zu rauchen.
Das wird Ihnen helfen, nach dem Tag X das Gefühl »Ich brauche das jetzt« als einen einfachen Reflex zu entlarven, den man sich leicht abtrainieren kann.
6. Machen Sie sich klar, wo für Sie die größten Gefahren für einen Rückfall liegen: Gewohnheit (nach dem Essen), Langeweile (wenn Sie auf jemanden warten müssen), Nervosität (vor einem wichtigen Termin), Geselligkeit (auf einer Feier oder mit noch rauchenden Freunden), Suchtverhalten (nach dem Aufstehen), Stress und Funktionieren-Müssen.

Nach dem Tag X
Ich bin stolz auf mich. Das ist ab heute Ihr Motto. Lassen Sie Jammer und Selbstmitleid nicht zu. Sie haben keinen Grund dazu. Im Gegenteil. Die kleinen Wehwehchen, die Sie jetzt zwei, drei Wochen lang spüren werden – Unruhe, taube Finger, Herzklopfen, das Gefühl innerer Leere – , sollten Sie begrüßen. Sie zeigen Ihnen, dass Ihr Körper sich bereits umstellt und dies bald geschafft haben wird. Und lassen Sie sich ja nicht von Ihrem Sucht-Teufel beeinflussen (»Komm schon – eine einzige Zigarette macht ja nichts«). Denn sonst geht alles wieder von vorne los. Trinken Sie nach Möglichkeit keinen Alkohol, um Ihren Willen nicht lahmzulegen.

Buchempfehlung: Allen Carr: Endlich Nichtraucher!, Mosaik Verlag bei Goldmann, München 1997

ANHANG

Ihre Rechte als Patient

Das Recht auf freie Arztwahl
Egal, wie gerade der Stand der gesundheitspolitischen Vorschriften ist – ob man zuerst zu einem Hausarzt gehen muss oder nicht –, Sie können bestimmen, wer Sie ambulant behandeln soll. (In einer Klinik ist das anders.) Wenn Sie zum Beispiel feststellen, dass Sie trotz Ihrer ausgeprägten Osteoporose von Ihrem Orthopäden nur den guten Ratschlag erhalten, sich in der Apotheke Kalzium-Tabletten zu besorgen, wenn er Sie also nicht auf wissenschaftlich anerkannte Weise behandelt, dann können Sie entweder mit ihm diskutieren oder Ihr Recht auf eine »zweite Meinung«, also auf Ratschläge eines anderen Spezialisten wahrnehmen. Im Übrigen haben Sie Anspruch auf Überweisung an einen Experten, wenn sich Ihr Hausarzt auf einem Gebiet nicht wirklich – und nachweislich – auskennt.

Das Recht auf Einsicht in alle erhobenen Befunde
Die Geheimniskrämerei, die manche Krankenhäuser und Praxen um Laborwerte, Röntgenbilder und andere Befunde machen, ist gesetzlich nicht erlaubt. Einzig und allein die persönlichen Bemerkungen, die ein Arzt zu Ihrem Fall notiert hat, gehören nicht zu diesen Befunden. Auch nächste Angehörige haben, wenn der Patient damit einverstanden ist, das Recht, Befunde einzusehen. Diese Bestimmung ist insofern wichtig, als Ihnen die Ärzte auch unangenehme Diagnosen – auf Ihre Nachfrage – mitteilen müssen.

Das Recht, nach dem neuesten Stand der Wissenschaft behandelt zu werden
Es bedeutet, dass man Sie über alle Behandlungsmöglichkeiten Ihrer Krankheit informieren muss, inklusive Vorteilen und Risiken der unterschiedlichen Therapien, und zwar so, dass Sie die Erklärungen verstehen und dann mit entscheiden können.

Das Recht auf ausführliche Aufklärung vor Operationen
Man mag es nicht glauben, aber es soll immer noch Chirurgen geben, die ihren Patienten mit der barschen Aufforderung: »Hier, unterschreiben Sie mal!« einfach ein Formular hinhalten. Das ist natürlich gesetzeswidrig.
Informationsgespräche über alle möglichen Operationsrisiken können allerdings schwierig sein, auch für den Arzt. Denn gerade in einem solchen Moment der Anspannung und der Angst bräuchte der Patient eigentlich keine Verunsicherung durch die Aufzählung dessen, was möglicherweise schieflaufen könnte, sondern eine Stimme, die ihm Zuversicht und Vertrauen gibt. Aber die Rechtslage ist da ganz eindeutig und schreibt eine nicht rücksichtslose, aber rückhaltlose Aufklärung vor.

IHRE RECHTE ALS PATIENT

Das Recht auf eine angemessene Schmerztherapie
Jeder Patient hat Anspruch auf ausreichende Linderung seiner Schmerzen. Das gilt nicht nur für die Betreuung nach Operationen, sondern auch für Krebs und sonstige Schmerzfälle. Tatsächlich gab es kürzlich zwei Grundsatzurteile, die eine ungenügende Linderung von Schmerzen als »unterlassene Hilfeleistung« bezeichnet und verurteilt haben.

Das Recht auf Information über und Entschädigung für Behandlungsfehler
Hier sind die Richter inzwischen deutlich auf die Seite der Patienten getreten. Es gibt nicht nur Schiedsstellen bei den Ärztekammern und Verbraucherzentralen, die die Klärung eines solchen Falles kostenlos bearbeiten. Darüber hinaus ist die Beweislast, die früher weitgehend dem geschädigten Patienten aufgebürdet war, jetzt Sache der Beklagten, und die Gerichte haben offensichtlich die Aufgabe übernommen, vor allem den Geschädigten zu ihrem Recht zu verhelfen, statt die Schädiger zu schützen.

Das Recht auf einen sanften Tod
Todkranke haben ein Recht auf so genannte palliativmedizinische Maßnahmen, also medizinische Behandlungsformen, die ihre Beschwerden weitgehend lindern, sodass sie schmerzfrei und in Würde sterben können.

ANHANG

Register

Abenteuerurlaub 211
Abhängigkeit s. Sucht
Abnehmen 28, 184
Abschleifen (der Haut) 127
ADAM-Syndrom 83
Adrenalin 47
Akupunktur 156
Akustiker 241
Algenpackungen 155, 164
Alkohol 22, 67, 79, 81, 104, 177
alkoholkrank 23
Alleinsein s. Einsamkeit
Alltag(splanung) 205, 244
Alprostadil 107
Alten-Ghetto 252
Altenheim 200, 250 ff., 262
Altern 30, 59, 114, 254, 261
Altershaut 121
Altersplanung 245
Alterungsprozess 19
Alzheimer 29, 58, 66, 74, 89, 235
ambulante Pflege 250
Anästhesie 133
Androgene 83
androgenetische Alopezie
   s. Haarverlust
Angina pectoris 229
Angst 219, 224, 236, 248
Anpassungsfähigkeit 254
Anti-Aging 21, 80, 83, 86
Anti-Alters-Medizin 85
Antidepressiva 90
Antioxidanzien 175, 190, 236,
   s. a. Radikalenfänger
Antriebsschwäche 236
Apomorphin 107
Aqua-Gymnastik 154
»Arbeitsgedächtnis« 53
Arbeitsleben 199
Arbeitslosigkeit 196 f.
Arbeitsmarkt 196
Arbeitsplatz 139, 200
Aromatherapie 158
Arterien 44, 46, 102f., 178, 227
Arteriosklerose 45f., 66, 86, 103, 149,
   179, 233

Arthrose 39, 223
Arzneimittel s. Medikamente
Arzt 217 f., 220ff., s. a. Hausarzt
ästhetische Chirurgie 125, 134,
   s. a. Schönheitschirurgie
Atemnot 229, 264
Atemübungen 151, 155, 164f.
Atemwegserkrankungen 156, 158
Aufmerksamkeit 71f.
Augen 60, 141
Augendruck 240
Augenkrankheiten 238
Augenlider(straffung) 131
Ausdauertraining 234
Aussehen 118, 139
autogenes Training 155
Ayurveda 147, 162

Badezimmer 140
Baldrian 92
Bauchdeckenplastik 132
Bauchmuskeln 48
Bauchspeicheldrüse 230
Beauty-Tipps 140
Beckenboden-Gymnastik 111
Behinderung 250
Beipackzettel 217
Benigne Prostatahyperplasie s. Prosta-
   tavergrößerung, gutartige
Benzodiazepine 79
Berufsalltag 203
Berufsmöglichkeiten 139
Beta-Amyloid 235
Betablocker 104
Betäubungsmittel s. Anästhesie
betreutes Wohnen 251
Beweglichkeit 35, 40, 265
Bewegung(smangel) 41f., 47, 81, 86,
   123, 172, 233, 267
Bewegungsabläufe 48, 56
Bewegungstherapie 226
Bewusstsein(serweiterung) 52, 59, 152
Beziehungen 208
Bisphosphonate 225
Blase 104
Blutdruck 44, 114, 160, 164

REGISTER

Blutdruck, hoher 18, 28, 45, 86, 103, 149, 173, 217, 223, 229, 233, 239
Blutdruckwert, diastolischer/systolischer 45, 266
Blutgefäße 28, 41, 44ff., 89, 121, 149, 174, 178, 227, 230, 233f.
Blutplättchen 45
Blutversorgung, mangelnde 66
Blutzucker 230f.
Body-Mass-Index 27, 38
Body-Wrapping 163
Botenstoffe 58, 62, 80, 102
Botox(spritzen) 113, 119, 129, 137
Botulinumtoxin A s. Botox
Brustkorrekturen 134, 137
Brustkrebs 18, 28, 88f.
Brustvergrößerung 135
Brustverkleinerung 134
Brustwarze 134
Busen 113, 134
Busenvergrößerung 119
Bypass-Operationen 227, 229

Cellulite-Behandlung 163
Check-up 210
chinesische Medizin, traditionelle 156
Cholesterin(spiegel) 45f., 74, 103, 178f., 229, 233, 236
Chorea Huntington 19
Chromosomen 16
Computerspiele 71
Cremes 122, 124

Dampfbäder 154
Darmerkrankungen 211
Darmkrebs 18
Denken 54
Denkfähigkeit 235
Depression 24, 41, 62, 66, 83, 88, 92, 102, 199, 234, 261
Dermabrasio 126
Desoxyribonucleinsäure s. DNS
DHEA 83, 85
Diabetes, Diabetiker 18f., 28, 46, 84, 86, 103f., 172f., 224, 229f., 233, 239
»diabetischer Fuß« 231
Diät 184
DNS 14

Dopamin 107, 110, 237f.
Drüsengewebe 134
Durchblutung(sstörungen) 41, 81, 84, 105, 123, 212, 228f.
Durchfall 212

Eierstöcke 79, 109
Eierstockkrebs 88
Einsamkeit 260f.
Eizellen 109
Ejaculatio praecox 107
Ejakulat 98
Embolie 133
Emphysem 21
Endothel 44
Endothelzellen 178
Energiebedarf 26
Entlassungsängste 148
Entspannen 150, 159
Entzündungen 159
Erbanlagen 235, 238
Erbgut 18
Erbkrankheiten 19, 214
Erblindung 230, 239f.
Erektile Dysfunktion 100
Erektion(sstörungen) 81, 84, 102, 104ff., 136
Erfahrungen 64, 207
Erinnerung 52, 67, 72, 232
Erkennen 60, 72, 236
Ernährung 37, 74, 124, 162, 168, 175, 178, 191, 262, 267
Ernährungsgewohnheiten 173, 181
Ernährungsumstellung 28, 189
Erogene Zone 109
Erotik 98, 112f.
Esoterik 52
Essen, Essgewohnheiten 25f.
evozierte Potenziale 62

Falten(behandlung) 87, 119f., 122f., 126, 128f., 254
Familie 256, 258
Farblichttherapie 158
Fast Food 172, 190
Fehlernährung 173
Fertiggerichte 26, 190
Fertigprodukte 183
Fettabsaugung 119, 132f., 135, 137

ANHANG

Fette 179
Fettgewebe 133, 135
Fettsäuren, gesättigte/ungesättigte 179f.
Feuchtigkeit 123
Fitness 93, 152
Fitnessstudios 139
Fitnesstraining 165
Flugphysiologie 212
Flüssigkeitsdefizit 121
Folsäure 190, 236
Fortpflanzung 79
Fortschritt, technischer 254
freie Radikale 16, 74, 174f.
Freundeskreis, Freundschaften 207f., 256, 259, 267
Fruchtbarkeit 80, 105
Frühsommer-Meningo-Enzephalitis (FSME) 210
Functional Food, Funktionelle Nahrungsmittel 188f.
Fußreflexzonen-Massagen 154, 156

Ganzkörper-Duftölmassage 159
Gebärmutter 89
Gedächtnis(störungen) 24, 29, 41, 52, 55, 64, 66f., 69, 72, 74, 203, 223, 232f., 234f.
Gedächtnistraining 71
Gedächtniszellen 53, 232
Gefäßkrankheiten 103, 178
Geheimratsecken 136
Gehirn 24, 29, 35, 45, 48ff., 52ff., 57, 60, 66, 74, 89, 109, 206, 208, 234, 237, 266
Gehirnerschütterung 66
Gehirn-Jogging 255
Gehirntätigkeit 62
Gehirntraining 29, 237
Gehirnzellen 53, 65, 69, 71, 203, 266
Gehör 54, 241
Gehtraining 229
Geist 202f.
geistige Beweglichkeit 64
Gelassenheit 147
gelber Fleck s. Makula
Gelbfieber 211
Gelenkbeschwerden 172
Gelenke 28, 39f., 223

Gemüse 175, 177
Gene 16ff., 140, 235
Generationen 256ff.
Genetischer Code 224
Genom 15
Geschlechtshormone 79
geschlechtsspezifische Medizin 78
Geschlechtsverkehr 98
Geschmacksnerven 169
Gesellschaft 205, 247
Gesichtshaut 141
Gesichtslifting 125
Gestagene 89
Gesundheit 168, 203, 222
gesundheitliche Risiken 81
Gesundheitssystem 96, 216
Gewichtsprobleme 120
Glatze 136
Glaukom s. grüner Star
Gleichgewicht 67
Glückshormone 159, 162, 165
Goldfäden 132
Gore-Tex 132
graue Haare 120
graue Zellen 67, 69
grauer Star 238f.
grüner Star 240
Gürtelrose 176
Guru 220
Gymnastik 24, 40, 155, 226

Haaransatz 136
Haare 141
Haartransplantationen 136
Haarverlust 136
Haarwurzeln 136
Halluzinationen 236
Harmonie 147, 151
Harnblase 90, 99
Harnorgane 99
Harnröhre 104
Harnstrahl 104
Hässlichkeit 119
Hausarzt 216f., 221, 260, s. a. Arzt
Haut 120f., 122, 124
Hautarzt 137
Hautdicke 126
Hautkrebs 121
Hautoberfläche 123, 126

REGISTER

Hautpflege, Hautschutz 124
Hautstraffung 128
Hautstruktur 123
Hautzellen 121
HBA1c-Wert 231
HDL 46, s. a. Cholesterin
Heilgymnastik 164f.
Heilpflanzen 162
Heparin 213
Hepatitis A 210
Herz 89, 227f.
Herzinfarkt 22, 45, 47, 79, 81, 89, 114, 178, 227
Herzkrankheit, koronare 107, 213
Herzkranzgefäße 107, 227
Herzleiden 18, 78, 114, 209, 227
Herzmuskel(schwäche) 41, 45, 227f.
Herzmuskelveränderungen 86
Herzrhythmusstörungen 228f.
Herzschwäche 107, 228f.
Heubäder 158
Hilfsbedürftigkeit 262
Hirnalterung 66
Hirnanhangdrüse 79
Hirnarterien 233
Hirninfarkt 233
Hirnleistungsstörungen 29, 66, 223, 232
Hirnrinde 55
Hirnstruktur 54, 236
Hirnzellen 29, 57, 59, 233
Hitzewallungen 88, 90
Höckernase 139
Hoden 79
Homozystein-Spiegel/-Werte 190, 236
Hören, Hörgeräte, Hörhilfen 241
Hormonbehandlung 85, 88, 106
Hormone 79, 82f., 90, 109, 123f., 206, 226, 231
Hormonersatztherapie 92
Hormonmangel 104
Hormonrezeptoren 88
Hormontherapie s. Hormonbehandlung
Hörzellen 241
Hörzentrum 55
Hospiz 264
Hüfte 48f.
Hunde 253f.

Hyaluronsäure 129
Hypophyse s. Hirnanhangdrüse
Hypothalamus 79

Ich-Gefühl 109
Immunisierung 210
Immunsystem 17, 20f., 47, 142, 149, 160, 164, 174, 176, 190, 211, 238
Impfungen 210
Impotenz 104
Industrienahrung 168, 189
Infektionen 133, 176
Influenza 210
Informationen, medizinische 219
Inkontinenz 90, 99, 111
Insulin 230f.
Intelligenz 64
Internet 219, 256

Joggen 74, 234
Johanniskraut 92
Jojo-Effekt 185
Jugend 123, 195, 207
Jugendkult 113, 196
Jugendlichkeit 30, 34, 265

Kaffeekränzchen 208
Kalzium 36ff., 90f., 188, 190, 226, 268
Katarakt s. grauer Star
Katzen 253
Kinderlähmung s. Polio
Klaustrophobie 209
Kleopatrabad 163f.
Klimakterium der Frau 92
Klimakterium des Mannes 80
Klitoris 98, 109
Kniegelenke 40, 223
Knochen 25, 36, 38
Knochenbruch 226
Knochendichte 37, 90, 225f.
Knochenzellen 38, 226
Knorpel 39
Kohlehydrate 230
Kollagen 128f.
Kommunikation(sfähigkeit) 191, 205f., 217, 241
Kompetenz 97, 218f.
Kompetenz, soziale 205

ANHANG

Komplikationen 138
Konzentration 57, 62f., 71
Koordination 35, 47ff., 54
Kopfrechnen 73
Kopfschmerzen 233, 240
Körpergewicht 27, 38
körperliche Beschwerden 92
körperliches Training 24, 164, 185,
  s. a. Training
Kortison 38, 47, 149
Kosmetika 122, 124
Kosmetikindustrie 119
Krampfadern 88, 143, 213
Krankengeschichte 221
Krankheit 219, 222f., 260
Krebserkrankungen 176
Krebsfrüherkennung 135
Krebsrisiko 84
Kreislaufkrankheiten 172
Kurzzeitgedächtnis, Kurzzeitspeicher
  52f., 63

Lactobakterien, probiotische 188
Langstreckenflüge 212
Langzeitgedächtnis 53, 57, 63, 71
Laser(behandlungen) 127f.
Laser-Photo-Koagulation 240
Laserstrahlen 239
La-Stone-Therapie 159
LDL 46, s. a. Cholesterin
Lebensenergie 157, 160
Lebenserwartung 15, 17, 81, 194,
  225, 264, 266
Lebensmittel-Designer 170
Lebensmittelzusätze 188
Lebensphase 248
Lebensplanung 248
Lebensweise 162
Lebenszeit 12, 247
Leberflecke 121
»Leibwächter« 260
Lernen 52, 56, 69, 73, 93, 265
Lernfähigkeit 29, 59
Lernvorgänge 62
Lesen 60
Libido 83, 108, 136
Lichtschutz 124
Lichttherapie 234
Liebe 118, 143

Liebesspiele 114
»Liebestod« 115
Lifting 140
Linse 238f.
Liposuktion 132
Lippenvergrößerung 128f.
Lomi-Lomi-Massage 159
Lotionen 122
Low Density Lipoprotein s. LDL
Lungenentzündung 176
Lungenerkrankung 213
Lust 108
Lymphdrainage 157

Magen 149
Make-up 124
Makula(degeneration) 239f.
Malaria 211
malignes Melanom 121
Mammografie 89f., 135
männliche Hormone 104
Massagen 123, 154, 162, 164f.
Medien 91
Medikamente 18, 38, 79, 212, 216f.,
  222, 224, 228
Meditation 151, 161
Melatonin 83, 86
Menopause 90
mentale Fähigkeiten 259
mentales Aerobic s. Neurobics
mentales Training 234
Milchprodukte 172
Mineralien 190
Mitochondrien 16, 174
Mittelhirn 237
Mittelmeerküche 180f., 183, 186
Mnemotechnik 74f.
Mobbing 148
Moleküle 54, 59
Monatsregel 86
Müdigkeit 83, 203
Mund 141
Mündigkeit 217
Musik 55
Muskeln 25, 41f., 48f., 164
Muskelschwund 83
Muskeltraining 41
Muskelzellen 41f.
Muskulatur 48, 158

REGISTER

Mut 198, 241
Mutterbild 91, 111
Muttermale 121
Mutti-Syndrom 112
Mystik 52

Nährstoffe 168
Nahrungsergänzungsmittel 189f.
Nahrungsmittelindustrie 168, 188
Narben 127f., 131, 135
Nervenimpulse 237
Nervenschäden 230f.
Nervenstörungen 104, 115
Nervensystem 149
Nervenverbindungen 54, 57
Nervenzellen 41, 54, 58, 60, 63, 73, 206
Netzhaut 238f.
Neurobics 74
Neurologe 137
Neuronen 58, 63
Neuroplastizität 54
Nierenversagen 230
Nikotin 175, 269f.
»Noch immer«-Syndrom 201
Non-Compliance 217
Normalgewicht 27

Oberhaut 131
Oberschenkelknochen 225
Obst 175, 177
Ohren, abstehende 139
Olivenöl 179, 186
Orgasmus 98, 102, 110, 115
Orientierungsvermögen 236
Osteoporose 18f., 36f., 89f., 164, 190, 225
Östrogene 38, 82, 84, 88ff., 109, 225
Östrogen-Mangel-Syndrom 109
Östrogentherapie 88f.

Palliativstation 264
Parkinson-Krankheit 66, 237
Partnerschaft(sprobleme) 102, 259
Patient(enkompetenz) 218, 221
Patientenrechte 270f.
Peeling 127, 163
Penis 98, 100ff., 105, 108, 111
Penisprothese 108

Periode 92, s. a. Monatsregel
Pflanzenöl 175
Pflanzenstoffe 178
pflanzliche Mittel 90
Pflegedienst 260
Pflegeheim 237, 250, 257, 262
Phallus 101
Phosphate 173
Pigmentstörungen 121, 128
Pille 79
plastische Chirurgie 125, 138, s. a. Schönheitschirurgie
Pneumokokken 210
Polio 210
Potenz(störungen) 81, 83, 100, 103, 105, 108
Praxis 220f.
progressive Muskelentspannung 157
Prostata 81, 85, 99, 103, 105f.
Prostatakrebs 84, 104
Prostatavergrößerung, gutartige 103
PSA 85
Psyche 111
psychische Belastungen 102
Psychologen 108, 198
Psychopharmaka 104, 234
Pupille 238

Qigong 159, 164

Radikalenfänger 16, 175
Rauchen 20f., 38, 46, 81, 177, 229, 233, 267f.
Reaktionsgeschwindigkeit 67
Regeneration 152
Regeneration der Zellen 123
Reiki 155
Reisen 209f.
»Reithosen« 132
Rentner 200ff.
Resignation 199, 224
Restharn 104
Rheuma 18
Rotwein 176
Rückenschmerzen 40
Ruhestand, Ruheständler 202, 204f.

Salate 175
Samenerguss 104

ANHANG

Samenerguss, frühzeitiger 107
Samenflüssigkeit s. Ejakulat
Samenzellen 105
Sauerstoff 213
Sauerstoffmangel 21, 211
Sauna 154
Schamlippen 109
»Schattenboxen« s. Tai-Chi
Schaufensterkrankheit 229
Scheide 89f., 98, 109f.
Schilddrüse 66, 235
Schlaf 71, 177
Schlafstörungen 83, 89, 92, 236
Schlaftabletten 66f.
Schlaganfall 45, 47, 89, 115, 178, 229f., 233
Schlüssellochtechniken 131
Schmerzen 78, 225f., 229, 231, 260, 264
Schmerzen, chronische 157, 263
Schmerztherapeut, Schmerzspezialist 260, 263
Schönheit 118, 120, 123
Schönheitschirurgie 119, 125, 130, 132, 137ff.
Schönheitswahn 119
Schrittmacher 228
Schultern 40
Schweißbildung 129
Schwellkörper 102, 108
Schwerhörigkeit 241
Schwindelanfälle 229, 233
Schwitzen 89
Seelentrost 152
seelische Beschwerden 92
seelische Gesundheit 259
Sehen 60, 239
Sehstörungen 230, 233
Sehvermögen 239
Sehzellen 240
Sehzentrum 55, 60
sekundäre Pflanzenstoffe 175, 177
Selbstbewusstsein 91, 199
Selbsterkenntnis 246
Selbstheilungskräfte 20
Selbstheilungsprozesse 151
Selbstständigkeit 245, 249
Selbstvertrauen, Selbstwertgefühl 120, 198f.

SERMs 91, 226
Serotonin 109, 234
Sex (im Alter) 96, 113, 267
 s. a. Geschlechtsverkehr
Sexualhormone 83
Sexualität 79, 82, 96ff., 100, 114
Sexualorgane 99, 109ff.
Sexualprobleme 108
sexuelle Attraktivität 134
sexueller Reiz 102
sexueller Wandel 114
sexuelles Verlangen 110
Shiatsu 157
Sildenafil 106
Silikonkissen 135
Sinneseindrücke 54, 71
Sinnesfreude 152
Skelett 38
Skin-Resurfacing 127
Slow Food 184
Softdrinks 26, 172
Sojapräparate 90
Sonnenbaden 121, 177
Sonnenschäden 128
sozialer Wandel 114
soziales Netz 92, 206, 259
»Spa« 154
Spannungskopfschmerzen 149
Spaziergang 42
Spermien(produktion) 80
Sport 24, 38, 42, 47, 92, 230
Sportvereine 208
sprachliche Fähigkeiten 64
Sprachstörungen 233
Sprudelbäder 155, 164
Spurenelemente 173, 190
Staroperationen 238
Statine 236
Stent 227
Stoffwechsel 184f., 223, 230
Stress 47, 81, 102
Stress, negativer/positiver 148
Stresshormone 149, 203, 255
Stroke center 234
Sucht 169, 268
Synapsen 58f.

Tabletten 217
Tai-Chi 43, 160

REGISTER

Tätowierung 128
Tauchen 211
Techniken zur Stärkung des Erinne-
  rungsvermögens 72
Tee, grüner 176
Telomere 16f.
Testosteron 38, 83ff., 104, 106
Thalassotherapie 155, 158, 164
Therapietreue 217
Thrombose 88f., 133, 211ff.
Tiefkühlgemüse 184
Tiere 253f.
Tinnitus 149
Training 43f., 228, 232, 234,
  s. a. körperliches Training
Transmitterstoffe 234
Traubensilberkerze 90
Tumeszenz-Lokalanästhesie 133
Tumor 88
Typhus 211

»Überalterte Gesellschaft« 194
Überforderung 198
Übergewicht 27f., 39f., 81, 119,
  172f., 184, 223
Ultraschall 234
Umweltgifte 175
Unterhautgewebe 131
Unterspritzen 128
Unverträglichkeitsreaktionen 132
Urologe 101
UVA-Strahlen 121
UVB-Strahlen 121

Vagina 90, 98, 109f.
Vakuum-Pumpe 108
Venen(leiden) 44, 102, 142, 211, 213
Verdauungsstörungen 156

Vergesslichkeit 57, 236
Vermarktungsmethoden 171
Versagensängste 102, 105
Viagra 106
Vitamin A 190
Vitamin C 175, 188, 190
Vitamin D 38, 91, 190, 226
Vitamin E 175, 190
Vitamine 16, 168, 177f., 184, 188
Vitaminmangel 173
Vollwertkost 190
Vorsorge 211

Wachstumshormone 83ff.
Walking 42
Warzen 121
Wassergymnastik 164
Wechselduschen 142
Wechseljahre 80, 89, 91ff., 108, 225
Weiblichkeit 91
Wellness 146f., 152, 154, 164, 222
Wirbelsäule 40, 48, 225
Wissen, medizinisches 218
Wohngemeinschaft 250
Wohnung 249
Wunschgewicht 185
Würde 251

Yoga 43, 92, 161

Zahlenverständnis 236
Zeitgeist 97, 140, 247, 254
Zellalterung 190
Zellen 16f., 58, 121, 123, 174
Zellkern 175
Zellteilung 17
Zellverlust 236
Zellwachstum 126

Bildnachweis

Die folgenden Grafiken stammen von Jörg Mair: 10/11, 16, 17, 27, 32/33, 36, 43 (Bildbearbeitung), 44, 50/51, 56, 58, 59, 70, 72, 76/77, 80, 87, 94/95, 100, 103, 110, 116/117, 124, 131, 135, 144/145, 148, 166/167, 174, 182, 186, 187, 192/193, 195, 203, 210, 214/215, 225, 227, 228, 239, 242/243, 255

Die folgenden Fotos stammen von:
allOver: Udo Kröner (S. 82 re.) – Colorise (S. 126)
Bildarchiv Preußischer Kulturbesitz, Berlin 2003 – Jörg P. Anders (S. 31)
BONGARTS/Andreas-Rentz (S. 48)
Cinetext Bildarchiv, Frankfurt am Main (S. 258)
©CNAC/MNAM/Dist. RMN – Adam Rzepka und ©VG Bild-Kunst, Bonn 2003 (S. 115)
CORBIS: Warren Morgan (S. 43) – Mimmo Jodice (S. 97) – Robert Holmes (S. 122) – Nik Wheeler (S. 151) – Dave Bartruff (S. 153) – John Henley (S. 160) – Mug Shots (S. 197) – Layne Kennedy (S. 247) – George Disario (S. 263)
dpa – Carstensen (S. 61)
HEWI Heinrich Wilke GmbH, Produkte für barrierefreies Wohnen, Bad Arolsen (S. 250)
IFA-Bilderteam: International Stock (S. 71) – Diaf (S. 163) – Diaf/SDP (S. 208)
Inter-News (S. 253)
MAURITIUS: Phototake (S. 15) – Lehn (S. 23) – ACE (S. 25) – Glamour International (S. 82, li.) – Kabes (S. 82, 2. v. li.) . – Stock Image (S. 112) – age (S. 146) – Jiri (S. 156) – Weststock (S. 158) – Pöhlmann (S. 162) – Ripp (S. 170) – Thonig (S. 180) – Rosenfeld (S. 185) – The Copyright Group (S. 216) – age fotostock (S. 219)
Martine Mouchy/Getty Images (S. 34)
OKAPIA/Norbert Vogel (S. 131)
Privat (S. 54, S. 82, 3. v. li.)
Hellmut-Ruck-GmbH, Neuenbürg (S. 231)
Andreas Teich/Caro/SV-Bilderdienst (S. 133)
Ullstein – Camera Press Ltd. (S. 14)
ZEFA: O. Graf (S. 78) – Creasource (S. 93)